中华传统医学养生丛书

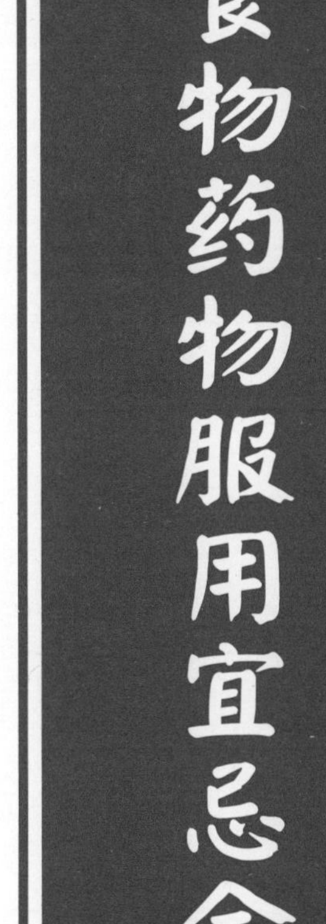

上海科学技术文献出版社
Shanghai Scientific and Technological Literature Press

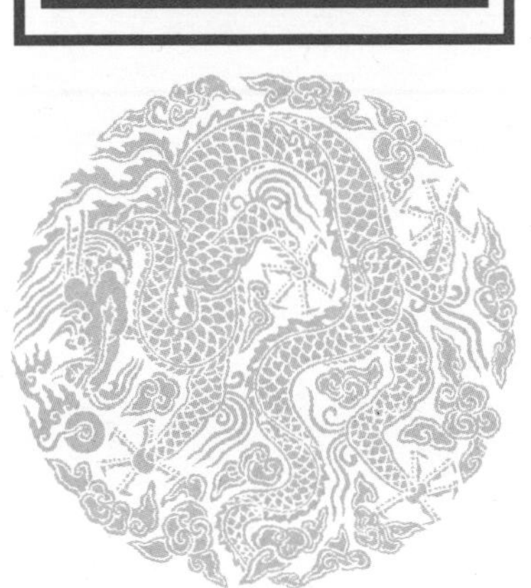

>>前 言

随着社会经济的发展和生活水平的提高，人们对一日三餐的要求不再只满足于填饱肚子，已逐渐从吃饱向吃好转变。提倡膳食平衡，讲究科学饮食，也愈来愈被社会关注和重视。日常生活中，人们在注重科学膳食的同时，更应注重饮食搭配、食物相克及饮食宜忌。人们在生病或身体不适的时候，更需要了解食物和药物的性质，掌握食物与药物之间的相克机制，避免因饮食或服药不当而延误甚至加重病情。

药物或食物相克，是指药物与食物之间、药物与药物之间、食物与食物之间存在着相互拮抗、相互制约的关系。如果药食搭配不当，就会引起中毒或不适反应，这些反应大多呈慢性过程，往往在人体消化吸收和代谢过程中，降低药物或营养物质的利用率，从而导致营养缺乏，代谢失常，产生疾病或加重病情。

为了满足人们日常生活的实际需求，提高人们的科学饮食观，我们组织编写了该书，以期能对读者的生活有所助益。该书在编写的过程中，得到相关专家及专业技术人员的指导和帮助，在此表示感谢。由于编者水平有限，不当之处在所难免，望读者诸君不吝赐教，批评指正。

编者

2016 年 8 月

目录

contents

食物与食物相克

药物与药物相克

中药与食物及病症相克

西药与病症相克

食物与病症相克

五、五官科疾病 …… 253

六、传染性疾病 …… 265

饮食禁忌

食物与食物相克

随着生活水平日益提高，人们已经转变了饮食观念，在摄取食物方面开始讲求营养和食物品种的搭配。但是，在食物搭配过程中，往往会出现一些搭配不当，使摄取食物的效果适得其反，不仅营养没有追求到，有时还会引起一些不良后果，或引起身体不适，或发生中毒事件，这都是不了解食物与食物也会相克的道理造成的。

在现实生活中，的确有些人常把相克的食物同烹同食，并没有发生什么意外，这可能是因个人差异所致。再者，我们这里说的相克并非特指中毒等明显副作用，相克也有程度轻重之分，而且因人而异。因食物搭配不当而影响养分吸收，或留下致病隐患都属相克之列。为防不测还是小心为好。

饮食本来是营养身体的，但食物的搭配以不杂乱为原则，否则就会起相反的作用，凡不宜相配的食物就应当分开，趋其利而避其害。每一道菜肴，如同一剂药物，药物要配伍得当，菜肴也要搭配合理，否则就不能保证其色、香、味、形和营养价值。我们的祖先在长期的生活实践中，积累了不少经验教训，总结的这些经验就是古今流行养生的食谱；而教训呢，就是食物的相反相克与饮食宜忌。

通常真正的食物相克，大致有以下几种情况：

（1）代谢拮抗：食物间所含的营养物质在吸收代谢过程中发生拮抗作用者即互相排斥，一方阻碍另一方的吸收或存留。久而久之，导致某些营养物质缺乏。

（2）有害的分解化合：食物间在消化吸收或代谢过程中进行不利于机体的分解、化合，产生有害物质或毒物者，如维生素C或富含维生素C的食物与螃蟹同食，使螃蟹中本来无毒的五价砷，还原为有毒的三价砷，而引起中毒。

(3) **破坏机体平衡：**食物同食后，从中医角度讲，在机体内共同产生寒凉或温热效应，破坏了机体生理的动态平衡，如同属寒凉之性或同属温热之性、同属滋腻之性或同属于火燥之性的食物。食后令人生热、生寒，起燥或多痰。

用上述这些食物相克的标准衡量，真正的相克食物为数并不多。我们探讨食物相克的目的，是改善营养结构，提倡合理配餐，发挥食物间的协同作用，提高营养价值，避免食物间相克现象，趋利避害以促进健康。

一、肉类与相关食物相克

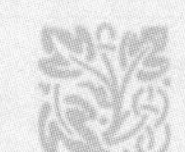

肉类对人体而言，有寒热温凉之分，也有滋阴壮阳之别。于是在共食同餐之时，就不得不考虑它们的合理配伍与食物相克了。凡性质相反如大寒与大热或功能相反如滋阴与壮阳，补气与破气的食物最好不要同烹或同食；凡大寒与大寒、大热与大热的食物最好也不要同食。偶尔或短期内食之也许无妨，若多食久食，必然有害，因为人体的调节能力毕竟是有限度的。特别对于有阴阳偏盛体质的人们，其不良作用可能格外明显。

肉类皆属高蛋白质食物，其所含营养成分极为复杂。动物机体中除含蛋白质、脂肪、碳水化合物、维生素外，还有各种矿物质，包括人体必需的多种微量元素，它们多数参与酶或辅酶的合成与激活，具有高度的生物活性。有时新鲜肉类所含的酶并未失活，若将相克食物配伍，混合而食，在爆炒过程中即会发生复杂化学反应，有时产生不利于人体营养的化合物。为了确保机体的健康，趋利避害，我们应当特别注意这些食物的相克与禁忌。

因为人们认识到高脂肪肉类对身体的危害，现代人更多的是食用水产品，所以这里要特别强调一下鱼类中的营养及其饮食禁忌。

鱼类味道鲜美，营养丰富，是蛋白质的重要来源。鱼类蛋白质是一种优质动物蛋白，它所含的氨基酸较全面，特别是 8 种必需氨基酸

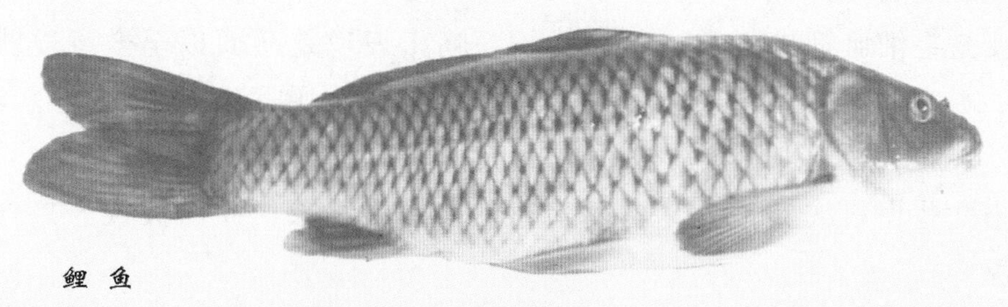

鲤鱼

齐全，而且氨基酸的比值与人体极为接近，容易消化吸收。鱼类脂肪含有高度不饱和脂肪酸，其中二十碳五烯酸和二十二碳六烯酸对预防脑梗死、动脉硬化和心肌梗死等循环系统疾病，有特殊的功效。

鱼类含有较多的维生素，如脂溶性维生素 A、维生素 D、维生素 E 和水溶性维生素 B_1、维生素 B_2、维生素 B_6、维生素 B_{12} 等，矿物质如钙、磷、钾以及微量元素锌、铜、铁、硒、碘等，都是人体不可或缺的营养成分。其他水产品如各种虾、蟹、贝类、龟鳖、河豚也都是营养丰富的食品，不仅营养价值高而且有很好的食疗功效。

目前，对于鱼类和其他食物之间的相克，有两点说法：

一是酶及其他生物活性物质的生物化学反应。鱼组织比起哺乳动物脆弱得多，含有各种生物催化剂——酶以及其他生物活性物质、氨基酸以及化学性非常活泼的微量元素。这些物质很容易与其他食物中的有机成分产生化学反应。如同畜禽肉类一样，这些反应有的对人体有益，有的对人体有害，有的提高了营养价值，有的降低了营养素的吸收率。凡产生不良反应的就是相克。在日本、东南亚及中国南部沿海地区，人们在鱼类烹调中，喜欢生嫩，有的地方有吃生鱼的习惯。这样鱼体内的酶类及生物活性物质尚未失活，就增强了各种生化反应。二是有毒的鱼类与水产品。我国有毒鱼类约 170 余种（全世界 600 余种），按其毒性来源又可以分为三大类。

(1) 组胺毒鱼类：鱼死后其体内生物催化剂——酶，分解其蛋白质而产生自溶作用，分解后的蛋白质为腐败微生物生长繁殖提供了有利条件。许多细菌微生物含有组氨脱羧酶。鱼体中游离的组氨酸，在组氨脱羧酶的催化下，发生脱羧反应而生成组织胺。组胺中毒的机制主要是毛细血管扩张和支气管收缩。临床表现是颜面以至全身皮肤潮红、眼结膜充血、头疼、头晕、心悸、脉数、胸闷，有的患者恶心、呕吐、腹泻、乏力、烦躁不安或呼吸困难。由于鱼在烹调过程中，总要搭配些作料或其他食物，而上述种种中毒现象，往往被认为是食物相克。

(2) 固有毒性鱼类： 卵毒鱼类我国有70多种，典型者如光唇鱼类中的溪鱼、裂腹鱼类中的鳇鱼等。内陆水域中的狗鱼、鲟鱼、鲳鱼、鲶鱼、黄鲟鱼，也属于卵毒鱼类。肝毒鱼类有鲨鱼、鲔鱼、马驳鱼、旗鱼、金枪鱼、大鲆、鲟鳇鱼、鲸鱼。鱼肝毒中的成分，主要是过量的维生素A，一次过量摄取，会引起急性中毒。如春季2～5月，河豚在产卵期，卵巢与肝脏毒性最强。其毒素主要作用于神经、血管系统，临床表现为恶心、呕吐、腹泻，进而全身麻痹、呼吸衰竭。

(3) 获得毒性鱼类： 其毒素来源是某些蓝绿色藻类，鱼食此藻，体内即含毒素，称为雪卡毒素，此毒素在热、低温、干燥条件下稳定，亦为神经型毒素。临床症状为恶心、呕吐、头昏眩、运动失调、呼吸麻痹等。

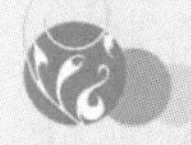

1. 鸡肉

鸡肉性味甘温或酸温（乌骨鸡甘平），能补虚温中，助阳气，消渴，添精髓，益产妇，除风湿麻痹，治一切虚损。鸡为主要家禽，种类甚多，更有乌骨鸡，常入药用。鸡肉含蛋白质23.3%、脂肪1.2%、维生素A、维生素B_1、维生素B_2、维生素C、维生素E、维生素PP、钾、钠、钙、铁、硫、磷、氧化铁、氧化镁、氧化钙等，以及激素、酶等生物活性物质。

鸡肉 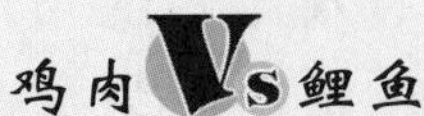 鲤鱼

鸡肉甘温，鲤鱼甘平。鸡肉补中助阳，鲤鱼下气利水。鱼类皆含

丰富蛋白质、微量元素、酶类、各种生物活性物质。鸡肉成分也极复杂。综合起来不可同煮、同煎炒。

鸡肉 Vs 大蒜

大蒜，其性辛温有毒，主下气消谷，除风，杀毒。而鸡肉甘酸温补，两者功用相左，且蒜气熏臭，就调味角度讲，皆与鸡不宜同食。

2. 鸡蛋

鸡蛋性味甘平，能除热解毒，镇心止惊，安五脏，益产妇，缩小便，止耳鸣；蛋白，甘，微寒，能除心下烦热，治目热赤痛，疗黄疸，解丹毒，悦颜色；蛋黄，甘温，能除烦热，止呕逆，补阴血，解热毒，定心安神。

鸡蛋含蛋白质 14.7%，包含了人体必需的 8 种氨基酸，属于完全蛋白，由于它与人体蛋白质组成相近，所以吸收率高达 99.7%；鸡蛋脂肪含量为 11.6%，主要在蛋黄里，含卵磷脂、三酰甘油、胆固醇和卵磷脂。维生素 A、维生素 B_2、维生素 B_6、维生素 D、维生素 E 也集中在蛋黄里。此外，还含有多种矿物质如钙、磷、铁等，其中铁的含量多于牛奶。生蛋清中还含有多种酶类及生物活性物质。不过它们在煮熟后，多失去了活性。

鸡蛋 Vs 兔肉

兔肉性味甘寒、酸冷，鸡蛋甘平微寒。两者各有一些生物活性物质，若同炒共食，则易产生刺激肠胃道的物质而引起腹泻，故不宜同食。

鸡蛋 Vs 生葱、蒜

鸡蛋甘平、性凉，有滋阴镇静作用，葱、蒜皆辛温之品。葱、蒜有特殊气味，皆因含有挥发性物质，有刺激性，能使局部血管扩张，故其性热。葱蒜与鸡蛋在性味与功能上皆不相合，同食对机体有害。

鸡蛋Vs豆浆

豆浆性味甘平，含植物蛋白、脂肪、碳水化合物、维生素 B_1、维生素 B_2、维生素 PP、矿物质（钾、钠、钙、磷、铁等），又含皂苷、胰蛋白酶等，这些成分与鸡蛋中的部分生物活性物质相遇，则发生反应，如蛋清中的卵黏蛋白与豆浆中的胰蛋白酶结合后，会失去营养成分，降低营养价值。

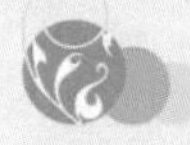

3. 鸭肉

鸭肉性味甘凉（家鸭甘冷），能补虚羸，除寒热，滋阴养胃，利水消肿。治虚劳发热，咳吐痰血，丹毒热痢。一般来说野鸭高于家鸭，因其择食范围较家鸭广泛。含蛋白质、脂肪、糖类、维生素 A、维生素 B_1、维生素 B_2、维生素 C、维生素 PP、钙、铁、磷及激素、酶等生物活性物质。

鸭肉Vs鳖肉

鸭肉亦属凉性，鳖肉甘平无毒，鳖甲咸平。偶食无碍，久食令人阴盛阳虚，水肿泄泻。

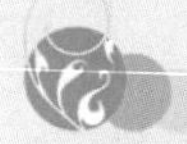

4. 野鸡

野鸡味甘酸、微寒，能补中益气，健脾止痢。含蛋白质、脂肪、维生素 A、维生素 D、维生素 C、维生素 E、维生素 B_1、维生素 B_2 及钠、钾、钙、磷、铁、锌、硒等元素及激素、酶类。

野鸡Vs淡水鱼

淡水鱼属甘温，性热，而野鸡甘酸微寒；淡水鱼皆下气利水，而野鸡则补中益气健脾，性味功能皆不相合。从现代营养学观点看，野鸡肉与鱼肉中皆含酶类激素各种氨基酸、金属微量元素，同烹或同食，其生化反应极为复杂，故不宜同食。

野鸡 Vs 菌菇

菌子，包括香蕈、蘑菇等食用真菌。其性味甘平或甘凉，营养丰富，味道鲜美，含蛋白质、脂肪、糖类、粗纤维、维生素 B_1、维生素 B_2、维生素 B_6、维生素 C、维生素 D、维生素 E、维生素 K、维生素 M、生物素、多种氨基酸以及酶、钠、钾、铜、铁、锌、锰、氯、碘、硒等多种元素。但有些菌子是有毒的，其中有一种马鞍菌属的蕈类，含有一种原浆毒——马鞍菌素，可引起溶血，使肝脏肿大，或致黄疸、便血、出血。

木耳性味甘平，主要功能作用于血分。如桑耳、槐耳能破血活血：治血瘕病，积聚，妇人经闭血凝，产后血凝；能止血，治女子崩中漏下，止血衄、肠风、便血；又能疗痔疮，止血淋，凉血解毒。野鸡在春夏摄食范围较广，进食某些虫类使其体内生物活性物质有所变化，此时若与木耳同食，不仅使木耳的止血作用不能发挥，反而增加了其破血活血作用，引起痔疮的复发。有的木耳有毒，毒木耳配食他物，

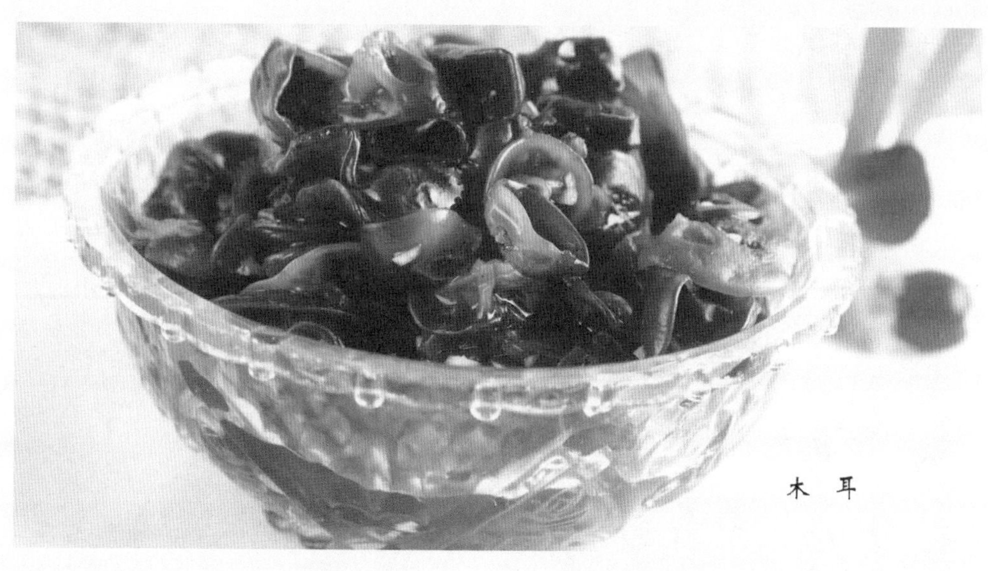

木 耳

往往误为相克。

野鸡Vs荞麦面

荞麦甘平性寒，野鸡亦属寒性，与荞麦配食，两寒相遇，又不易消化，故野鸡作肴，不宜用荞麦面为主食。特别对脾胃虚寒之人、消化力弱者，更不相宜。

野鸡Vs胡桃

胡桃仁甘温性热，能温肺润肠，益命门，乌头发，补下焦，利小便，壮肾补脑，强筋健骨。胡桃性热多油脂，野鸡性冷，不易消化，同食易致腹泻。

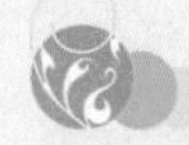

5. 鹌鹑肉

鹌鹑性味甘平。能补五脏，益中气，实筋骨，消热结；疗痈止痢，利水消肿。鹌鹑肉含蛋白质24.3%，高于猪、牛、羊、鸡之肉，维生素、矿物质较全，并含卵磷脂，它是构成神经组织和脑代谢的重要物质，可生成溶血磷脂，阻止血栓形成并保护血管壁，预防动脉硬化，但胆固醇含量很低。有益于老人。

鹌鹑肉Vs菌菇

蘑菇种类繁多，营养成分大同小异，一般性味甘凉。除含蛋白质、脂肪、多种维生素、微量元素外，还含有多种复合酶和游离氨基酸、生物素等。鹌鹑亦含多种酶和激素，两者合食必有引发疾病的物质产生。如作用于血管的物质，使燥热下行，引起痔疮发作，故不宜合食。

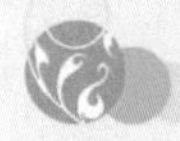

6. 雀肉

雀肉甘温无毒。能益精髓，起阳道，暖腰膝，缩小便，壮阳益气，令人有子。治血崩带下，肾冷偏坠，又补益老人。含蛋白、脂肪、无机盐、维生素、激素、酶类等物质。

雀肉 Vs 五畜诸肝

诸肝中多数味甘苦性凉，营养成分复杂。雀肉甘温，壮阳补肾之力较强，因其肉中有些生物活性物质作用于人体内分泌系统如性腺、脑垂体等，因而产生壮阳效果。肉类食物配伍中，对肝类禁忌者较多，如猪肉、野鸡、鹌鹑、牛肉、麻雀等。西医观点认为，主要还是由于两种相克肉类之间的生物活性物质混合后产生不利于人体的生化反应。

雀肉 Vs 李子

李子味苦酸、性微温，多食李子，易患鼻衄。雀肉甘温助阳。两者同食，火热之性相互助长，损害机体。故食雀后切勿立即食李。

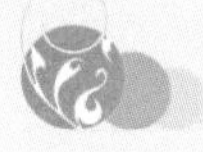

7. 鳗鱼

鳗鱼味甘性平，有毒，能暖腰膝、杀诸虫、起阳、疗湿，治骨蒸劳瘦、肺结核的传染。每百克肉含蛋白质19克、脂肪7.8克，还有维生素A、维生素B_1、维生素B_2、维生素C、维生素PP，矿物质钙、磷、铁等；其肌肉中还分离出肌肽和鹅肌肽。鳗鱼肝中也含丰富的维生素A、维生素B_1、维生素B_2，营养、药用价值均较高。现代营养学认为鳗鱼肉有抗结核菌物质存在，提倡结核病患者多食鳗鱼，作为辅助治疗。

鳗鱼 Vs 牛肝

牛肝营养丰富，所含生物活性物质极为复杂，鳗鱼所含的某些生物活性物质，会对人体产生一定的不良作用。两者同食更易产生不利于人体的生化反应。偶尔食之可能无妨，多食常食，有害身体。

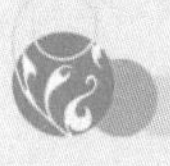

8. 黄鱼

黄鱼肉甘平有小毒，能利五脏，使人美润，多食难克化，令人生疢热。含蛋白质、脂肪、碳水化合物、维生素 B_1、维生素 B_2、维生素 PP 等，还有矿物质如钙、磷、铁等，以及多种氨基酸、酶类。

黄鱼 Vs 荞麦面

荞麦面气味甘平而性寒；黄鱼多脂，都是不易消化之物，故不宜同食。

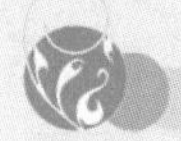

9. 鲫鱼

鲫鱼甘温无毒，能补虚羸、益五脏、消水肿、解热毒，治诸疮肿毒、肠风下血。肉含蛋白质、脂肪（少量）、钙、磷、铁及维生素 A、B 族维生素等。

鲫鱼 Vs 猪肉

猪肉味酸性冷、微寒，鲫鱼甘温，两者性味、功能各不相同。如分两样菜，偶食无妨，若合煮或配炒，则不相宜，因两者生化反应复杂，不利于健康。另外，鱼类皆有鱼腥，与猪肉配食味感差。

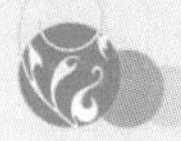

10. 鳝鱼

鳝肉性味甘、大温，能补中益血、补虚损羸瘦、除腹中冷气。因黄鳝温补之力较强，妇人产后宜食。鳝肉含蛋白质 18.8%，并含脂肪，矿物质钙、磷、铁，维生素 C，维生素 B_1，维生素 B_2，维生素 PP 及多种微量元素。

黄鳝 Vs 狗肉、狗血

狗肉、狗血，皆有温热动火、助阳之性；黄鳝甘而大温，两者同食，温热助火作用更强，不利于常人。且黄鳝有腥气，更不能与狗肉同煮。

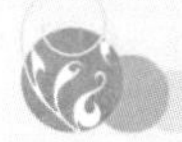

11. 鲤鱼

鲤鱼味甘性平无毒，能利水消肿、安胎通乳，治咳逆上气、反胃吐食、妊娠水肿、胎动不安。肉含蛋白质20%、脂肪、碳水化合物、维生素A、维生素B_1、维生素B_2、维生素C、维生素PP等，及矿物质钙、磷、铁。另含组织蛋白酶及十几种游离氨基酸。

鲤鱼 Vs 小豆叶

小豆叶嫩时可食，以叶作食；鲤鱼能利水消肿。豆叶与鲤鱼功能相反，两者配食互抵功效。

鲤鱼 Vs 红豆

鲤鱼甘酸咸冷，能下水肿利小便、解热毒散恶血，而红豆亦能利水消肿，两者同煮，利水作用更强。食疗中常以鲤鱼红豆汤治肾炎水肿，但仅是对患者而言，正常人不可服用，否则，加害身体。

鲤鱼 Vs 咸菜

咸菜在腌制过程中，其含氮物质部分转变为亚硝酸盐，当咸菜与鱼同烧煮时，鱼肉蛋白质中的胺与亚硝酸盐化合为亚硝酸胺，这是一种致癌物质，可引起消化道癌肿，故鱼与咸菜不宜配食。

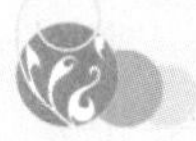

12. 鳖肉

鳖肉甘平无毒，能补阴补虚，去血热，治虚劳，疗骨蒸咳嗽、腹中激热及寒湿脚气。鳖肉含蛋白质、脂肪、糖类、维生素A、维生素B_1、维生素B_2、维生素PP、矿物质（钙、铁、磷）以及其他微量元素。鳖甲含碘质、维生素D、角蛋白、动物胶等。

鳖肉Vs苋菜

苋菜味甘，性冷利，令人冷中损腹。鳖肉亦性冷，两者同食难以消化，可形成肠胃积滞。

鳖肉Vs猪肉、兔肉、鸭肉

鳖肉性冷，猪、兔、鸭之肉皆属寒性，故不宜配食，同食则伤身。

鳖肉Vs鸭卵

鳖肉性冷，鸭卵甘咸微寒，从食物药性学角度看，两者皆属凉性，素质虚寒之人，尤忌合食。

鳖肉Vs芥末

芥子气味辛热，能温中利气，白芥子辛烈更甚，鳖肉性冷，两者如同食，冷热相反，于人不利。故食鳖肉不宜加芥末作为调料。

二、 蔬菜类与相关食物相克

在我国，利用蔬菜养生治病有着悠久的历史。近年，随着人们生活水平和保健意识的提高，越来越多的人逐渐意识到化学药品给人体带来的各种不良反应，回归自然成了人们新的追求，蔬菜保健的作用日益受到重视，蔬菜保健的观念也被越来越多的人所接受。

不同的蔬菜，对人体有着不同的保健作用。现代研究发现，青椒是防癌能力最强的蔬菜，因为它含有丰富的维生素A、维生素C及纤维素，其中维生素C的含量比柠檬所含还要多。其功效还不会因为加热而降低。西红柿可以帮助肉类的消化和吸收。洋葱则含有防治心脏病和中风的物质。番薯能够有效地消除疲劳，强化胃肠功能，改善便秘，是肝病患者的最佳食品。爱吃肉的人易患胆结石，而多吃番瓜就能够预防。富含叶绿素的青菜对降低胆固醇有效，还可使伤口快速愈合。海藻、海带等含有丰富的牛磺酸，可以预防肝脏疾病。一些葫芦类蔬菜含有葫芦素，具有较强的抗癌、抗菌、抗病毒感染的能力。胡萝卜、大蒜、葫芦等蔬菜中则含有增强人体免疫功能的干扰素诱生剂，可刺激正常人体细胞产生干扰素，从而发挥抗病的功效。不过，干扰素诱生剂不能耐高温，所以凡是能生吃的蔬菜，最好生吃；不能生吃的蔬菜，也不要炒得太熟，以尽量减少蔬菜中营养的损失。此外，蔬菜中的某些有效成分还具有降血压、降胆固醇、降血糖以及预防便秘和糖尿病、利尿、健胃、润肺等功能。

不过，并不是所有的蔬菜对所有的人都适宜。如患肺结核、肾结石的患者和缺钙的小儿不宜吃菠萝、葱、茭白等含草酸丰富的蔬果，因为草酸容易与钙结合形成草酸钙结晶，阻碍人体对钙的吸收；胃溃疡、肺结核、食管炎、咯血、高血压、牙痛、喉痛、暴发火眼、痔疮等患者不宜吃辣椒，因为辣椒中含有辣椒碱，刺激性很强；胃酸过多者，不宜空腹进食西红柿，因为西红柿中含有大量的胶质、果质、柿胶酚和可溶性收敛剂等，人在空腹时胃酸分泌过多，这些物质容易与胃酸起化学反应，生成难以溶解的硬块充塞胃腔，引起胃胀痛和胃扩张；服用单胺氧化酶抑制剂的患者不宜食用扁豆，因为扁豆中含有酪胺成分，可促使血压升高，产生肺水肿等不适症状。所以，要想利用蔬菜养生保健，还需要掌握这方面的相关知识。

如维生素 A 与食物中的维生素 C、维生素 E、磷脂及其他抗氧化剂共存时，则可以增加维生素 A 本身的稳定性，免遭氧化破坏，从而提高营养价值，这可以说是协同的例子。维生素 C，遇碱性物质则易被破坏，在酸性环境中即使遇热亦相当稳定。但一碰到铜离子或含有铜酶的食物，则迅速氧化而被破坏。就目前所知，至少有 5 种酶系统能促使维生素 C 加速氧化和破坏。它们是抗坏血酸氧化酶、过氧化物酶、多酚氧化酶、细胞色素氧化酶和漆酶。其中除过氧化物酶外，全是含

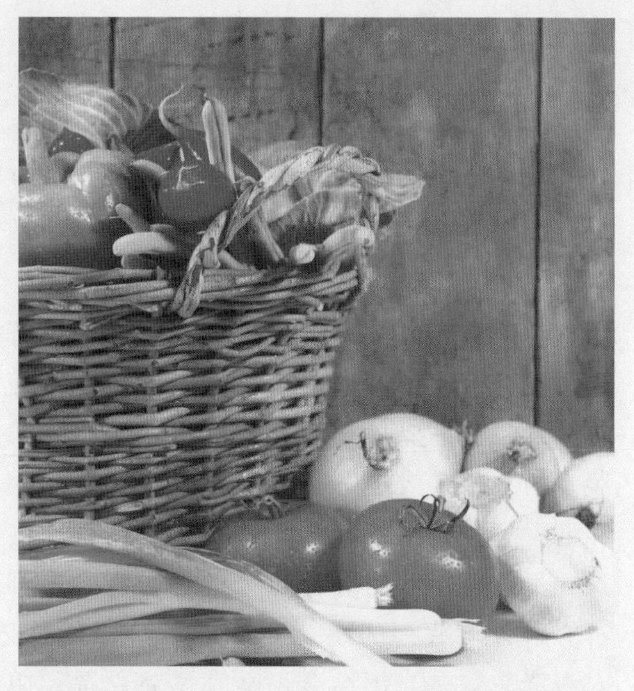

铜金属酶。这些酶一般在蔬菜中，特别是黄瓜和白菜中含量较多。又如，当服用维生素C时若多食含维生素B_2的食物，则维生素B_2能将维生素C氧化而维生素B_2自身还原，使两者同时失去生理活性，失去了营养价值，这都是相克的例子。所以，烹调蔬菜时，应注意合理搭配，利用其协同关系，避免其相克配伍。

蔬菜中也有些物质妨碍无机盐的利用和吸收，那就是植酸、草酸、磷酸等有机酸和它们的盐类。若将含草酸、植酸多的蔬菜（如菠菜、蕹菜、苋菜等）与其他富含钙、铁等的食物同时摄食，将使混合食物中铁和钙的吸收率大大降低。因为这些菜中的植酸、草酸、磷酸等有机酸与钙、铁离子相遇，则形成铁盐、钙盐沉淀，吸收率因而降低；反之，若将能促进铁吸收的蔬菜——富含维生素C的蔬菜（如辣椒、西红柿、卷心菜等）合理配食，将使铁的吸收量大大增加。因为这些菜中的维生素C能促进铁的吸收。

蔬菜中含钾、钠、钙、镁、磷、铁等多种无机盐类，其中以钾的含量最多，钙、磷、镁也很丰富。所以，蔬菜是人体所需的无机盐的重要来源。无机盐对维持人体的酸碱平衡十分重要。在日常膳食中，蛋白质食物（如鸡、鱼、肉、蛋、豆类）所含的硫和磷较多，它们在体内代谢、转化的终末产物多呈酸性，所以称为成酸性食物，可使血液的pH值趋向酸性；而蔬菜中含有大量的钾、钠、钙、镁等元素，它们在体内代谢、转化的终末产物多呈碱性，故称为成碱性食物，可使血液 pH 值趋向碱性。膳食中呈酸性食物与呈碱性食物之间最好形成一定比例，有利于人体维持酸碱平衡。保持正常的 pH 值。但人们在日常生活中很难做到这一点。当饮食、疾病、发热或失水导致酸碱平衡失调而不甚严重时，人体的调节系统便可自行纠正了。

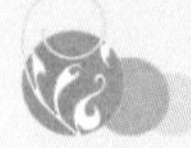

1. 蒜

大蒜辛温有小毒，能下气、消谷、健胃、杀菌、止痢、驱虫。含蛋白质、脂肪、糖、B 族维生素、维生素 C，矿物质钙、磷、铁等。蒜中挥发油约 2%，主要成分为大蒜辣素，有刺激性，强臭，是一种植物杀菌素。新鲜大蒜中含有硫氨基酸、大蒜酶等成分，此氨基酸经蒜酶分解即产生大蒜辣素。

大蒜 Vs 蜂蜜

大蒜辛温小毒，性热，其所含辣素与葱相近，其性质亦与蜜相反，故不宜与蜜共食。

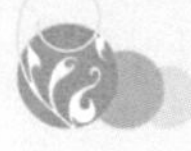

2. 韭菜

韭菜味辛、微酸，性温热，能补虚益阳，温中下气，止泄精，暖腰膝，壮肾阳，消瘀血。

韭菜含蛋白质、脂肪、碳水化合物、维生素 B_1、维生素 B_2、维生素 C、胡萝卜素，矿物质钙、磷、铁及纤维素等，以及挥发性油和含硫化合物。

韭菜 Vs 蜂蜜

韭菜与葱蒜，性皆辛温而热，又均含蒜辣素和硫化物，皆与蜂蜜相反，不宜同食。

韭菜 Vs 白酒

白酒甘辛微苦，酒性辛热，有刺激性，能扩张血管，使血流加快，又可引起胃炎和溃疡复发。韭菜性亦属辛温，能壮阳活血，食生韭饮白酒，犹如火上浇油，久食动血，有出血性疾病患者，尤为禁忌。

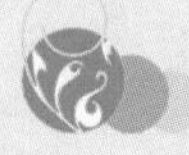

3. 葱

葱味辛性温，能发散解表，利窍通阳，除风湿，解诸毒；可通乳散结，治感冒风寒，具有防止人体细胞老化的功能。

葱含有蛋白质、脂肪、糖类、维生素 B_1、维生素 B_2、维生素 C、维生素 A 原及钙、铁、镁等矿物质，又含有无机盐、葱辣素、黏液质、纤维素、含硫化合物、水溶性果胶等成分。

葱 Vs 蜂蜜

蜂蜜味甘性平，其营养成分比较复杂，含有机酸、乙酰胆碱、氧化酶、过氧化酶、还原酶、淀粉酶、转化酶等多种酶。葱蜜同食后，蜂蜜中的有机酸、酶类遇上葱中的含硫氨基酸等，发生不利于人体的生化反应或产生有毒物质刺激胃肠道使人腹泻。

蜂蜜甘缓濡润，能通大便、润燥结，若加辛温香窜之品，则导泻尤速。葱性辛温，含挥发油，其气熏烈，与蜜同食，令人作痢，机制相同。

葱 Vs 狗肉

葱性辛温发散，利窍通阳；狗肉性热，助阳动火。两者配食，益增火热，素有鼻衄者，尤当忌之。

葱 Vs 公鸡肉

公鸡肉性味甘温，是生风发火之物，其性偏热，可发诸病。生葱辛温助火。两者不宜同食。配菜时少加不宜过量，否则易生火热而伤人。

葱Vs枣

枣甘辛而热，葱性辛热助火，故两者不宜同食。

葱Vs豆腐

豆腐中含钙，葱里有一定量的草酸，两者共煮，则结合为草酸钙，不易吸收。所以烹调豆腐，应少放葱花，否则影响钙的吸收。

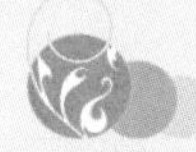

4. 芥菜

芥菜茎叶气味辛温，能利九窍，明耳目，温中止咳，通肺豁痰，利膈开胃。芥子气味辛热，能通利五脏，温中散寒，治胃寒吐食、肺寒咳嗽，消痈肿，破瘀血，除风寒气痛。

芥菜含脂肪油、蛋白质、黏液质、芥子酶、芥子苷、芥子碱等。其脂肪油约占37%，主要成分为芥酸、花生酸、甘油酯及少量亚油酸甘油酯。芥子苷经酶水解，产生异硫氰酸丙烯酯——芥子油、葡萄糖及硫酸氢钾；芥子碱又可以氢氧化钡水解生成芥子酸和胆碱。

芥菜Vs鲫鱼

芥菜与鲫鱼同食，生化反应中产生某些刺激性物质，进入肺肾，特别是肾，使二脏宣导失常，亦可引发水肿。芥菜辛辣、气窜，生食者少，腌食者多，腌菜盐重味咸。水肿患者，肾功能不全，过食咸物则易复发，因盐分过高，钠离子加重肾脏负担，钠水潴留，以致水肿复发。

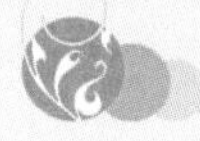

5. 芫荽

芫荽辛温微毒，其气香窜，能消谷健胃，利肠通气，透疹解毒。

但多食耗气，发病损人。含蛋白、脂肪、碳水化合物，及矿物质钙、磷、铁等，维生素含量丰富：100 克含胡萝卜素 3.77 毫克，较番茄、黄瓜高十几倍，维生素 C 41 毫克以及维生素 B_1、维生素 B_2、烟酸等；又含挥发油、黄酮苷、右旋甘露醇等。

芫荽 Vs 猪肉

猪肉细腻，助湿热而生痰。芫荽辛温，香窜，其性散发，耗气伤神。一耗气，一无补，故两者忌配食，于身体有损无益。

6. 黄瓜

黄瓜性味甘寒有小毒，能清热、解渴、利水，治小儿热痢、咽喉肿痛、汤火灼伤。

含蛋白质，并有多种游离氨基酸、糖类、苷类、维生素 A、维生素 B_1、维生素 B_2，及矿物质钙、磷、铁等。此外尚含维生素 C 分解酶，此酶遇酸或热则减弱或失去活力。

黄瓜 Vs 辣椒

辣椒的维生素 C 含量丰富，每克中约含 185 毫克。黄瓜中含维生素 C 分解酶，黄瓜生食此酶不失活性。两者同食，则辣椒中的维生素 C 被破坏，降低了营养价值。

黄瓜 Vs 花菜

花菜中维生素 C 含量亦较丰富，每 100 克约含 88 毫克，若与黄瓜同食，花菜中的维生素 C 将被黄瓜中的维生素 C 分解酶破坏，故不宜配炒或同吃。

黄瓜 Vs 菠菜、小白菜

菠菜中维生素 C 含量为每 100 克中含 90 毫克，不宜与黄瓜配食，不然，将降低营养价值。同样道理，小白菜也不宜与黄瓜同食。

黄瓜Vs西红柿

西红柿中的维生素C每100克中含20～33毫克，为保护其中的维生素C，亦不宜与黄瓜配食或同炒。否则将降低营养价值。

黄瓜Vs柑橘

柑橘含丰富维生素C，每100克约含25毫克，与黄瓜配食时，碧玉、金黄，色泽绚丽，但橘中维生素C多为黄瓜中的分解酶所破坏。

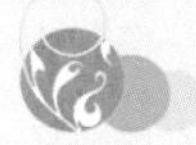

7. 芹菜

芹菜性味甘平无毒，能养精益气，去头中风热，除烦渴，消伏热，保血脉，治崩中带下。现代药学认为芹菜有降压、利尿、镇静及健胃作用。

含蛋白质2.2%、碳水化合物10%，矿物质钙、磷、铁等，另含有维生素A原、维生素B_1、维生素B_2、维生素C、维生素PP以及挥发油、芫荽苷、甘露醇。

芹菜Vs黄瓜

黄瓜中含有维生素C分解酶，由于黄瓜作菜，其中的酶并不失活，若与芹菜同食，芹菜的维生素C将全被分解酶破坏，因而营养价值会降低。

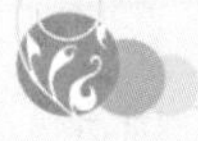

8. 辣椒

辣椒味辛辣，性热，能祛寒、行血，散风发汗，刺激食欲，增强消化。含蛋白、糖类，矿物质铁、磷等。维生素C含量为蔬菜之冠，每百克青椒含维生素C高达198毫克，含其他维生素也较丰富。

辣椒Vs黄瓜

黄瓜含维生素C分解酶，辣椒富含维生素C，两者同食，维生素C大量被破坏，故不宜同食。

辣椒Vs南瓜

南瓜亦含维生素C分解酶，能破坏辣椒中的维生素C，故两者不宜配食。

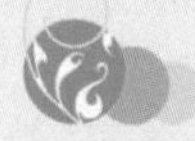

9. 南瓜

南瓜甘温无毒，能补中益气、健脾、暖胃、杀虫解毒。南瓜能促进胰岛素分泌，可作为糖尿病患者的理想食物。其中的粗纤维能够消除肠道的致癌物质亚硝胺，但由于含有维生素C分解酶，不宜与富含维生素C的蔬菜、水果配食。

含蛋白质、碳水化合物以及钙、磷、铁等矿物质，还含有维生素B_1、维生素B_2、维生素C、胡萝卜素、烟酸、粗纤维、葫芦巴碱、腺嘌呤、精氨酸、天冬酸、维生素C分解酶等。

南瓜Vs羊肉

南瓜补中益气，羊肉大热补形，两补同进，令人肠胃气壅。同食久食，则致胸闷腹胀、壅塞不舒。

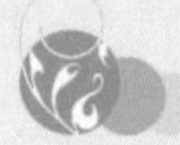

10. 菠菜

菠菜性味甘冷而滑，能利五脏，通血脉，止渴润燥，下气调中。每100克菠菜含维生素C 31毫克。又含胡萝卜素、维生素B_2、烟酸等及丰富的矿物质铁钙等，含草酸较多，对钙吸收不利。

菠菜Vs豆腐

菠菜与豆腐相克有很大的争议，但主流观点认为两者是相克的。豆腐中含硫酸钙、氯化镁等无机盐类，若与菠菜中的草酸相遇，则化合为草酸钙与草酸镁，这两种化合物产生白色沉淀物，人体不能吸收。故长期配食，使人缺钙，尤其对小儿不利。

菠菜Vs鳝鱼

鳝鱼，味甘性大温，补中益气，除腹中冷气；菠菜性味甘冷而滑，下气润燥，两者性味功能皆不相协。且鳝鱼油煎多脂，菠菜冷滑，同食易致腹泻。

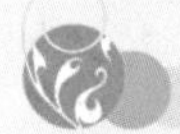

11. 萝卜

萝卜味辛甘，性平、微凉，能下气消谷，去邪热，利五脏，消痰饮，宽胸膈，化积滞，散瘀血。治吞酸嗳气、吐衄下血。含碳水化合物（如葡萄糖、失水戊糖、组织纤维、木质素）、氨基酸（如蛋白氨基酸、组氨酸等）、维生素A、B族维生素、维生素C、无机盐类（钙、钾、磷、铁、锰、碘、硼、溴等）、酶类（淀粉酶、苷酶、氧化酶、触酶等）。此外，含胆碱、葫芦巴碱、氢化黏液素、硫脲类物质、芥子油等。

萝卜Vs胡萝卜

萝卜甘辛微凉，性质偏利。胡萝卜甘辛微温，性质偏补。两者皆含多种酶类，特别在生食或凉拌时，极易发生酶类的分解与变化，如萝卜中含维生素C，每100克为30毫克，胡萝卜中的抗坏血酸分解酶，易将其氧化破坏而降低营养价值。

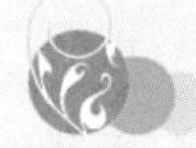

12. 茄子

茄子性味甘寒、滑利，能散血止痛、宽肠去瘀、消肿利尿，治肠风下血、热毒疮痈、跌扑青肿。茄子含蛋白质、脂肪、糖、矿物质（钙、磷、铁）等以及维生素A原、B族维生素、维生素C、维生素P、纤维素、植物碱等。

茄子Vs蟹

茄子甘寒滑利，蟹肉性味咸寒，二物同属寒性，共食有损肠胃，常导致腹泻，虚寒人尤应忌食。

13. 莴苣

莴苣性味苦冷微毒，能利五脏，开胸膈，通乳汁，利小便，洁齿明目，利气杀虫。

含蛋白质、碳水化合物、矿物质（钙、铁、磷）等，维生素A、维生素B_1、维生素B_2、维生素C、维生素PP均较丰富。

莴苣Vs乳酪

乳酪系油脂性食物，而莴苣性寒，二物同食，易致消化不良，或腹痛腹泻。

莴苣Vs蜜

蜜含蜡质，有润肠通便作用，且生蜜性凉，苦苣性冷，两者同食，不利肠胃，易致泻痢。

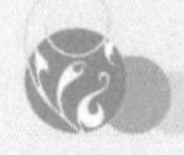

14. 竹笋

竹笋味甘，性微寒，无毒，能利膈下气，化热消痰，治消渴，利水道，益气，爽胃。竹笋含丰富的蛋白质以及其他人体必需的氨基酸——赖氨酸、色氨酸、苏氨酸、苯丙氨酸等等；有维生素A原、维生素B_1、维生素B_2、维生素C等；无机盐有钙、铁、磷、镁等；脂肪与糖的含量则较低，纤维含量较多。

竹笋 Vs 羊肝

羊肝性味甘苦而寒，含维生素丰富，对维生素A缺乏而引起的夜盲症，有治疗作用。竹笋味甘微寒，与羊肝的功能性味，并无抵触之处。问题在于竹笋内存在一些生物活性物质，在与羊肝同炒时，产生了某些有害于人体的物质或破坏了其中的营养素，如维生素A。多食常食则必然产生不良后果。

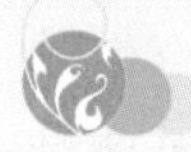

15. 花生仁

花生仁性味甘平，能养血健脾，润肺化痰，补虚增乳，润肠通便。含油酸、硬脂酸、花生油酸及亚麻仁油酸的甘油酯及十几种人体所需的氨基酸、淀粉、粗纤维、维生素 B_1、维生素 B_2、维生素C、烟酸等，另还含有钙、铁、磷等。花生仁外面的红皮能抗纤维蛋白的溶解，并可促进造血功能，增加血小板，缩短凝血时间，起到止血作用。

花生仁 Vs 毛蟹

花生富含油脂，毛蟹性寒、冷利，二物同食，多则导致腹泻。且两者生化反应复杂，故慎食。

花生仁 Vs 黄瓜

黄瓜性味甘寒，生食为多；花生仁多油脂，凡寒凉之物与油脂相遇，益增其滑利之性，同食多食，易致泄泻。

16. 胡萝卜

胡萝卜性平、味甘，能健脾、补血、助消化、助发育，含维生素A原较多。胡萝卜素含量丰富，每100克含3.62毫克，高于一般蔬菜。

维生素 B_1、烟酸、叶酸含量较多。此外含糖类，无机盐钙、铁、磷等及果胶、甘露醇、木质素等。还含有维生素 C 分解酶。胡萝卜中的木质素、叶酸、胡萝卜素皆有提高抗癌免疫力或消除癌细胞作用。由于维生素 C 分解酶的存在，胡萝卜亦不宜与富含维生素 C 的蔬菜、水果同食或烹炒。

胡萝卜 Vs 富含维生素 C 的蔬菜、水果

维生素 C 分解酶也是一种氧化酶，凡是氧化酶，多含有重金属离子，起传递电子的作用。许多蔬菜瓜果中都含有维生素分解酶。为了提高蔬菜水果的营养价值，在食用时应适当注意合理配搭，一些相克食物应避免同食；另外，维生素 C 分解酶不耐热，在 50℃时，即被破坏。黄瓜凉拌时加点醋，醋可以减弱分解酶的活性，这对保护维生素 C 也有一定的作用。

胡萝卜 Vs 酸醋

与酸醋同食，会破坏大量的维生素 A。

三、 水果类与相关食物相克

我国最早的医典《黄帝内经·素问》记载："五谷为养，五果为助，五畜为益，五菜为充，气味合而服之，以补中益气。"说明水果是重要的营养补充物质。现代医学研究证明，水果中含有丰富的营养物质，例如热量、蛋白质、脂肪、酶类、有机酸、纤维素、无机盐、水等。尤其是葡萄糖、果糖、柠檬酸、苹果酸、果胶等营养物质均较蔬菜丰富，也是蔬菜所不能替代的。

(1) **热能**：营养素被人体摄入后，经胃肠道消化吸收，在体内经酶催化可产生高能化合物（三磷酸腺苷），并能转变为热能、电能、机械能，以及组织细胞新陈代谢所需的热能，以供机体生命活动所需。热能通常以"焦"或"千焦"表示。据研究，1 克纯水其温度升高

1℃所需要的热能约为1卡（1千卡=4.184千焦）。热能具有重要的生理功能，如维持机体的基础代谢、肌肉活动、体温、生长发育、食物的特殊动力等。如果人体热能摄入不足，则将出现消瘦、体重下降；反之，如热能摄入过多，则多余的热能将转化为脂肪，使体重增加，机体肥胖。以产生热能的物质碳水化合物、脂肪和蛋白质为例。据实验研究，每克碳水化合物（糖）可产生热能17.28千焦（4.13千卡），每克脂肪可产生热能39.53千焦（9.45千卡），每克蛋白质可产生热能23.64千焦（5.65千卡）。由于食物消化吸收不完全，故临床上对碳水化合物、脂肪和蛋白质的产热能之量常按每克分别产热能16.7千焦（4千卡）、37.7千焦（9千卡）和16.7千焦（4千卡）计算。

(2) 碳水化合物：碳水化合物（即糖类）是人们膳食热能的主要来源。水果之所以甘甜可口，就是因为含有较多的糖。根据糖分子的结构不同，可分为单糖（葡萄糖、果糖、半乳糖）、双糖（蔗糖、麦芽糖）和多糖（淀粉、糖原、纤维和果胶）。葡萄糖、果糖摄入机体后能为人体直接吸收，而蔗糖则需在转化酶的作用下，水解为葡萄糖和果糖才能为人体所吸收。当然，不同品种的水果其含糖的种类及含量也有差异。例如，梨、苹果等含有丰富的果糖，而草莓和葡萄则以葡萄糖为主。糖类具有重要的生理功能，例如，单糖、双糖、淀粉和糖原能为机体供给热能，构成组织器官原料，辅助脂肪氧化，保护肝脏和解毒，维持心脏和神经的正常功能；而不能被机体消化和吸收的纤维素、果胶、木质素等，则能促进肠蠕动、排便和脂类代谢，减少有毒物质的吸收，降低血清胆固醇和防止肠癌的发生；它还能促进消化液的分泌，有益于正常的消化和排泄功能。

(3) 蛋白质：蛋白质具有很重要的功能，例如合成组织细胞、修补损伤组织、合成酶与激素、调节人体渗透压、维持酸碱度、供给热能等。每1克蛋白质在体内氧化可产生16.7千焦热能。一般来说，除干果类及果仁类水果含有一定的植物性蛋白质外，鲜果类蛋白质含量相对较低。

(4) 脂肪：许多水果，如花生、芝麻、核桃仁等含油脂类均较丰富。脂肪是人体最丰富的热量来源，每克脂肪在体内氧化可产生 37.7 千焦热能；并且，它对构成组织器官、促进脂溶性维生素的吸收、增强食欲，以及为机体供给必需脂肪酸（如亚油酸、亚麻酸和花生四烯酸）等均相当重要。例如，许多水果中所含有亚麻油二烯酸、亚麻酸、二十碳四烯酸等是人体内所不能合成的所谓必需脂肪酸，它对人体生长发育、维持皮肤和血管的功能、调节机体的生理功能等均有重要影响。

(5) 无机盐：无机盐，又称矿物质，它对维持机体的酸碱平衡和生长发育等相当重要。①钙，它对构成人体的骨骼和牙齿，维持神经肌肉的正常兴奋，参与凝血过程和多种酶的激活等均有重要意义。如果儿童钙质摄入不足可引起血钙降低、手足抽搐、骨骼发育不全、佝偻病等。许多水果，如大枣、山楂等含钙量相当高。②铁，是构成血红蛋白、肌红蛋白、细胞色素 C 和其他酶系统的重要成分。当人体铁摄入不足时，则可引起缺铁性贫血。有些水果，如杏干、柿饼、大枣、沙果、紫葡萄、草莓、樱桃等含铁量较为丰富。③磷，也是构成骨骼、

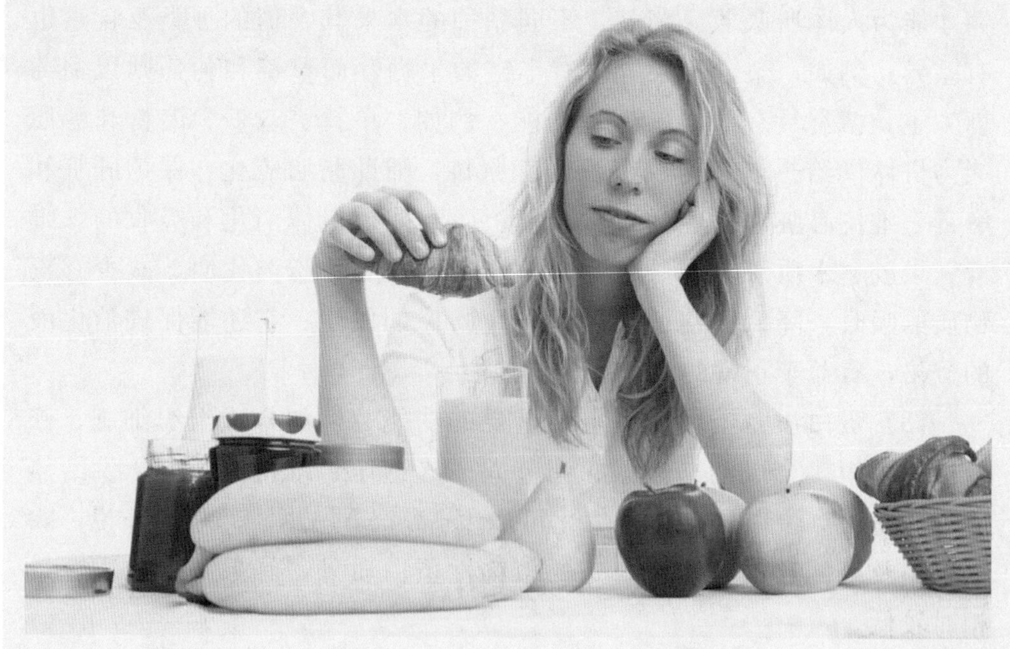

牙齿的重要成分，机体许多生理代谢过程及物质构成均需要磷作为原料。许多水果的种子如每百克瓜子中磷的含量高达400～800毫克，比谷类高数倍，比青菜高几十倍。④钾，它参与细胞的新陈代谢、调节渗透压及酸碱平衡、维持神经肌肉的正常状态，并具有利尿作用。⑤锌，是一种非常重要的微量元素，它与人体内300多种酶活性有关，这些酶在组织呼吸和代谢中有重要作用。并且，锌元素能促进儿童生长发育，使性器官成熟，维持正常性功能和免疫功能等。

(6) 维生素：①维生素C，又称为抗坏血酸，它具有许多重要作用，例如能提高人体的免疫力、防止病原体感染和坏血病、促进胶原合成及伤口愈合、增加毛细血管的弹性、参与人体的糖代谢及氧化还原过程、促进血液的凝固、防治癌症等。而许多水果含维生素C相当丰富，如刺梨、草莓、柠檬、柑橘、猕猴桃、鲜大枣等。②胡萝卜素。许多水果（如杏、柿子等）均含有丰富的β-胡萝卜素，在酶的作用下它在体内可生成维生素A，后者对维持人体的生理功能、促进生长发育、参与体内许多氧化过程、维持上皮组织的正常结构和防御功能等有重要作用。如人体维生素A摄入不足，可引起夜盲症、皮肤干燥粗糙、皮肤硬化症、眼部干燥、溃疹等病症。③维生素B_1，又称硫胺素，它可增强肠胃蠕动，促进食物的排空，在体内能与磷酸结合成为丙酸氧化脱羧酶的辅酶，参与醴酮酸的代谢；并且，它对神经、心肌均有营养作用。在许多硬干果中，维生素B_1含量较多。④维生素B_2，又称核黄素，它构成黄酶的辅酶，能促进细胞的氧化-还原作用。维生素B_2缺乏的患者可引起口角炎、舌炎、口唇炎、脂溢性皮炎等疾病。⑤维生素PP，它是由橘皮苷、圣草苷和芸草苷组成，对保持细胞和毛细管壁正常的渗透性、强化毛细血管抵抗蛋白质渗透均有重要作用，在柠檬、刺梨、橘子等水果中含量较为丰富。

(7) 水分：水果中一般水分含量达70%～90%。水也是构成人体组织的重要成分，成年人水分约占人体体重的70%，婴幼儿所占比率更高。一般来说，人在缺水状态下，最多只能存活几天时间。由此可见，水对维持生命健康具有多么重要的作用。水作为溶剂，可输送各种营养物质、激素、酶等成分，并将代谢废物排出体外；水可调节机体的温度，润滑肌肉、关节、体腔等；此外，水还有维持有效的血容量、促进新陈代谢、养颜美容、催眠等作用。

水果与食物相克的机制，大致与蔬菜相同。在食物药性上，有寒热温凉之分，在性质功能上也有相反相克之例。从水果的营养成分来看，它们都含有复杂的有机物质，其中一些有机酸，如鞣酸易与其他食物中的蛋白质，或与无机盐类发生反应，生成不易溶解和难以吸收的物质如鞣酸蛋白和其他络合物。又如有些瓜菜中（如黄瓜、胡萝卜、南瓜等）含有维生素 C 分解酶，水果中的维生素 C 一旦与之相合，则容易被破坏从而降低营养价值。

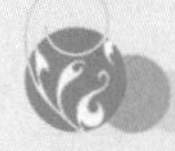

1. 梨

梨味甘微酸，性寒，能清热止渴，润肺凉心，消痰降火，通热结，解酒毒。

梨含葡萄糖、蔗糖、维生素 A、维生素 B_1、维生素 B_2、维生素 C、烟酸、有机酸柠檬酸、苹果酸以及矿物质钙、磷、铁等。

梨 Vs 开水

梨性甘寒冷利，吃梨喝开水，会导致腹泻，乃一冷一热刺激肠道的缘故；梨甘寒，多食成冷痢。所以一忌多食，二忌与油腻之物同食，三忌冷热杂进。

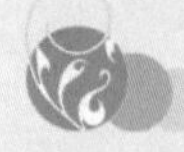

2. 李子

李味甘、酸，微温，性能调中益肝，去骨间劳热。但不宜多食，多食则助湿生痰，酸温则易致血热。

李含丰富的糖分、果酸及多种氨基酸（如甘氨酸、脯氨酸、丙氨酸等）。各种维生素、无机盐含量也丰富。上述成分，使李子味道甜美，芳香四溢，风味隽永。

李子Vs青鱼

青鱼肉含蛋白、脂肪，碳水化合物、维生素 B_1、维生素 B_2、烟酸等；矿物质钙、磷、铁等。其性味甘平，能益气化湿，养胃醒脾。但李子酸温多汁，助湿生热，故食青鱼后，不宜多食李。脾胃虚弱、消化不良、血热患者尤应忌食。

李子Vs蜂蜜

李味甘酸性温，蜜性味甘平；李能调中益肝、兼除痨热，蜂蜜能补中益气、润燥解毒，两者药性功能并无反克。蜜饯果品中，亦有李脯。但如食李过量，或蜂蜜含毒，皆可伤人。二物同食，或单食间隔不久，皆可误以为食物相克。

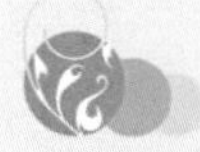

3. 山楂

山楂味酸甘，性微温，能健胃消食，行气活血，主治饮食积滞、胸腹痞满、血瘀经闭等症。山楂中的配糖体具有强心作用，内酯有扩张血管作用，故又有强心降血压的功能。

山里红为野生山楂，多入药。山楂维生素 C 含量最丰富，每 100 克含 89 毫克，另含胡萝卜素等多种维生素；果酸含量丰富：主要有山楂酸、柠檬酸、酒石酸、苹果酸等；还含有糖类蛋白、脂肪及钙、铁、磷等物质及黄酮类内酯和苷类等成分。

山楂Vs猪肝

山楂富含维生素 C，猪肝中含铜、铁、锌等金属微量元素，维生素 C 遇金属离子，则被加速氧化而破坏，降低了营养价值。故食猪肝后，不宜食山楂。

山楂Vs黄瓜等含维生素C分解酶蔬菜

黄瓜、南瓜、胡萝卜、笋瓜中皆含维生素C分解酶，若与山楂同食，维生素C则被分解破坏。

山楂Vs海鲜

大多海味除含钙、铁、磷、碘等矿物质外，都含有丰富的蛋白质，而山楂含有鞣酸，若混合食用会化合成鞣酸蛋白。这种物质有收敛作用，会形成便秘，增加肠内毒物的吸收，引起腹痛、恶心、呕吐等症状。

4. 柑橘

橘味甘酸性温。甘能润肺，酸则聚痰；能开胃、止消渴，故不可多食。柑味甘、大寒，多食令人肺冷生痰，脾冷发痼癖，大肠泻痢。

柑橘含葡萄糖、果糖、蔗糖和大量果酸；少量蛋白质、脂肪；维生素C含量丰富，每100克含维生素C 34毫克，并有维生素B_1、维生素B_2及胡萝卜素等；无机盐以钙为丰富，每100克含钙56毫克，富含磷、铁等矿物质。

柑橘Vs蟹

柑橘药性虽有偏温偏寒之别，但聚湿生痰之弊则同。蟹性寒凉，若与柑橘同食，必致痰凝而气滞。气管炎患者尤忌二物共食。

柑橘Vs萝卜

萝卜辛甘性平，橘甘酸性温，性味并无反克。但萝卜含酶类较多，被摄食后可生成一种硫氰酸盐，此盐在代谢中产生一种抗甲状腺物——硫氰酸（阻止甲状腺摄取碘，抑制甲状腺素的形成）。橘子中含有类黄酮物质，在肠中被细菌分解后，可转化羟苯甲酸及阿魏酸，它们能加强硫氰酸抑制甲状腺的作用，从而诱发或导致甲状腺肿。

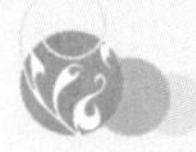

5. 菱角

菱肉甘平无毒，生食性冷利。能安补五脏，清热解暑，久食轻身延年，多食伤人脏腑。

菱角含碳水化合物24%～46%，并含蛋白质、脂肪、无机盐、维生素等营养成分。菱粉为直链淀粉，白润宜人，药食皆宜。

菱角Vs蜜

生菱属于凉性，多食令人腹胀；生蜜性凉滑润，两者同食，易致消化不良，腹胀腹泻。熟菱配蜜而食，有益于身体。可见生食与熟食，其性能功效，迥然不同。

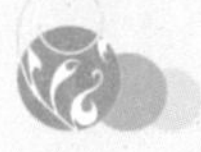

6. 柿子

柿味甘涩，性寒，能补脾胃不足，润肺涩肠，祛痰止咳，通耳鼻气，去胃间热。

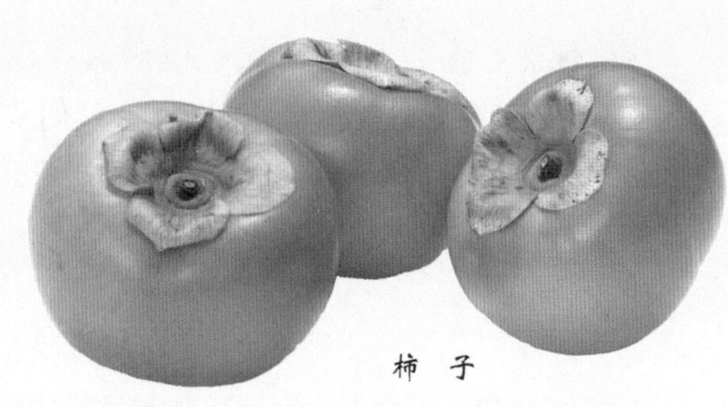

柿 子

烘熟的鲜柿中，含糖高达15%左右；维生素C含量丰富，每100克中约含43毫克；此外，还有胡萝卜素、维生素等；矿物质有钙、钾、磷、铁等；鞣质以生柿中含量最多，熟柿中仍有相当数量。

柿Vs酒

酒味甘辛微苦，性大热有毒；柿子性寒，故两者不宜同食。往往饮酒时，多用肉类等菜肴下酒，蛋白质食物则与柿相克，形成凝块。又酒类入胃刺激肠道分泌增加，柿中鞣酸与胃酸相遇，又形成黏稠状物质，易与纤维素绞结成团，形成柿石，造成肠道梗阻。

柿Vs红薯

食红薯后，极易产生胃酸，薯内又多纤维素，这些物质与柿中的胶酚、果胶结合，更易凝成柿石。故柿子不可与红薯同食。

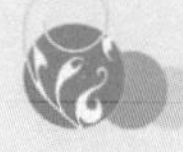

7. 核桃

核桃，味甘，性温、热；能温肺润肠，壮肾补脑，乌须发，补下焦，益命门，利小便，强筋健骨。

果仁含蛋白质、脂肪含量为40%～50%，主要为亚油酸、甘油酯、碳水化合物五碳糖、维生素A、B族维生素、维生素C、维生素E；矿物质钙、磷、镁及微量元素铁、锌、锰等。

核桃Vs白酒

核桃性热，多食生痰动火；白酒甘辛大热，入血分，两者同食，易致血热。有咯血宿疾者，尤当禁忌。如支气管扩张、肺结核患者，饮白酒即可引起咯血，不与核桃共食，亦可致病。

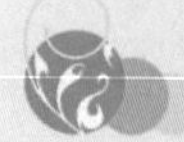

8. 香榧

榧实味甘涩，性平无毒，能行营卫、助阳道、消谷、滑肠、治五痔、驱三虫，常食明目轻身。

香榧果仁中脂肪含量较高，约为51.7%，脂肪中有棕榈酸、亚油酸甘油酯、硬脂酸挥发油等；蛋白质含量为10%、碳水化合物为29.8%，有葡萄糖、多糖等。此外，尚含有鞣质及矿物质钙、磷、铁等。

香榧 Vs 鹅肉

鹅肉性冷，多食令人发痼疾。榧实富含脂肪，与鹅肉同食，易致滑泻。又香榧油中含多种醛类醇类（如坚果醛、坚果醇、榧树醛和新榧树醇等），有广泛的驱虫作用。这些成分可能与鹅肉的某些成分产生不利于人体的化合物。

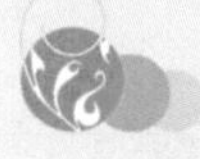

9. 银杏

银杏味甘、苦，性温，有小毒。熟食能温肺益气，定喘嗽，缩小便，止白浊。生食降痰，解酒，消毒，杀虫。

银杏含蛋白质13%、淀粉68%、粗脂肪3%、糖7%，又含多种氨基酸（如银杏酸、氢化白果酸、氢化白果亚酸、白果醇），以及多种维生素、无机盐等。果仁的内胚乳中，还含有核糖核酸酶及一种有毒物质，故不可多食。

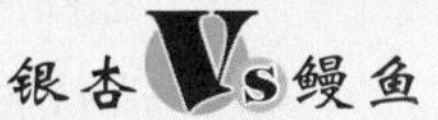

银杏 Vs 鳗鱼

银杏性温有小毒，两者均有较复杂的生物活性物质，同食则产生不利于人体的生化反应。且银杏本身含有毒物质，多食令人气壅颅胀昏顿。食鳗鱼勿食银杏，小儿尤忌。

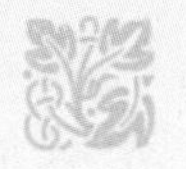

四、味料饮剂与相关食物相克

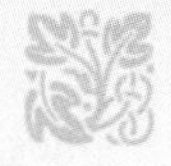

味料饮剂是人们日常生活和饮食营养中不可缺少的物品。它们各含有多种特殊的有机成分，这些成分有些对人体有营养作用，有些对人体有刺激和兴奋作用，如提神开胃、促进血液循环。但若大量持久饮用，易形成嗜好，对身体也会有不同程度的危害。如茶与咖啡中均含有一定数量的单宁，它与蛋白质结合成不被消化的形式，由于所有的酶，其本身都是蛋白质，所以它也可与消化酶结合降低其活力，从

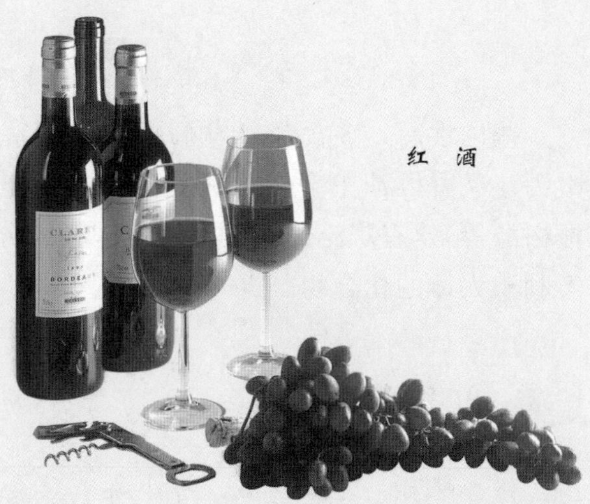

红 酒

而也就抑制了人体对铁、钙等重要矿物质和微量元素的吸收。

日常饮食中的调料，如油、盐、酱、醋、蜜、糖、香料，也都各含其特殊的营养物质与化学成分，它们与鸡鱼肉蛋等荤素菜肴，在配伍上也各有其宜与不宜的讲究。配伍适当，则可做出色香味形俱佳，富有营养、有益健康的肴馔；配伍不当，也会破坏营养，造成有害身体的后果。

酒类的主要成分为酒精。当人体血液中的酒精浓度达到0.05%～0.2%时，神经即处于兴奋状态；浓度达到0.4%时，就会发生酒精中毒。表现为消化吸收功能紊乱，体温下降，呼吸缓慢，脉快而弱。另外经常嗜酒的人，会引起体内普遍缺乏各种维生素。这是由于酒精经胃壁吸收后，刺激消化道发生痉挛，造成胰液排泄受阻，于是胰小管及腺泡内压力升高而破裂，胰液外溢。当胰液与胰组织接触后，就会影响各种消化酶的正常功能，造成体内明显缺乏各种维生素的症状。据检测：嗜酒者，最普遍缺乏的是维生素A、维生素B_1、维生素B_6、维生素B_{12}、维生素C、维生素D、维生素E。

另外，酒类对某些药物（如苯巴比妥等）能提高其溶解度和加大吸收量，即使在常规用量的情况下，也能引起药物中毒。茶与咖啡中的单宁以及其他物质，酒中的乙醇，都会与食物中的一些有机成分发生某些生化反应。所以在饮料中，也存在一些相克与禁忌问题。

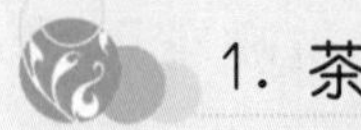

1. 茶

茶味苦而性寒，能清心提神，降火除烦，下气消食，利尿消痰。

现代药理学认为：茶叶中的芳香族化合物，能溶解脂肪，去腻消食；咖啡因能促进人体血液循环，具有兴奋中枢神经和强心利尿作用；微量元素铁、锰能促进血液再生能力，防止恶性贫血有一定作用；茶中的维生素C，可促使脂肪酸化，具有促进胆固醇排出的功能，绿茶中的叶绿素也有降低血中胆固醇的作用。

茶叶所含化学成分近400种，主要有茶单宁、咖啡因、茶碱、可可碱、黄嘌呤、黄酮类、麦角甾醇、芳香油化合物、碳水化合物、蛋白质、多种氨基酸、维生素A原、B族维生素、维生素C、维生素E、叶酸，以及微量元素铁、锰、钼、氟、碘等。

茶Vs酒

酒精对心血管的刺激性很大，而浓茶同样具有兴奋心脏的作用，酒后饮茶，使心脏受到双重刺激，兴奋性增强，更加重心脏负担。酒后饮茶，茶碱产生利尿作用，这时酒精转化的乙醛尚未完全分解，即因茶碱的利尿作用而进入肾脏，乙醛对肾脏有较大的刺激性，从而易对肾脏功能造成损害。

茶水Vs白糖

茶叶味苦性寒，人们饮茶的目的就是借助茶叶的苦味刺激消化腺，促使消化液分泌以增强消化，而白糖则会抑制这种功能。

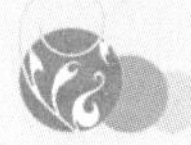

2. 牛奶

牛奶味甘性微寒，能补虚羸，止消渴，养心肺，解热毒，治反胃热哕、病后虚弱，又能润肠止痢、除黄疸、解诸毒。

牛奶为完全蛋白质食品，其中40%为乳酪蛋白，其次为乳清蛋白。乳清蛋白的含硫量比例相当于鸡蛋清，乳糖含量为5%，奶油中含维生素A、维生素D较多。此外还含有维生素B_1、维生素B_2、维生素K_6、维生素C、维生素PP、泛酸等。在人体必需的氨基酸中，牛奶含蛋氨酸和赖氨酸尤为丰富，这些都是植物蛋白所缺乏的。

牛奶Vs酸性饮料

牛奶是一种胶体混合物，具有两性电解质性质。即在酸性介质中以复杂的阳离子态存在，在碱性介质中以复杂的阴离子态存在，在等电离点时（pH值为4.6）以两性离子态存在。蛋白质在等电离时溶解度最小（鲜牛奶的pH值一般在6.7～6.9)，如pH值下降到4.6时，酪蛋白就会沉淀。凡酸性饮料，都会使牛奶的pH值下降，使牛奶中的蛋白质沉淀而凝结成块，不利于消化吸收。所以牛奶中不宜加酸性饮料，如酸梅汤、橘汁、柠檬汁等。同样，在冲食奶粉时也不宜加酸梅晶、山楂晶等作为调味品。

加热牛奶Vs糖

牛奶为完全蛋白质，其中的赖氨酸在高温下能与果糖生成果糖基赖氨酸，这是有毒物质，会对人体产生危害。所以在煮牛奶时，不宜预先加糖，应在煮沸后，稍稍冷却再加糖为好。

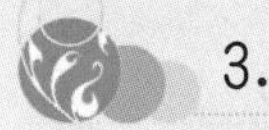

3. 酒

酒味苦，甘辛大热，有毒；能通血脉，厚肠胃，润皮肤，散冷气，行药势，杀百邪，除风下气。

酒类的主要成分一般为60°的酒精，由于原料与酿造工艺不同，其所含成分亦有所区别。白酒除乙醇外，另含十多种高级醇（杂醇油），二十多种有机酸，三十多种酯类、醛类等。有的白酒含有甲醇或氰化物，对人的神经系统和视网膜有毒害作用。

酒Vs奶

奶味甘性微寒，能补虚润肠清热解毒；白酒甘辛大热，能散冷气，通血脉，除风下气。两者性味功能皆相左，酒中含有甲醛，如甲醛是细胞原浆毒，能使蛋白质凝固，而奶类蛋白质含量很高，故酒类不宜和奶类合饮，否则不仅降低奶类的营养价值，而且有害健康。

啤酒 Vs 腌烤制品

腌熏食品中多含有机氨，有的在加工或烹调过程中，产生了多环芳烃类，如苯并芘、氨甲基衍生物等，常饮啤酒的人，血铅含量往往增高。铅与上述物质结合，有致癌或诱发消化道疾病的可能。

啤酒 Vs 水渍

水渍中含多种沉淀的金属成分，如汞、镉、砷、铅等，这些有毒金属可被酸性溶液所溶解，而啤酒带有酸性，遇到水渍会将这些有毒物质溶入酒中，饮后对人体有很大危害。

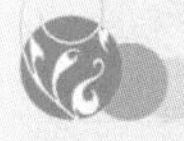

4. 蜂蜜

蜂蜜味甘性平，能益气补中，安五脏，和百药，清热，润燥，解毒止痛。又蜂蜜生用寒滑，多食令人作泻，肠胃虚寒者不宜用。呕恶中满、饮酒者不宜用。

蜂蜜的主要成分有果糖 39%、葡萄糖 34%、蔗糖、蛋白质；矿物质钾、钙、镁、磷、铁、铜、锰等；酶类氧化酶、还原酶、过氧化酶、转化酶、淀粉酶等；维生素 B_1、维生素 B_2、维生素 B_6、烟酸、泛酸、维生素 D、维生素 K、维生素 E、维生素 PP 等。

生蜜 Vs 豆腐

豆腐味甘、咸，性寒有小毒，能清热散血，下大肠浊气；生蜜甘凉滑利，二物同食，易致泄泻。生蜜中含多种酶类，豆腐中又含多种矿物质、植物蛋白及有机酸，两者混食易产生不利于人体的生化反应。故食豆腐后，不宜食生蜜，更不宜同食。

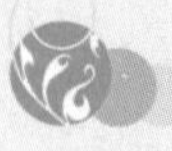

5. 醋

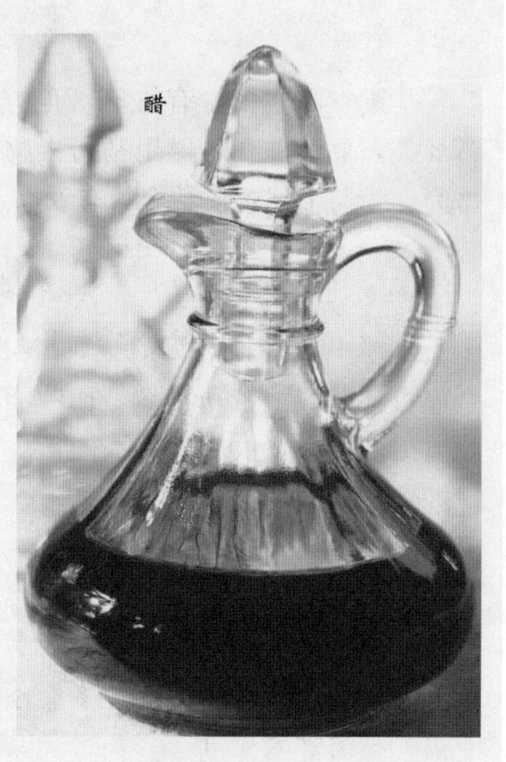
醋

醋味酸微甘，性温无毒，散瘀解毒，软坚破结，消痈肿，化食积，杀菌止痢，下气消食。

醋含蛋白质、碳水化合物及钙、磷、铁、烟酸等。醋中醋酸为主要成分。另外，含乳酸、琥珀酸、柠檬酸、β苹果酸等有机酸，使醋味香醇美。

醋Vs海参

醋性味酸温，海参味甘咸、性温，药性并无反克。海参就其成分与结构而言，属于胶原蛋白，并由胶原纤维形成复杂的空间结构，遇酸会使蛋白质的空间构型发生变化，蛋白质分子便会出现不同程度的凝集、紧缩。这时的海参吃起来口感发艮，味道差。

醋Vs羊肉

羊肉大热，醋性甘温，与酒性相近，二物同食，容易生火动血。羊肉汤中不宜加醋，平时心脏功能不好尤应忌之。

6. 糖

白糖性味甘寒冷利；红糖性温，能和中助脾缓肝调气，故治疗脾胃及泻肝药用为先导。

白糖的主要成分为蔗糖。红糖含钙、铁（皆为白糖的 3 倍）、锌、铬、锰等微量元素及胡萝卜素、维生素 B_2、烟酸等维生素类。

红糖 Vs 竹笋

红糖味甘性温，竹笋味甘性寒，药性稍有抵触。但主要问题在于两者生化成分复杂。竹笋蛋白中含有 16～18 种氨基酸，其中的赖氨酸在与糖共同加热的过程中，易形成赖氨酸糖基。这种物质对人体不利，同煮牛奶时不宜放糖煮相同机制。

糖 Vs 含铜食物

铜为人体必需的重要微量元素之一，如血浆铜蓝蛋白、细胞色素 C 氧化酶、过氧化物歧化酶等。这些酶在人体内都有着重要的生理、生化功能。果糖和砂糖会阻碍人体对铜的吸收，有机酸也可与铜形成难溶性复合物而妨碍铜的吸收。砂糖和果糖是阻碍人体铜吸收的主要物质。

红糖 Vs 牛奶

红糖为粗制品，未经提纯，含非糖物质及有机酸较多。奶中的蛋白质遇到酸碱易发生凝集或沉淀。牛奶中加入红糖，当有机酸达一定浓度时，蛋白质即凝集变性，营养价值大大降低。所以牛奶中不宜放红糖。

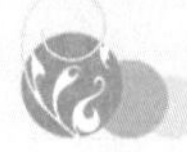

7. 咖啡

咖啡芳香、微苦性平，能提神健脑，增进食欲，强心利尿、解毒。多食令人不寐，久食可以成瘾。能升高血糖诱发糖尿病；升高血胆固醇，并使心率加快，故高血压、冠心病患者及老人不宜常服。

咖啡主要成分是咖啡因，另外含蛋白、脂肪、碳水化合物、无机盐和维生素等。

咖啡 Vs 烟

咖啡因对正常细胞有不良影响，它可以促使细胞老化，烟中的有害物质与咖啡结合会产生致癌物质，故两者忌之。

8. 酱、酱油

酱与酱油味咸，性寒、冷利，麦酱甘咸，能除热止烦，解百药、鱼肉及汤火诸毒。

豆酱每100克中含蛋白质14.2克，脂肪5.2克，碳水化合物11.2克，钙96毫克，磷188毫克，铁7.9毫克。另外，含B族维生素多种。

麦酱 Vs 鲤鱼

麦酱味甘、咸，制作时必放辣椒、花椒、茴香等香料，此皆辛热动火之物；鲤鱼至阴之物，阴极则阳复。由于麦酱与鲤鱼皆能引发风热，心火上炎则舌疮，胃火上炎则口靡。故鲤鱼与麦酱合食，久之必发口疮。

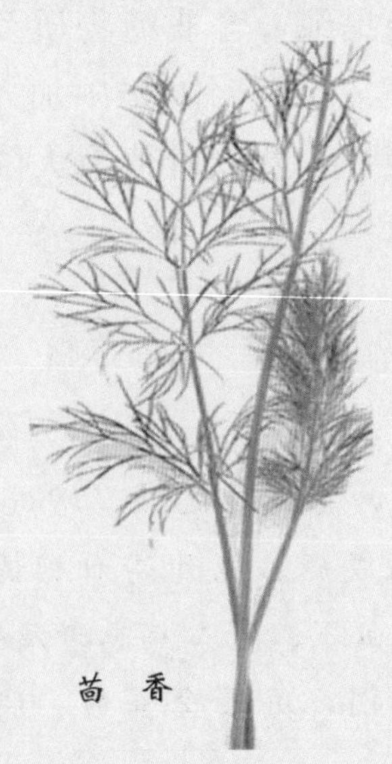

茴 香

药物与药物相克

一、镇痛解热药

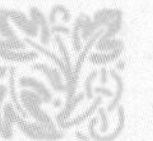

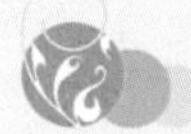

1. 吲哚美辛

俗名消炎痛，用于急慢性风湿性关节炎、痛风性关节炎及癌性疼痛，可防止血栓形成，用于Batter综合征疗效尤为显著，用于胆绞痛、输尿管结石引起的绞痛有效；对偏头痛也有一定疗效，也可用于痛经。

吲哚美辛Vs阿司匹林

因为阿司匹林能使吲哚美辛（消炎痛）在胃肠道的吸收下降，血药浓度降低，作用减弱，同时又可增强其对消化道的刺激，可能引起出血，故两药应避免合用或慎用。胃溃疡病患者更应严禁合用。

吲哚美辛Vs保泰松、强的松

因为吲哚美辛是非甾体镇痛药，实践证明它可增强保泰松与皮质激素的致溃疡作用，故一般不宜并用。

吲哚美辛Vs含大量有机酸的中药

因为含有大量有机酸的中药（如乌梅、蒲公英、五味子、山楂等）会增加吲哚美辛在肾脏中的重吸收而增加毒性，故不宜联用。

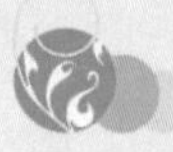

2. 保泰松

别名布他酮、布他唑立丁。本品具有解热、抗炎、镇痛作用，也有促进尿酸排泄的作用。适用于风湿性关节炎、类风湿关节炎及痛风。

保泰松Vs血浆蛋白结合率高的药物

保泰松的血浆蛋白结合率很高，若与其他血浆蛋白结合率高的药物（如口服降血糖药甲苯磺丁脲）、香豆素类抗凝血药（如双香豆素）以及磺胺类药合用，可因保泰松与血红蛋白的优先结合而增强后者的作用和毒性反应。

保泰松Vs含大量有机酸的中药

因含有大量有机酸的中药，如乌梅、蒲公英、五味子、山楂等会增加保泰松在肾脏中的重吸收而增加毒性，故不宜联用。

3. 扎托布洛芬

别名异丁洛芬、拔怒风、异丁苯丙酸。本品为非甾体抗炎药，具有抗炎、解热、镇痛作用。其效果与阿司匹林、保泰松相似，而优于扑热息痛。适用于风湿性或类风湿性关节炎、骨关节炎及各种神经痛。

扎托布洛芬Vs依诺沙星

本品以大剂量与依诺沙星并用时可诱发惊厥，故应慎重。

扎托布洛芬Vs含大量有机酸的中药

因含有大量有机酸的中药，如乌梅、蒲公英、五味子、山楂等会增加布洛芬在肾脏的重吸收而增加毒性，故不宜联用。

4. 水杨酸类药

别名乙酰水杨酸、醋柳酸。本品有解热镇痛、消炎、抗风湿作用，还可促进尿酸排泄，并有抑制血小板聚集、减少血栓形成的作用。

适用于发热、头痛、神经痛、风湿热、风湿性关节炎、痛风、缺血性心脏病、心肌梗死、短暂性脑缺血和脑梗死形成等。

水杨酸类药Vs抗凝血药

因水杨酸类药（阿司匹林）若与抗凝血药如肝素、双香豆素等合用，后者的抗凝血作用增强，易引起出血。

水杨酸类药Vs苯巴比妥

因为苯巴比妥有酶促作用，可降低水杨酸类如水杨酸钠、阿司匹林等的药效。

水杨酸类药Vs皮质激素

因为阿司匹林能提高肝脏微粒体酶的活性，加速皮质激素（如强的松）的代谢，降低其在血浆中的浓度，使皮质激素的作用减弱或消失。阿司匹林与皮质激素均能导致畸胎，若两药合用于妇女妊娠早期，其致畸作用协同，可使畸胎发生率增加。如果两者必须合用，其适宜的方法是在停用皮质激素前两周加用阿司匹林，持续应用到皮质激素停用后2～3周。如病情需要，可小量维持2～3个月。

水杨酸类药Vs消炎痛

因为消炎痛是非甾体镇痛药，实践证明，它可增强阿司匹林致溃疡的作用，故两药不宜并用，胃溃疡病患者更严禁合用。还有报道认为，阿司匹林在肠内可抑制消炎痛的吸收，降低消炎痛的疗效。

水杨酸类药Vs对氨基水杨酸

因为水杨酸类可从血浆蛋白结合部位置换出对氨基水杨酸，导致其毒性增加，同时后者可置换前者，导致水杨酸类的毒性增加，因此两药应尽量避免合用。

水杨酸类药Vs汞制剂及麻醉药

因水杨酸类能增加汞制剂及麻醉药（阿片制剂）的毒性，服用剂量过大时，有中毒的危险。

水杨酸类药Vs口服降血糖药

因为水杨酸类可竞争性地置换口服降血糖药如甲磺丁脲、氯磺丙脲、优降糖等，增加后者游离的血药浓度，因而使降血糖药作用增强，严重者可使患者出现低血糖休克。

水杨酸类药Vs降血脂药消胆胺

由于消胆胺为阴离子型交换树脂，与水杨酸类合用可因静电吸附而形成复合物，妨碍本品吸收而降低疗效。

水杨酸类药Vs氯化铵

因氯化铵使尿酸化，可减少水杨酸钠的排泄，在大剂量应用水杨酸钠时，有增加水杨酸钠中毒的危险。如长期使用两种药物治疗时，应当检测水杨酸钠的血清浓度。因为阿司匹林对胃黏膜有直接刺激作用，与酸性药物氯化铵合用，可增强对胃的刺激，又可促进胃肠道吸收及肾小管吸收，增加毒性。

水杨酸类药Vs噻嗪类利尿药

因阿司匹林与噻嗪类利尿药（双氢克尿噻等）都能升高血清尿酸，故如合用应注意其用量。因速尿可竞争性抑制水杨酸盐从肾分泌性排泄，故两者合用可导致水杨酸钠蓄积中毒。

水杨酸类药Vs丙磺舒、保泰松

水杨酸类能竞争性抑制尿酸的排泄，阻碍保泰松的抗炎作用，并使丙磺舒的作用减弱，故禁忌合用。

水杨酸类药Vs活性炭

因为活性炭有吸附作用，可减少阿司匹林的吸收，降低其疗效。

水杨酸类药Vs氨茶碱

因氨茶碱属碱性药物，能碱化尿液，使阿司匹林排泄加快，疗效降低。

水杨酸类药Vs含酒的中成药

水杨酸类（如水杨酸钠、阿司匹林）与含酒的中成药（如风湿酒、国公酒、缬草酊、参茸精、五味子糖浆等）同服，能增加消化道的刺激性，严重时可导致胃肠道出血。

水杨酸类药Vs氨甲蝶啶

因为氨甲蝶啶能被水杨酸类置换出来，同时又竞争性地从肾脏析出，使水杨酸类在肾脏的排泄率下降，结果引起肝脏损害、骨髓抑制、胃肠道不适等毒性反应。

水杨酸类药Vs碳酸氢钠

因为碳酸氢钠能降低水杨酸钠在肠道的吸收，使血中水杨酸钠的浓度较单用时为低。另外碳酸氢钠可增加肾脏对水杨酸钠的排泄，因此两者合用可使血中水杨酸钠的浓度迅速降低，疗效下降。风湿性心脏病患者更不宜合用，因合用可使过多的钠离子进入体内，促发或加重风湿性心脏病患者的症状。水杨酸钠可与氢氧化铝、碳酸钙和胃舒平等合用。

水杨酸类药 Vs 含有机酸的中药

含有机酸的中药——如山楂、蒲公英、五味子、乌梅等会增加水杨酸类药物在肾脏中的重吸收，从而增强作用，同时也加重毒性反应，故不宜联合应用。

水杨酸类药 Vs 含有硼砂的中成药

因硼砂含碱性成分，可减少阿司匹林的吸收，使其疗效降低，故本品忌与含硼砂的中成药如痧气散、红灵散、行军散、通窍散等合用。

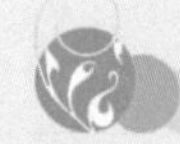

5. 吗啡

本品为阿片受体激动剂，对中枢神经系统有明显镇痛、镇咳和抑制呼吸的作用，亦可使周围血管扩张，而致血压下降。适用于各种剧痛、镇咳、镇静、心源性哮喘。

吗啡 Vs 氯丙嗪、异丙嗪

氯丙嗪、异丙嗪能增强吗啡的呼吸抑制作用，所以两者一般不宜同用。如必须合用，应减少剂量。

吗啡 Vs 单胺氧化酶抑制剂

因单胺氧化酶抑制剂——优降宁、痢特灵等能增强吗啡对呼吸中枢的抑制作用，从而引起毒性反应。

吗啡 Vs 牛黄

因为牛黄与吗啡合用可发生拮抗作用，所以两者不宜联合应用。

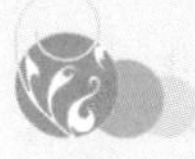

6. 可待因

本品为中枢性镇痛、止咳药，作用与吗啡相似，但其作用强度较吗啡为弱。适用于各种原因引起的轻、中度疼痛，干咳等。

可待因 Vs 含氰苷的中药

镇咳平喘中药杏仁、白果、枇杷仁、桃仁等中药中含氰苷量较高，氰苷在胃酸作用下可发生水解，释放出氢氰酸，氢氰酸对呼吸中枢有抑制作用，若与可待因合用，可使呼吸中枢过度抑制，并损害肝、肾功能。

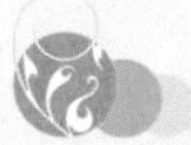

7. 扑热息痛

别名对乙酰氨基酚、醋氨酚、退热净。本品为非那西丁在体内的代谢产物，镇痛作用较阿司匹林弱，但不良反应较小，为一类较安全的解热镇痛药。适用于感冒发热、关节痛、神经痛、偏头痛、癌性疼痛及术后止痛。

扑热息痛 Vs 速效伤风胶囊

中成药速效伤风胶囊系由牛黄、咖啡因、扑尔敏和扑热息痛等中西药物组成，其中扑热息痛能影响机体免疫系统，抑制骨髓。如果本品再与西药扑热息痛并用，就会相互增强对骨髓的抑制，导致再生障碍性贫血的发生。

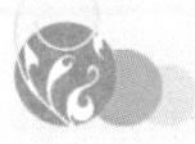

8. 丙磺舒

丙磺舒 Vs 红霉素

因为丙磺舒能抑制红霉素在肾小管的重吸收，使其血药浓度降低，对败血症及其他一般性感染则疗效降低。但另一方面，由于丙磺舒抑制红霉素在肾小管的重吸收，提高了红霉素在尿液的浓度，因此，并用时可能对泌尿系统感染的治疗有利。

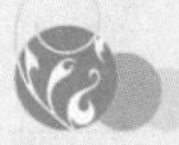

9. 别嘌醇

别名赛洛克、全嘌呤、赛来力、痛风宁、柴罗力克、痛风立克、化风痛片。本品能抑制尿酸生物合成，降低血中尿酸浓度，减少尿酸盐在骨关节、肾脏沉着。用于治疗慢性痛风，尤其适用于痛风性肾病及减少肾脏尿酸结石的形成。对于腓尿酸药治疗无效或有药物过敏以及不宜用排尿酸药的患者也适用。也用于淋巴瘤等疾病肿瘤化疗或放疗所致的继发性高尿酸血症。

别嘌醇Vs氨苄青霉素

因为别嘌醇与氨苄青霉素合用可使皮疹的发生率增高。

别嘌醇Vs巯唑嘌呤、6-巯基嘌呤

因别嘌醇可使巯唑嘌呤、6-巯基嘌呤分解代谢减慢，从而增加毒性，故同时服用应将巯唑嘌呤、6-巯基嘌呤的用药量减至常用量的1/4～1/3。

别嘌醇Vs氯磺丙脲、阿糖腺苷

因别嘌醇与氯磺丙脲合用，有发生长时间低血糖的危险，与阿糖腺苷合用，则毒性增加。

别嘌醇Vs氯化钙、维生素C、磷酸盐

因别嘌醇与氯化钙、维生素C、磷酸钾（或钠）同服，可增加肾脏中黄嘌呤结石的形成。

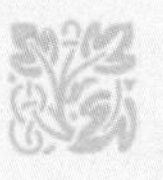

二、抗生素药

抗生素，顾名思义是抵抗致病微生物的药物，是由细菌、真菌或其他微生物在生活过程中所产生的具有抗病原体或其他活性的一类物质。用于治病的抗生素除由此中直接提取外，还可用人工合成及部分人工合成（称半合成抗生素）的方法制造而成的，形成了庞大的抗生素家族，也是临床上广泛应用的抗感染药物。抗生素以前被称为抗菌素，随着科技的发展及广泛地应用，其治病面不断拓宽，不仅对细菌、真菌等“菌”类致病微生物具有抑制和杀灭作用，而且对螺旋体、支原体、衣原体等其他致病微生物及恶性肿瘤也有良好的抑制和杀灭作用，故将抗菌素改称为抗生素。

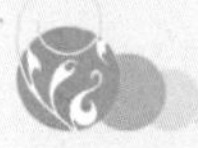

1. 灰黄霉素

灰黄霉素为常用的抗真菌药。病原性零点菌侵害皮肤的浅部，则引起常见的各种癣病；侵袭深部组织和内脏，则引起深部真菌感染——肺炎、心内膜炎、脑膜炎和尿路感染等。

灰黄霉素对癣菌有强大的抑制作用，对其他真菌和细菌无效。对病变皮肤组织的亲和力较大，这与癣菌能摄取大量药剂使其与细胞脂质结合有关，可进一步加强其作用。灰黄霉素不易通透表皮角质层，所以外用无效。口服吸收后，分布到皮肤、毛发、指甲的浓度较高，但没有直接杀菌作用，只能保护新生细胞不受侵袭。因此必须连续给药直至被感染的角质层脱落，才能痊愈而不致复发。对头癣效果极好，痊愈率达90%以上，疗程2～3周，对体癣和指四癣疗效较差，疗程多需数月，因有不良反应，长期服用，患者不易耐受。

灰黄霉素Vs口服避孕药

因灰黄霉素与口服避孕药如炔诺明、甲地孕酮、乙酸孕酮等合用可引起行经期间出血、经闭等。

灰黄霉素Vs苯巴比妥

因为苯巴比妥为酶促药物，能使灰黄霉素的代谢增强，血药浓度降低，药效减弱。此外，苯巴比妥能刺激胆汁的分泌，增加肠的蠕动，使灰黄霉素迅速通过肠道吸收部位（十二指肠），降低灰黄霉素的吸收（血药浓度下降35%）。如必须同服，两药应间隔3～4小时服用或者适当增加灰黄霉素的剂量。

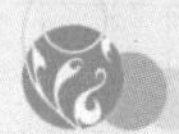

2. 黄连素

黄连素又称小檗碱，是从毛茛科植物黄连根茎中提取的一种生物碱，也可从黄柏及三棵针中提取，现已人工合成。对细菌有较弱的抑制作用，用于痢疾杆菌、大肠埃希菌、金黄色葡萄球菌等所致的肠道感染（包括细菌性痢疾），以及眼结膜炎、化脓性中耳炎。因此，肠炎、痢疾服用黄连素已是家庭必备，众人皆知。

黄连素Vs含犀角、珍珠的中药

中药犀角、珍珠所含蛋白质及水解产物（组氨酸、亮氨酸、缬氨酸、苏氨酸及蛋氨酸）可拮抗黄连素的抗菌作用，合用时可降低黄连素的药效。

3. 卡那霉素

卡那霉素有很多给药途径，既可注射，又可口服，还可外用。在剂型上有注射剂、口服剂、滴眼剂和滴耳剂四种。主要用于由葡萄球菌所致的皮肤感染，由克雷白杆菌所致的肺火以及由大肠埃希菌、变形杆菌、产气杆菌所致的泌尿系和消化道感染。也可直接用于五官科感染等。本品抗菌作用明显，毒副作用也较强，如大量使用或应用时间过长，可引起蛋白尿、管型尿及不可逆听力减退，还可引起呼吸抑制，所以应谨慎使用。

卡那霉素Vs酸化尿液的药物

因卡那霉素在碱性环境中作用较强，故凡是酸化尿液的药物（如氯化铵、维生素C等）都会使氨基苷类药物抗菌效价降低，临床应慎合用。

卡那霉素Vs速尿、利尿酸

因卡那霉素与强利尿药速尿、利尿酸合用时，其不良反应增强，可引起听觉及前庭功能障碍，造成永久性或暂时性耳聋。

卡那霉素Vs有耳毒性的药物

卡那霉素与有耳毒性的药物（如紫霉素）合用，会增加对第八对脑神经的损害，可引起耳聋。

卡那霉素Vs骨骼肌松弛药

卡那霉素与骨骼肌松弛药如氯化琥珀胆碱、氯化筒箭毒碱、弛肌碘（三碘季胺酚）等合用，可增加对神经肌肉的阻滞作用，从而有抑制呼吸的危险。

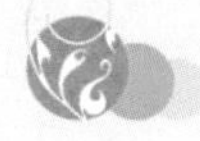

4. 四环素

四环素的品种主要有：四环素、土霉素、金霉素、美他环素（甲烯土霉素）、多西环素（强力霉素）、米诺环素（二甲胺四环素）等。由于四环素自20世纪60年代被长期而广泛地应用，细菌对四环素类的耐药状况日趋严重，不良反应也较多，因此，这类药物主要应用于立克次体、衣原体、支原体及回归热螺旋体等非细菌性感染，以及部分敏感细菌所致的呼吸道、胆道、尿路及皮肤等部位的感染。

四环素类药Vs药用炭、硅碳银

因为药用炭、硅碳银（含药用炭、白陶土、氯化银）具有吸附作用，与本品合用可使四环素的疗效降低。

四环素类药Vs含有硼砂的中成药

这些中成药有痧气散、红灵散、行军散、通窍散等。因硼砂为碱性，可使四环素吸收减少，疗效降低，故不宜合用。

四环素类药Vs牛黄解毒片

因为牛黄解毒片含有石膏，其中的钙离子能与四环素形成络合物，使疗效降低。

四环素类药Vs对肝脏有损害的药物

四环素与无味红霉素、雷米封、氯丙嗪、氯磺丙脲、保泰松、苯妥英钠、苯茚二酮、甲基睾丸素、辛可芬、氯噻嗪等对肝脏有损害的药物并用，可使本品对肝脏的毒性增加，尤其是肾衰患者更应注意。

四环素类药Vs碳酸氢钠

四环素与制酸药碳酸氢钠合用，可使胃液的盐酸被中和，从而使胃液 pH 值升高，四环素的溶解性降低，进入小肠的吸收率下降，因而两药不宜合用。

四环素类药Vs铁剂

因为硫酸亚铁与四环素在消化道易形成难溶的螯合物，影响四环素的吸收，使血药浓度下降 40％～50％。如需用铁剂，两药应间隔 3 小时以上服用，可避免相互影响。此外，亦可停用四环素后再服硫酸亚铁，或改用其他抗生素或磺胺类药物。

四环素类药 Vs 金属离子的药物

因这类药物，如氢氧化铝凝胶、氧化镁、碳酸钙、三硅酸镁、次碳酸铋等会在消化道与四环素结合成难于溶解的络合物，使四环素作用减弱。故临床上如需联用，两药服药时间应间隔 2 小时。

四环素类药 Vs 潘生丁

因为潘生丁除扩张冠状血管外，还具有对抗二磷酸腺苷（ADP）、降低血小板黏聚、抑制血栓形成的作用。四环素为广谱抗生素，能抑制肠内正常菌的生长，使肠内细菌合成维生素 K 的数量减少，而维生素 K 的减少会影响凝血酶原的合成，延长凝血时间，故两药较长期合用将会增加出血倾向。如必须联用时，应定期检查凝血酶原时间，大于 14 秒时应停药。

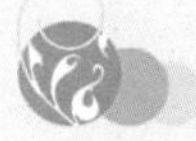

5. 氯霉素

氯霉素为酰胺醇类，早在 20 世纪 50 年代就开始使用，到 60 年代前后被广泛使用，由于毒副作用较强，此类只保留了氯霉素和甲砜霉素，而常用的就氯霉素一种。尽管氯霉素药性很强，但因其有明显的特点，它的独到之处是对伤寒、副伤寒和其他沙门氏菌、脆弱拟杆菌的感染有较好的疗效。最严重的不良反应是再生障碍性贫血和溶血性贫血。因此，需谨慎使用。

氯毒素在体内的分布很广，可进入胸水、腹水、滑膜液和玻璃体内，脑组织中药物浓度比血清浓度高几倍，可用于伤寒、副伤寒、鼠疫、支原体肺炎、脑膜炎等疾病的治疗。对于其他球菌和杆菌的感染以及由脑膜炎球菌、肺炎链球菌引起的脑膜炎，在患者不宜使用青霉素时，也可应用本品。说到它的毒副作用，也不必谈虎色变，只是根据患者的体质（尤其是肝功能不全者）在用量上应特别注意。

氯霉素Vs乳酶生

因为氯霉素能抑制活的乳酶杆菌生长、繁殖，降低乳酶生的作用，同时也因氯霉素大量消耗在杀乳酸杆菌上，从而降低了它自身的有效浓度。

氯霉素Vs氢化可的松

氯霉素与氢化可的松合用会使氯霉素的抗菌效力降低。

氯霉素Vs氨苄青霉素

氯霉素与氨苄青霉素两者有拮抗作用，合用可使疗效降低。

氯霉素Vs巴比妥类药

因巴比妥类药，如苯巴比妥、戊巴比妥等可降低氯霉素的血药浓度及作用，故两者不宜并用。

氯霉素Vs保泰松

因为氯霉素可抑制骨髓造血系统，保泰松可导致粒细胞缺乏症及血小板减少症，故两药合用毒性增强。有人认为氯霉素与保泰松混合使用治疗伤寒效果很好，较单独使用氯霉素效果好，但这方面的用药经验尚积累不多，应慎重。

氯霉素Vs青霉素

由于青霉素G阻碍细胞壁的合成，防止细胞繁殖，而氯霉素能促进细胞壁黏肽对氨基酸的获得而促进细胞壁的合成，故两者合用有拮抗作用。必要时将青霉素先于氯霉素数小时给予。

氯霉素Vs骨髓抑制药物

骨髓抑制药，如抗肿瘤化学药物（环磷酰胺、马利兰、6-巯基嘌呤、阿糖胞苷等）及保泰松等与氯霉素合用会加重造血系统毒性。

氯霉素Vs降矾丸

降矾丸为中医治疗贫血的代表中成药，其主药降矾主要含硫酸亚铁，降矾丸的药效取决于其所含的硫酸亚铁量。氯霉素分子中的硝基苯基团能直接抑制红细胞对铁剂的摄取与吸收，使铁剂的药效减弱和消失，二药合用时，可使治疗作用减弱。另外，氯霉素亦可使含叶酸、维生素 B_{12} 的中药及其复方制剂作用降低。

氯霉素Vs含鞣质的中成药

因为与含有鞣质的药物，如四季青片、虎杖浸膏片、感冒宁、复方千日红片、肠风槐角丸、肠连九、紫金粉、舒痔丸、七厘散等合用，其中的鞣质可使氯霉素失去活性。

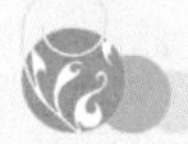

6. 庆大霉素

庆大霉素是由小单细胞菌发酵制取，还有经半合成制取的奈替米星、小诺米星均属氨基糖苷类药物，是与庆大霉素相似的几种药品。庆大霉素是由我国首先制取的，1969 年开始使用，它和较新的小诺米星是这类药品的常用品种。

庆大霉素常用于大肠埃希菌、痢疾杆菌、克雷白肺炎杆菌、变形杆菌、绿脓杆菌等革兰氏阴性杆菌引起的呼吸道、泌尿道、腹腔、外伤及烧伤感染，也可用于治疗败血症。口服应用于菌痢、伤寒及婴儿致病大肠埃希菌等肠道感染。

庆大霉素Vs强利尿剂

速尿、利尿酸及甘露醇等强利尿剂可抑制庆大霉素的排尿，并增加其耳毒性与肾脏毒性，因此不宜合用。

庆大霉素Vs对耳及肾脏有较强毒性的药物

因与对肾脏毒性强的药物，如卡那霉素、链霉素等合用，可出现耳聋、眩晕及肾脏损害等不良反应。

庆大霉素Vs骨骼肌松弛药

庆大霉素与骨骼肌松弛药如氯化琥珀胆碱、氯化筒箭毒碱、弛肌碘（三碘季铵酚）等合用，可增加庆大霉素对神经肌肉的阻滞作用，有导致呼吸抑制的危险。

庆大霉素Vs酸化尿液的药物

因庆大霉素在碱性环境中作用较强，在酸性环境中作用降低，故凡是酸化尿液的药物（如阿司匹林、维生素C、氯化铵等）都会降低本品疗效，临床应慎合用。

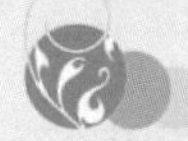

7. 氨苄青霉素

氨苄青霉素即氨苄西林，又名安必仙、安西林、安揽平，属半合成青霉素。本品有灭杀作用的细菌有革兰阳性菌的葡萄球菌、链球菌、肺炎双球菌、白喉杆菌、破伤风杆菌，革兰阴性菌的奈瑟菌属、流感杆菌、百日咳杆菌、沙门菌及伤寒杆菌等；对宋内痢疾杆菌中度敏感。本品对革兰阳性菌作用不如青霉素G，对耐药金葡菌无效，对绿脓杆菌也无效。本品可口服，亦可透过胎盘到胎儿体内。用于上述敏感细菌引起的呼吸道、消化道、泌尿生殖系、皮肤及软组织感染；也可用于败血症、心内膜炎等。由于胆汁中浓度高，也可用于肠道伤寒带菌者。

氨苄青霉素Vs口服避孕药

因氨苄青霉素能降低口服避孕药（如炔诺酮、甲地孕酮等）的作用，合用易使避孕失败。

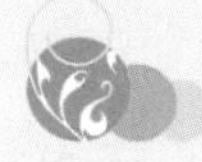

8. 头孢菌素

头孢菌素又称先锋霉素，它和青霉素同属β-内酰胺药物，是一类进展较快的半合成抗生素。其疗效高，毒性低，过敏反应少，已成为抗生素的大家族。根据其抗菌作用分为一、二、三代，目前国外上市的品种有五十多个，我国医药市场的品种有二十多个，常用的只有十几种。

头孢菌素类Vs氨基苷类抗生素

因头孢菌素类药均有一定的肾毒性，与氨基苷类抗生素合用，在抗菌作用增强的同时肾毒性亦显著增强，甚至发生可逆性肾功能衰竭，故两者合用应慎重。必须联用时，应分开给药。

头孢菌素类Vs庆大霉素

因为两者合用可使肾毒性和急性肾功能衰竭的危险性增加，并可引起获得性范可尼综合征。

头孢菌素类Vs四环素、红霉素

头孢菌素类与四环素或红霉素合用能降低头孢菌素类药物的抗菌作用，故一般不合用。

9. 小诺霉素

小诺霉素Vs羧苄或磺苄青霉素

因羧苄或磺苄青霉素与小诺霉素混合给药，可降低小诺霉素的抗菌活性，故应避免合用。

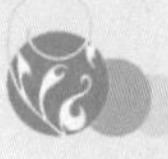

10. 红霉素

红霉素自1952年上市以来，一直是用量最大、使用最广的大环内酯类抗生素。其疗效确切，价格低廉，既可口服又可注射。在抗菌消炎及治疗呼吸道感染方面仍具有重要作用。抗菌范围与青霉素近似，对革兰氏阳性菌作用较强，主要用途同利君沙。

红霉素为抑菌性药物，给药应按一定时间间隔进行，以保持体内药物浓度，利于发挥作用；红霉素为肠溶片，应整片吞服，若药片破碎，则被胃酸破坏而疗效下降。幼儿可服用对酸稳定的酯化红霉素，如利君沙；静脉滴注易引起静脉炎，滴注速度应缓慢。

红霉素Vs乳酶生

由于红霉素能抑制乳酸杆菌的活性，使乳酶生药效降低，同时也耗损了红霉素的有效浓度。

红霉素Vs四环素

因红霉素与四环素合用会增加红霉素对肝脏的不良反应，故不宜应用。

红霉素Vs含鞣质的中成药

因含鞣质的中成药如四季青片、虎杖浸膏片、感冒宁、复方千日红片、肠风槐角丸、肠连丸、紫金粉、舒痔丸、七厘散等，可使红霉素失去活性、降低疗效。

红霉素Vs含有机酸的中药

因红霉素在碱性条件下抗菌作用才能得以发挥，而含有机酸的中药（如山楂、五味子、山楂丸、保和丸等）口服后可酸化胃液，提高酸度，使红霉素的单键水解而失去抗菌作用。

红霉素Vs普鲁本辛

红霉素与普鲁本辛同服，前者抗菌疗效被降低。因普鲁本辛为抗胆碱药，具有松弛胃肠道平滑肌的作用，能延长胃排空时间，而红霉素在胃酸影响下易被破坏失效，两药合用延长红霉素在胃中的停留时间，故易使其疗效降低或失效。若需合用可在红霉素疗程结束后再服普鲁本辛，或服红霉素 2 小时后再服普鲁本辛，也可同时加服碳酸氢钠或胃舒平等碱性药物以中和胃酸。

红霉素Vs月桂醇硫酸钠

月桂醇硫酸钠能促进红霉素在肠道中的吸收，增加对肝细胞的穿透力，使红霉素对肝脏的毒性增加，结果易导致黄疸及氨基转移酶升高。

红霉素Vs氯霉素、林可霉素

因为合用时，都与细菌核糖蛋白体 50-S 亚单位结合，使核糖体的构型发生变化，影响彼此疗效。另外，氯霉素在弱酸或中性条件下其活性增强，而红霉素在碱性条件下活性较强，两者合用亦可产生拮抗作用。

红霉素Vs维生素C、阿司匹林

因维生素 C、阿司匹林均为酸性药物，而红霉素在酸性条件下呈解离型，不易吸收，而且排泄快，在胃肠道中不稳定，易被破坏，使红霉素疗效降低。

红霉素Vs氯丙嗪、保泰松、苯巴比妥

因为这些药物对肝脏都有毒性作用，与红霉素合用，会加重肝脏毒性，故肝功能不全者应忌用。

红霉素Vs穿心莲片

中药穿心莲是清热解毒药物，具有清热解毒、燥湿的功效，可用于肺脓肿。其作用不是直接抑菌，但能提高机体白细胞吞噬细菌的能力，发挥消炎解毒的作用。红霉素等抗生素能抑制穿心莲的促白细胞吞噬功能的作用，从而降低疗效。

三、呼吸系统药物

1. 舒喘宁

别名羟甲叔丁肾上腺素、嗽必妥、沙丁胺醇。本品为选择性β_2-受体兴奋剂，支气管扩张作用强而持久，对心血管系统影响小，是目前较为安全而又最常用的平喘药。

舒喘宁Vs心得安

因为舒喘宁的支气管扩张作用（β_2受体作用）能被β受体阻断剂心得安所拮抗。

舒喘宁Vs儿茶酚胺类药

舒喘宁、间羟异丙肾上腺素、叔丁氯喘通、喘咳宁、美喘清与儿茶酚胺类药物，如肾上腺素、异丙肾上腺素等合用，有时可引起心律失常、心跳骤停。

2. 氨茶碱

别名乙二氨茶碱、茶碱胺。本品用于解除支气管痉挛，还具有扩张冠状动脉和强心、利尿的作用。适用于支气管哮喘、喘息性气管炎、心源性哮喘及伴有高血压的哮喘者。

氨茶碱Vs麻黄素

有研究认为，低剂量麻黄素与氨茶碱合用，将增加支气管扩张作用。目前认为合用疗效不高于两药单独应用，且不良反应明显增加。

氨茶碱Vs甲氰咪胍

由于甲氰咪胍能与肝脏微粒体细胞色素P450氧化酶相结合，产生直接的非竞争性酶抑制作用，使氨茶碱依赖P450酶氧化代谢受阻，代谢速度减慢，血清消除率降低，其血药浓度因而升高，不良反应增加。

氨茶碱Vs心得安

因为氨茶碱与心得安对磷酸二酯酶的作用相反，其结果使两者的作用部分相互抑制。

氨茶碱Vs氯化铵

因氯化铵酸化尿液，减少氨茶碱的重吸收，加快其排泄，降低其疗效。

氨茶碱Vs具有酶促作用的抗癫痫药

因抗癫痫药苯巴比妥、苯妥英钠等具有肝微粒体酶的诱导作用，可使氨茶碱代谢加快，作用降低，故不宜合用。

氨茶碱Vs速尿

速尿与氨茶碱合用时，可使恒定的血清茶碱浓度上升，故当需要恒定的血清茶碱浓度时，两者应避免合用。

氨茶碱Vs美西律、乙吗噻嗪

因美西律、乙吗噻嗪与氨茶碱合用，可使茶碱的血浆水平增高，停用美西律48小时后，茶碱血浆水平才恢复正常，故两者合用时应定时监测血浆茶碱水平。

氨茶碱 Vs β-受体兴奋剂

近年药理研究认为，氨茶碱与β-受体兴奋剂，如叔丁喘宁合用，可致心脏不良反应，表现为室速、室颤、猝死。

氨茶碱 Vs 含生物碱的中药

氨茶碱与含有生物碱的中药乌头、黄连、贝母等联合应用，会使氨茶碱毒性增加。

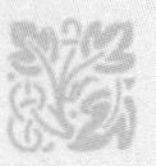

四、 泌尿系统药物

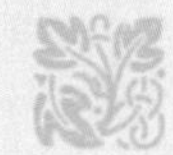

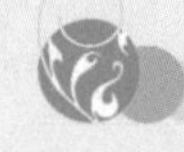

1. 肾灵片

肾灵片 Vs 其他含钙药物

肾灵片长期服用可导致高钙血症，尤其是与其他含钙药物（如碳酸钙等）合用时，可引起严重的高钙血症。

肾灵片 Vs 含钙的微溶配伍药物

含钙的微溶配伍药如四环素类（如四环素、土霉素、强力霉素）等与肾灵片同服，会影响肾灵片的吸收。

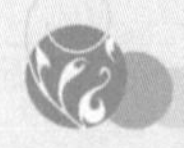

2. 噻嗪类利尿药

噻嗪类利尿药 Vs 心得安

噻嗪类利尿药与心得安并用时可引起血浆极低密度脂蛋白、三酰甘油、磷脂及胆固醇浓度增高，有潜在增加冠心病的危险。因此，对伴有冠心病的患者，不宜将二药同用。

噻嗪类利尿药Vs阿司匹林

因二药均可轻度增加血尿酸含量，并用易诱发痛风。

噻嗪类利尿药Vs生胃酮

由于生胃酮具有盐皮质激素样作用，可使血压升高、水钠潴留及钾排泄，它与噻嗪类利尿药（如双氢克尿噻）的排钾作用相加，可使血钾明显降低。

噻嗪类利尿药Vs消炎痛

因噻嗪类利尿药（如双氢克尿噻）与消炎痛合用，可使高血压患者卧位血压升高，坐位血压也升高。心力衰竭患者如果合用可加重心衰。

噻嗪类利尿药Vs洋地黄制剂

双氢克尿噻排钠的同时，也增加尿钾的排出，易引起低血钾，而低血钾可使心肌对洋地黄敏感化，导致洋地黄中毒，出现严重心律失常。必须合用时，应补充氯化钾或摄入含钾丰富的食物，如橘子、番茄之类。

噻嗪类利尿药Vs肌肉松弛药

双氢克尿噻易致低血钾，而低血钾可加强肌肉松弛药，如筒箭毒碱的肌松和麻醉作用。

噻嗪类利尿药Vs二氮嗪

降压药二氮嗪与利尿药合用可使后者的利尿作用减弱。

噻嗪类利尿药 Vs 氯化铵

因二药合用会引起血氨增高，肝功能障碍患者易致肝昏迷。

噻嗪类利尿药 Vs 环孢霉素

噻嗪类利尿药可竞争性抑制尿酸的分泌排出，与免疫抑制剂环孢霉素合用，可使肾小管重吸收尿酸增加，血清尿酸浓度增高，从而诱发痛风。

3. 呋塞米

又名速尿、呋喃苯胺酸、利尿磺胺、速尿灵、腹安酸、利尿灵。本品为强效利尿药。利尿作用强大、迅速、维持时间较短，口服后30～60分钟生效，维持2～3小时。主要作用于髓襻升支的髓质部和皮质部，抑制氯和钠的重吸收，并且增加肾小球滤过率。

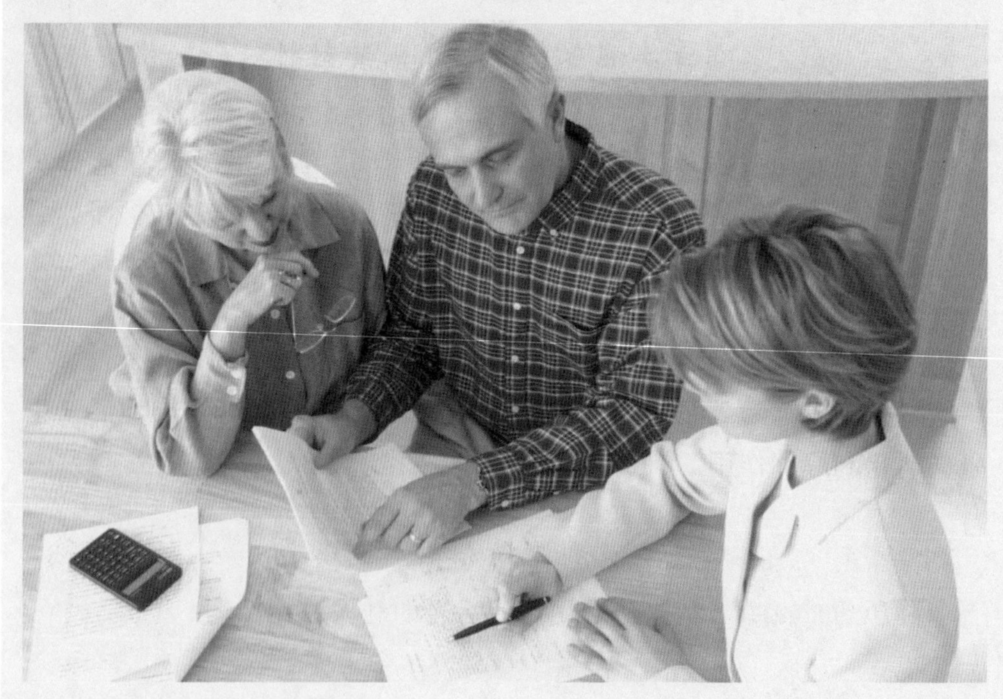

适用于各种水肿，如充血性心力衰竭、肾性水肿、肝硬化腹水等，尤其适用于急需消除水肿的紧急情况，如急性肺水肿、脑水肿和高血压危象等。此外，药物中毒时可用于加速素养物的排泄。

呋塞米Vs苯妥英钠或苯巴比妥

因二药合用可使呋塞米的利尿作用减弱，尿量减少50%。这是由于苯妥英钠干扰了呋塞米的吸收。

呋塞米Vs氨基苷类抗生素

因呋塞米与氨基苷类抗生素，如链霉素、庆大霉素、卡那霉素、新霉素等对第八对脑神经均有刺激作用，可使耳毒性增加，导致听力减退或暂时性耳聋。

呋塞米Vs糖皮质激素

因为糖皮质激素（如强的松、地塞米松、氢化可的松）有从组织中动员钾并使其从肾脏排泄的作用，而呋塞米等亦可促进钾排泄，使钾的排泄量显著增加。所以两药一般不宜合用，若确需合用，应加服氯化钾。

呋塞米Vs安妥明

因二药合用可出现尿量明显增加，肌肉僵硬、酸痛，腰背疼痛及全身不适。多尿可能是由于安妥明竞争性取代呋塞米而与血浆白蛋白结合，使血浆中游离呋塞米浓度增高所致。肌肉综合征偶见于安妥明的不良反应，也可能由于利尿后失钾、失钠所致。两药合用后，安妥明的半衰期从12小时增加至36小时，药物在体内的蓄积可能是加重不良反应的原因。

呋塞米Vs环孢霉素

因呋塞米可竞争性抑制尿酸的分泌排出，与免疫抑制剂环孢霉素合用，可使肾小管重吸收尿酸增加，血清尿酸浓度增高，从而诱发痛风。

呋塞米Vs洋地黄制剂

因为呋塞米在排钠的同时，也增加尿钾的排出，易引起低血钾，而低血钾可使心肌对洋地黄敏感化，导致洋地黄中毒，出现严重心律失常。必须合用时，应补充氯化钾或摄入含钾丰富的食物，如橘子、番茄等。

4. 乙酰唑胺

乙酰唑胺Vs增强碳酸酐酶活性的药物

因增强碳酸酐酶活性的药物如钙剂氯化钙、碳酸钙、碘剂碘化钾、复方碘溶液及广谱抗生素四环素、氯霉素等，可降低乙酰唑胺的疗效，故应避免合用。

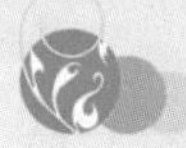

5. 保钾利尿药

别名三氨蝶呤，本品作用于远曲小管上皮细胞，抑制钠—钾交换。排钠利尿作用较弱，并有排尿酸作用。口服后 2 小时产生作用，约 6 小时达高峰，作用可维持数天。适用于心、肝及肾源性顽固性水肿或腹水，常与双氢克尿噻等排钾利尿剂合用，尤其适用于应用双氢克尿噻或安体舒通无效的患者。排尿酸作用，适用于治疗痛风。

保钾利尿药Vs消炎痛

氨苯蝶啶可使尿中 PC-F2 的排泄增加，而消炎痛可使之减少，消炎痛对前列腺有抑制作用，可使氨苯蝶啶毒性增加，从而导致肾功能衰竭，因此二药同用时应慎重。

保钾利尿药 Vs 含钾高的中药

因保钾利尿药与含钾高的中药（如萹蓄、泽泻、白茅根、夏枯草、金钱草、牛膝、丝瓜络等）合用易引起高血钾等不良反应。

保钾利尿药 Vs 氯化钾

因为保钾利尿药（如安体舒通、氨苯蝶啶等）有排钠贮钾的作用，与氯化钾合用易致高钾血症，严重者可引起心率缓慢、传导阻滞及心律失常等。尤其对肾功能障碍患者更应注意。

保钾利尿药 Vs 阿米洛利

因保钾利尿药与阿米洛利合用易致高钾血症。

五、消化系统药物

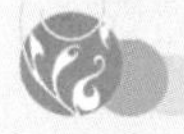

1. 生胃酮

生胃酮 Vs 安体舒通

安体舒通与生胃酮合用，虽可减轻生胃酮的排钾，但也将影响生胃酮的抗溃疡作用。

2. 西咪替丁

别名甲氰咪胍、泰胃美、甲氰咪胺。本品为 H_2-受体阻滞剂，抑制胃酸的分泌，对胃炎及胃溃疡有预防和保护作用。适用于胃及十二指肠溃疡（治疗 4～6 周愈合率为 74%）、上消化道出血、急性胃炎、反流性食管炎、卓-艾综合征。

西咪替丁Vs氧氧化铝

因同服能显著降低西咪替丁的生物利用度，故需要联用时两者的服药时间至少要间隔1小时。

西咪替丁Vs咖啡因

因两药合用可引起呼吸骤停。若确需合用时应减少剂量，并注意测血药浓度，老年人和肾功能不全者，尤需慎重。

西咪替丁Vs胃复安

因胃复安可抑制西咪替丁的胃肠道吸收，使西咪替丁的生物利用度降低。

西咪替丁Vs乳酶生

因为西咪替丁属不含脲基的 H_2 受体拮抗剂，有抑制胃酸的作用；乳酶生在肠内能分解糖类而产生乳酸，使肠内酸度增加，两药作用相互拮抗。用西咪替丁时，可改用其他助消化药，如胰酶、干酵母或中药麦芽、六曲等。

西咪替丁Vs氨基苷类

因西咪替丁与氨基苷类（如链霉素、庆大霉素等）有相似的神经肌肉阻断作用，两者合用可导致呼吸抑制或呼吸停止。

西咪替丁Vs卡托普利

因西咪替丁与降压药卡托普利合用有可能引起精神症状。

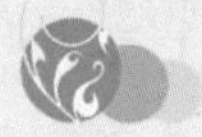

3. 乳酶生

别名表飞鸣。本品为活乳酸杆菌制剂，可在肠道内使糖分解产生乳酸，使肠内酸度增高，从而抑制肠内病原体的繁殖。适用于消化不良、肠胀气、婴幼儿腹泻等。

乳酶生 Vs 抗菌药物

因为乳酶生是活的乳酸杆菌，能被抗菌药物抑制或杀灭，如与红霉素、氯霉素、磺胺类、黄连素、痢特灵等合用，会影响乳酸杆菌生长和繁殖，降低疗效。如必须合用，应间隔 2～4 小时服药。

乳酶生 Vs 吸附剂

乳酶生与碳酸铋、硝酸铋、鞣酸蛋白、鞣酸、药用炭、白陶土等吸附剂合用，因为活的乳酸杆菌被吸附剂所吸附，将妨碍乳酸杆菌的生长和繁殖，降低乳酶生的疗效，同时也影响吸附剂的吸附能力。

乳酶生 Vs 乐得胃

因乐得胃含有次硝酸铋，次硝酸铋的收敛性可影响乳酸杆菌的活性，使之作用降低。如必须合用，可在服乳酶生 2～3 小时后，再服乐得胃。

乳酶生 Vs 含有鞣质的中成药

乳酶生与四季青片、虎杖浸膏片、感冒宁片、复方千日红片、肠风槐角丸、肠连丸、紫金粉、舒痔丸、七厘散等含有鞣质的中成药同服，可使疗效降低或失效。

4. 酶制剂

酶制剂 Vs 乳酶生

因胰酶片遇酸则疗效降低，而乳酶生在肠道内可使糖分解，生成乳酸，使肠道内酸度提高，不利于胰酶发挥作用。

酶制剂Vs酸性药物

胰酶片在中性或弱碱性环境中活性较强，遇酸可使其失去活力。因此服胰酶片应忌服中药山楂片、山楂丸等酸性药物，同时也应忌食醋。

酶制剂Vs含有鞣质的中成药

酶制剂与四季青片、虎杖浸膏片、感冒宁片、复方千日红片、肠风槐角丸、肠连丸、紫金粉、舒痔丸、七厘散等含鞣质的中成药同服，可使疗效降低或失效。

酶制剂Vs含有大黄粉的中成药

酶制剂与清宁片、解暑片、麻仁丸、牛黄解毒丸等含大黄粉的中成药同服，不同炮制方法的大黄对胰酶的活性均有明显的抑制作用。

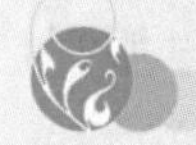

5. 鞣酸蛋白

鞣酸蛋白Vs消化酶及乳酶生

因鞣酸蛋白可以使胃肠道黏膜表面的蛋白沉淀，具有收敛作用，影响消化酶（如胰酶、胃蛋白酶）及乳酶生的药效，故不宜同服。

鞣酸蛋白Vs铁剂、氨基比林、洋地黄

因鞣酸蛋白能使铁剂、氨基比林、洋地黄地高辛等发生沉淀，故应避免合用。

6. 干酵母

别名酵母片、食母生。本品为啤酒中酵母菌的干燥菌体，含有

多种B族维生素。适用于食欲不振、消化不良及B族维生素缺乏症等。

干酵母Vs单胺氧化酶抑制剂

酵母浸出液中含有大量酪胺，正常情况下，酪胺由肠黏膜细胞内的单胺氧化酶分解灭活，因而不吸收入血液循环。如使用单胺氧化酶抑制剂如优降宁、痢特灵、异烟肼等，则酪胺吸收后可产生间接拟交感胺效应，引起血压升高等不良反应。

干酵母Vs磺胺药

因磺胺药通过与对氨基苯甲酸竞争二氢叶酸合成酶而抑制细菌的生长繁殖，而干酵母中含有对氨基苯甲酸，能对抗磺胺药的作用，故不宜合用。

7. 阿托品

阿托品具有解除平滑肌痉挛，抑制腺体分泌，解除迷走神经对心脏的抑制，使心跳加快、瞳孔散大、眼压升高及兴奋呼吸中枢等作用。主要用于抢救中毒性休克，治疗阿-斯综合征、有机磷中毒，麻醉前给药或用于眼科等。这些都要在医师的指导下用药。

阿托品Vs吩噻嗪类药物

因吩噻嗪类药物如氯丙嗪、奋乃静、三氟拉明等有阿托品样作用，与阿托品合用可加重口干、视物模糊、尿闭等症状，并有诱发青光眼的可能。

阿托品Vs苯海拉明

因苯海拉明具有硫酸阿托品样作用，合用时不良反应增加。

阿托品Vs维生素C

因维生素C可加速阿托品的清除，从而减弱阿托品的作用。

阿托品Vs抗酸药

阿托品与抗酸药（如氢氧化铝、甲氰咪胍等）联合应用有协同作用，但因抗酸药能干扰阿托品的吸收，故两者联用时应分开服用。

阿托品Vs灭吐灵

因为灭吐灵是中枢性止吐药，有促进胃肠道蠕动、排空及增进消化功能的作用，而阿托品、普鲁本辛属于抗胆碱药，能抑制胃肠道蠕动及分泌，两药呈现拮抗作用，合用时两药的作用均减弱。

阿托品Vs含鞣酸的中药及其制剂

因为含鞣酸的中药及其制剂（如五倍子、虎杖片、四季青片、紫金锭等）易使阿托品失去活性或产生沉淀，不易被吸收而降低疗效。

阿托品Vs含有生物碱成分的中药

中药乌头、黄连、贝母等含有一定量的生物碱，与西药生物碱类药物阿托品、氨茶碱、咖啡因等联合应用，会使药物毒性增加，容易造成药物中毒。

8. 雷尼替丁

别名呋喃硝胺、善胃得、胃安太、善卫得、司达、胃安太定。同西咪替丁，但作用比西咪替丁强5～8倍，因而具有疗效高、速效、长效、不良反应小的特点。

雷尼替丁Vs心得安、利多卡因

因雷尼替丁可减少肝脏血流量，因而与抗心律失常药心得安、利多卡因等代谢受肝血流量影响大的药物合用时，可延缓这些药物的作用。

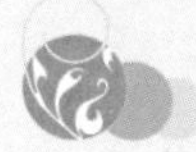

9. 康胃素

康胃素Vs碱性药物

因康胃素与碱性药物（如氨茶碱、普鲁卡因、碳酸氢钠）合用可使本品的疗效降低。

10. 硫糖铝

硫糖铝Vs含胃蛋白酶制剂

因硫糖铝可与含胃蛋白酶制剂（如多酶片、胃蛋白酶合剂等）中的胃蛋白酶络合而降低后者的疗效，而后者中的胃蛋白酶又可拮抗硫糖铝的作用，影响硫糖铝疗效的发挥。

硫糖铝Vs酸性药

因酸性药物（如维生素C）能增加铋剂的溶解，易使吸收过度而中毒，故不宜合用。

六、精神类药物

1. 苯妥英钠

别名大仑丁、二苯乙内酰脲。本品能选择性地抑制大脑皮质运动区，阻止惊厥，抗癫痫作用比巴比妥类药物强。

适用于防治癫痫大发作，为首选药物之一。对单纯局限性发作及精神运动性发作亦有效。对三叉神经痛及洋地黄中毒所致的心律失常亦有效。

苯妥英钠Vs异烟肼（雷米封）

异烟肼系药酶抑制剂，能明显抑制苯妥英钠对位羟基化，使苯妥英钠代谢受阻，生物半衰期延长，血药浓度增加，作用增强，同时也使毒性增强。

苯妥英钠Vs安妥明

安妥明能抑制苯妥英钠在体内的代谢，使苯妥英钠的半衰期延长，血药浓度增高，作用增强，但毒性亦增大，故不宜同用。

苯妥英钠Vs氯霉素

由于氯霉素是药酶抑制剂，可使苯妥英钠代谢受阻，因而使苯妥英钠血药浓度增加4～5倍，半衰期延长1倍，使其作用增强，同时也增加了苯妥英钠中毒的危险性。

苯妥英钠Vs氯丙嗪、保泰松、利眠宁、雌激素

因上述药物具有酶抑制作用，可抑制苯妥英钠的代谢，使血药浓度增加，因而苯妥英钠的作用与毒性均增加。

苯妥英钠Vs避孕药

苯妥英钠可兴奋肝微粒体酶，使酶的活性增高，药物代谢加快，导致血浆中避孕药浓度降低。

苯妥英钠Vs苯唑青霉素

因苯唑青霉素与苯妥英钠同服可使苯妥英钠吸收减少，血液浓度

明显降低，作用减弱。

苯妥英钠Vs磺胺类药

因磺胺类药（如复方新诺明、磺胺嘧啶、磺胺异唑）与苯妥英钠合用，可使苯妥英钠代谢减慢，血药浓度升高，毒性增加。

苯妥英钠Vs哌醋甲酯（利他林）

因哌醋甲酯可抑制肝微粒体酶对苯妥英钠的代谢，使苯妥英钠血药浓度升高，故两者合用易引起苯妥英钠中毒。

2. 利他林、异唑肼

别名哌甲酯，是精神兴奋药，可对抗抑郁症，属单胺氧化酶抑制剂。一般用于中、重度抑郁症，对内源性抑郁效果显著；对精神分裂症后抑郁状态无效。

利他林、异唑肼Vs单胺氧化酶抑制剂

因为单胺氧化酶抑制剂（如痢特灵、优降宁）可阻断儿茶酚胺酶的代谢，与利他林、异唑肼合用可使脑内儿茶酚胺聚积，中枢神经兴奋性增高，引起激动不安及高血压危象等不良反应。

利他林、异唑肼Vs安定剂、抗惊厥药物

利他林与安定剂（如安定、利眠宁）、抗惊厥药物（如水合氯醛）有明显的药理拮抗作用，因此不宜合用。

利他林、异唑肼Vs抗抑郁药

因抗抑郁药（如丙咪嗪、阿米替林等）与异唑肼、利他林合用，可引起严重的不良反应。

利他林、异唑肼 Vs 吩噻嗪类药

因利他林能拮抗吩噻嗪类药（如氯丙嗪、三氟拉嗪、奋乃静等）的中枢神经抑制作用，合用可降低疗效，甚至加重病情。

利他林、异唑肼 Vs 平肝熄风的中成药

平肝熄风的中成药（密环片、天麻片、止痉散、五虎追风散等）具有降压、抗癫痫、抗惊厥和镇静作用，与中枢兴奋药利他林、异烟肼等并用可产生药理性拮抗而降低治疗效果。

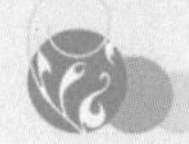

3. 水合氯醛

别名水化氯醛、含水氯醛。本品为非巴比妥类长效催眠药，可持续 6～8 小时，醒后精神清爽，无嗜睡后遗效应。

水合氯醛 Vs 鹿茸

因水合氯醛等镇静药与中药鹿茸合用，可发生拮抗作用，从而降低疗效。

水合氯醛 Vs 牛黄

中药牛黄有开窍定惊作用，但若与水合氯醛同服，可发生拮抗作用，降低药物疗效，因而不宜同用。

水合氯醛 Vs 碳酸氢钠、巴比妥钠等碱性药物

因为水合氯醛与碳酸氢钠、巴比妥钠等碱性药物同服易引起水合氯醛溶液分解，生成氯仿与甲醛酸盐而失去应有的作用。

水合氯醛 Vs 含乙醇的中成药

水合氯醛与含乙醇的中成药（如虎骨酒、风湿骨痛酒、豹骨木瓜

酒等）同服，可使毒性增加。

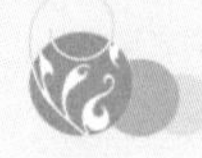

4. 安定

别名地西泮。本品为弱定安剂，有镇静、抗焦虑、抗惊厥、肌肉松弛和较弱的催眠作用。适用于情绪烦躁、焦虑、失眠、神经官能症等。

安定 Vs 含有氰苷的中药

镇静药安定与含有氰苷的中药（如枇杷仁、桃仁、苦杏仁等）同服，可能造成呼吸中枢抑制，进而损害肝功能，甚至有些患者会死于呼吸衰竭。

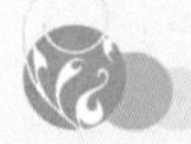

5. 丙戊酸钠

丙戊酸钠 Vs 氯硝安定、乙琥胺

因丙戊酸钠与氯硝安定、乙琥胺合用可使氯硝安定、乙琥胺的血药浓度升高，引起中毒。

丙戊酸钠 Vs 含氰苷的中药

因含氰苷成分的中药（如枇杷仁、桃仁、苦杏仁等）与具有安定、镇静作用的抗癫痫药（如苯巴比妥等）联合应用，可能会造成呼吸中枢抑制，进而损害肝功能，甚至有些患者会死于呼吸衰竭。

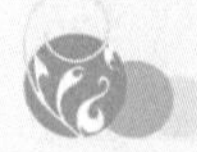

6. 溴化钠

溴化钠 Vs 朱砂及含朱砂的中成药

因溴化钠属还原性的药物，与朱砂及含朱砂的中成药合用，可生

成有毒的溴化汞而导致药源性肠炎。

7. 苯乙肼

为单胺氧化酶抑制剂。用于治疗内源性抑郁症，对外源性抑郁症或心因性抑郁症效果不明显，也可用于缓解心绞痛。

苯乙肼Vs拟肾上腺素药

因为拟肾上腺素药（如麻黄素、苯丙胺、间羟胺等）能促使内源性去甲肾上腺素释放，而苯乙肼可延缓其释放出的去甲肾上腺素灭活，因而使血中去肾上腺素含量升高，可出现高血压危象。

8. 吩噻嗪类药

是一组治疗精神病、抗癫痫类药物。

吩噻嗪类药Vs痢特灵

因为痢特灵与吩噻嗪类药（如氯丙嗪、奋乃静、氟奋乃静等）合

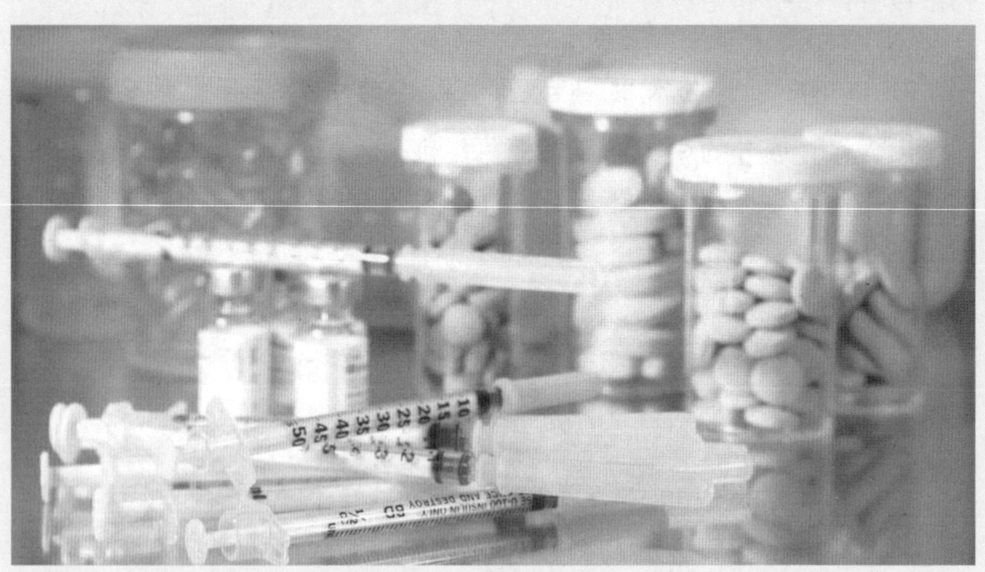

用，使后者镇静、催眠作用及不良反应增强。

吩噻嗪类药Vs肾上腺素

因吩噻嗪类药，如氯丙嗪、奋乃静以及替米哌隆、泰尔登可使肾上腺素的作用逆转而引起严重的低血压。

吩噻嗪类药Vs阿托品

因吩噻嗪类药（氯丙嗪、奋乃静等）有抗胆碱样的作用，与阿托品合用可增强口干、视物模糊、尿闭等症状，甚至可诱发青光眼。

吩噻嗪类药Vs中枢抑制剂

中枢抑制剂如麻醉药（乙醚、氟烷）、镇静催眠药（巴比妥类等）可增强佐替平、吩噻嗪类药（如氯丙嗪）的不良反应，故应避免合用。

吩噻嗪类药Vs心得安

心得安与氯丙嗪并用，可使α、β受体同时阻断，降压作用增强，大剂量时可产生严重低血压。

吩噻嗪类药Vs四环素

因吩噻嗪类药与四环素两者合用易增加对肝脏的毒性。

吩噻嗪类药Vs驱虫剂

因氯丙嗪、二盐酸氯哌噻吨与驱虫剂（如哌嗪等）同时服用可增加锥体外系反应，如肌张力增高、肌肉震颤。

吩噻嗪类药Vs有抗胆碱作用的中药

因吩噻嗪类药物（如氯丙嗪、奋乃静、氟奋乃静、氟奋乃静癸酸酯等）亦有抗胆碱作用，如再服用有此药的中药（如华山参片、天仙子、洋金花等），能相互增强作用，可加重患者口干、视物模糊、尿闭等症状。

吩噻嗪类药Vs含氰苷的中药

因含氰苷的中药如杏仁、桃仁、枇杷仁等会加重抗精神病药物的毒性反应，造成呼吸中枢抑制，进而损害肝功能，甚至导致呼吸衰竭。

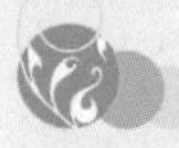

9. 氯硝安定

别名氯硝西泮、利福全、氯安定。本品是苯二氮类中比较广谱的抗癫痫药。它能选择性地抑制癫痫病灶的活动，同时又能制止惊厥的扩散。适用于癫痫小发作和各种肌阵挛性发作，对大发作和局限性发作亦有一定疗效。

氯硝安定Vs巴比妥类、扑痫酮

氯硝安定与巴比妥类（如苯巴比妥、戊巴比妥）及扑痫酮合用，易引起嗜睡、行为紊乱等不良反应。

丙咪嗪Vs含氰苷的中药

因丙咪嗪与含氰苷的中药同服，可造成呼吸中枢抑制，进而损害肝功能，甚至引起呼吸衰竭。

丙咪嗪Vs含乙醇的中成药

因丙咪嗪与风湿骨痛酒、虎骨酒等含乙醇的中成药同服，易增加丙咪嗪的不良反应。

氯硝安定Vs含氰苷的中药

氯硝安定与含有氰苷的中药（如枇杷仁、桃仁、苦杏仁）同服，可能造成呼吸中枢抑制，进而损害肝功能，甚至引起呼吸衰竭。

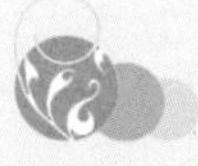

10. 眠尔通、利眠宁

具有镇静、催眠作用，还有抗焦虑、抗惊厥、抗癫痫等作用。可促进入眠；减少醒觉次数，并延长总睡眠时间。主要应用于各型失眠症及术前给药，尤其适用于习惯性失眠、入睡困难、睡眠时间短、夜间易醒早醒者。每晚睡前服 15～30 毫克，病情严重者或术前服 30 毫克，老年人每次 7.5 毫克。

眠尔通、利眠宁 Vs 避孕药物

因为眠尔通、利眠宁可兴奋肝脏微粒体酶，使酶的活性增高，药物代谢率加快，导致血浆中的避孕药浓度降低，易受孕。因此，在服避孕药期间，应禁服眠尔通、利眠宁。

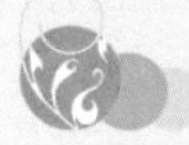

11. 苯巴比妥

别名鲁米那，本品为长效巴比妥类，用于治疗各种癫痫，对强直阵挛性发作、单纯部分性发作疗效较好。适用于镇静、抗癫痫及各种失眠症。另可用于新生儿高胆红素血症。

苯巴比妥 Vs 胃舒平

苯巴比妥与胃舒平两药合用可妨碍或延缓抗酸药物胃舒平在胃肠道的重吸收，使作用减弱。

苯巴比妥 Vs 碳酸氢钠

因为碳酸氢钠碱化尿液，可减少弱酸性药物苯巴比妥的重吸收，促进排泄。因此，碳酸氢钠可用于解救苯巴比妥的中毒。

苯巴比妥 Vs 双氢克尿噻

因为苯巴比妥与双氢克尿噻两药相互作用，能增强体位性低血压的发生。

苯巴比妥Vs安定催眠药

苯巴比妥与安定催眠药（如氯丙嗪、奋乃静、安定、利眠宁、眠尔通、溴化钾、溴化钠、溴化铵、导眠能、速可眠、戊巴比妥、扑癫灵、安眠酮等）配伍，可使镇静催眠作用增强。

苯巴比妥Vs单胺氧化酶抑制剂及药酶抑制剂

单胺氧化酶抑制剂（如痢特灵、优降宁、异烟肼等）和药酶抑制剂（如甲氰咪胍）均可使本药代谢减慢，作用增强，故合用时适当减量。

苯巴比妥Vs避孕药

因为苯巴比妥能加快口服避孕药的代谢，导致血浆中避孕药的浓度降低，使避孕失败。此外，苯巴比妥有可能引起月经期间大量出血。

苯巴比妥Vs苯妥英钠

因为苯巴比妥诱导肝微粒体酶系统，可加速苯妥英钠的代谢，使血药浓度和效力显著降低。如果两药长期合用，还可因两药都具有酶诱导作用，使体内维生素D的代谢加速，而引起维生素D缺乏。故两药应尽量避免合用。

苯巴比妥Vs灰黄霉素

因为苯巴比妥有促进胆汁分泌的作用，胆汁可使肠道蠕动加快，使灰黄霉素在肠道吸收部位滞留时间缩短，从而降低灰黄霉素的吸收和疗效。

苯巴比妥Vs洋地黄

苯巴比妥是一种较强的酶促药物，可以增强洋地黄的代谢速度，从而降低疗效。

苯巴比妥Vs利他林

因为利他林有拮抗苯巴比妥对中枢神经的抑制作用，并可抑制肝微粒体酶对苯巴比妥的代谢。但如服用苯巴比妥剂量过大，引起中毒时，可用利他林解救。

苯巴比妥Vs含硼砂的中成药

含硼砂的中成药有痧气散、红灵散、行军散、通窍散等。碱性的硼砂可减少苯巴比妥的吸收，降低其疗效。

苯巴比妥Vs中药药酒

含乙醇的药酒（如舒筋活络酒、胡蜂酒、虎骨酒等）是药酶诱导剂，可使肝脏药酶活性增强，加速药物代谢，使苯巴比妥、戊巴比妥半衰期缩短，疗效降低。另外，乙醇有抑制中枢、扩张血管的作用，能使苯巴比妥等中枢抑制作用增强，而引起昏睡。故服苯巴比妥、戊巴比妥应慎服中药药酒。

苯巴比妥Vs叶酸

大剂量的叶酸可拮抗苯巴比妥的抗癫痫作用，并可使敏感儿童癫痫发作次数增多。

苯巴比妥Vs鹿茸

苯巴比妥、水合氯醛等镇静药与中药鹿茸合用可发生拮抗作用，降低疗效。

苯巴比妥Vs牛黄

中药牛黄有清心开窍、豁痰定惊的作用，但牛黄与苯巴比妥同服，可发生拮抗作用，因此注意不要联合应用。

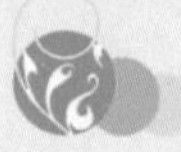

12. 丙咪嗪

别名米帕明。本药属三环类抗抑郁药。可用于各类型的抑郁症，尤其以内源性与反应性抑郁症疗效为佳。本药尚可用于小儿遗尿症，疗效良好。

丙咪嗪 Vs 单胺氧化酶抑制剂

因丙咪嗪与单胺氧化酶抑制剂，如优降宁等合用可出现高热、痉挛等不良反应。

丙咪嗪 Vs 对尿液有酸化作用的药物

丙咪嗪与氯化铵、氯化钙、盐酸精氨酸、维生素 C 等对尿液有酸化作用的药物合用，易使丙咪嗪重吸收减少而作用减弱。

丙咪嗪 Vs 拟肾上腺素类药物

因丙咪嗪与拟肾上腺素类药，如麻黄素合用可使血中去甲肾上腺素升高，从而引起高血压危象。

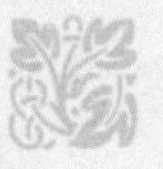

七、 血液系统药物

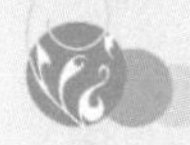

1. 维生素 B_{12}

别名氰钴胺。本品在体内参与核酸合成、蛋白质和脂肪的代谢。口服后 8～12 小时血浓度达高峰，肌注后 1 小时血浓度达高峰。

适用于恶性贫血、巨幼红细胞性贫血。常用于辅助治疗多种疾病，如神经炎、神经痛、神经萎缩、白细胞减少症、血小板减少症、肝炎、肝硬化等。

维生素 B_{12} Vs 雌激素

雌激素的转化产物可与维生素 B_6 竞争酶蛋白，从而促进维生素 B_{12} 的排泄，降低其疗效。雌激素还可使色氨酸氧化酶活性增加，使色氨酸代谢中维生素 B_{12} 的需要量增大，因而导致体内维生素 B_{12} 的相对不足。

维生素 B_{12} Vs 氯霉素、阿司匹林

因氯霉素、阿司匹林都有可能减少维生素 B_{12} 的利用，合用可使维生素 B_{12} 的疗效降低。

维生素 B_{12} Vs 氧化剂或还原剂及维生素 C

维生素 B_{12} 遇氧化剂或还原剂能被分解而失效。维生素 C 与维生素 B_{12} 同时使用时，能使维生素 B_{12} 生物利用度下降，故需要两者同用时服药时间应间隔 2～3 小时。

维生素 B_{12} Vs 降糖灵

由于降糖灵能抑制酶系统，与维生素 B_{12} 合用可使其吸收减少，故应避免合用。

维生素 B_{12} Vs 消胆胺

因消胆胺与维生素 B_{12} 两者合用，维生素 B_{12} 的吸收减少，故不宜合用。

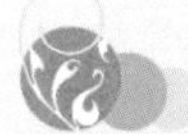

2. 双香豆素

用于预防和处理血管内栓塞、施行手术或受伤后引起的血栓性静脉炎等。

双香豆素Vs消胆胺

消胆胺属阴离子型交换树脂，因静电吸附作用可与双香豆素形成复合物，减少双香豆素的吸收，使其作用降低。

双香豆素Vs镇静催眠药

因为镇静催眠药（如巴比妥类、导眠通、水合氯醛等）有酶促作用，能诱导肝微粒体中的药物代谢酶，使新抗凝、双香豆素代谢加快，血药浓度降低，半衰期缩短，从而使其作用减弱。

双香豆素Vs灰黄霉素

因灰黄霉素为酶促药物，能促进口服抗凝血药（如新抗凝、双香豆素等）的代谢，使其血药浓度降低，抗凝血作用减弱。

双香豆素Vs利福平

因为利福平能促进凝血因子合成，并促进抗凝血药物代谢，因而合用后，双香豆素的抗凝血作用降低。

双香豆素Vs碳酸氢钠

因碳酸氢钠碱化尿液，可减少双香豆素重吸收，促进排泄，使其疗效减弱。但据此可用于对双香豆素中毒的解救。

双香豆素Vs维生素K

维生素K可抵消抗凝作用，减低抗凝血药（如双香豆素、新抗凝等）的药效，因此应注意不要同时应用。

3. 酚磺乙胺

别名止血敏、止血定、羟苯磺乙胺。用于预防和治疗外科手术出血过多，血小板减少性紫癜及其他原因所致的出血。

酚磺乙胺Vs右旋糖酐

因右旋糖酐抑制血小板聚集，两者合用可拮抗止血敏的凝血作用。

酚磺乙胺Vs氨己酸

两者均属止血药物，若混合应用易引起一系列中毒反应，如鼻塞、结膜充血、皮疹、低血压、呕吐等。

4. 华法林

别名苄丙酮香豆素钠、华法林钠。本品为香豆素抗凝药，可竞争性拮抗维生素K，从而抑制血液凝固。口服后12～18小时起效，1～3日作用达高峰。

适用于血栓闭塞性脉管炎、肺栓塞、心肌梗死、心房颤动、人工置换心脏瓣膜手术、髋关节固定术及其他外科手术后，预防血栓形成等。

华法林Vs阿司匹林

由于阿司匹林具有抑制血小板聚集的作用，并能引起血浆蛋白结合部位的置换，所以两者合用可使抗凝作用明显增强，更易引起出血等不良反应。

华法林Vs血浆蛋白亲和力较强的药物

因血浆蛋白亲和力较强的药物（如保泰松、羟基保泰松、水合氯醛、甲状腺片、甲灭酸、甲磺丁脲、利尿酸等）能使华法林从血浆蛋白结合部位置换出来，血药浓度增高，抗凝作用增强，故合用易引起出血。

华法林Vs奎尼丁

因奎尼丁具有直接抑制凝血因子Ⅱ、Ⅶ、Ⅸ和Ⅹ的合成作用，可使华法林作用减弱。

华法林Vs胺碘酮

因胺碘酮可使华法林类抗凝剂的作用增强，甚至导致严重出血倾向，故两者合用须慎重，一般华法林类抗凝剂的用药剂量应减少 1/3～1/2。

华法林Vs广谱抗生素

因广谱抗生素（如氯霉素、四环素、氨基苷类）及磺胺药能抑制胃肠道内细菌的繁殖，阻碍其参与维生素 K 的生物合成，因而也减少了凝血酶原的合成，所以两者合用，华法林抗凝血作用明显增强，甚至引起出血。如临床需要并用应适当调整华法林的用药剂量。

华法林Vs蛋白同化激素

由于蛋白同化激素（如苯内酸诺龙、康力龙等）能增强口服抗凝血药对受体的亲和力，使抗凝血作用增强，故两者并用时应注意出血倾向。

华法林Vs苯氧丁酸类降血脂药

因苯氧丁酸类降血脂药（如安妥明、非诺贝明、苯扎贝特等）有增强华法林抗凝血的作用，故两者合用应慎重。一般华法林的用量应减少 1/3～1/2，并应经常测定凝血酶原时间，以防出血。

华法林Vs维生素 C

维生素 C 可对抗华法林的抗凝作用，并用时可使凝血酶原时间缩短，因此两者并用时应慎重。

华法林Vs肝药酶抑制剂

因肝药酶抑制剂（如氯霉素、异烟肼、甲硝唑、西咪替丁等）能使华法林代谢减慢，抗凝作用增强，同时自发性出血等不良反应也增大。

华法林Vs肝药酶诱导剂

因肝药酶诱导剂（如苯巴比妥、苯妥英钠、眠尔通、安体舒通、灰黄霉素、利福平等）可使华法林代谢加速，抗凝作用减弱。

5. 硫酸亚铁

别名硫酸低铁。本品口服后以离子铁形式在小肠上端主动吸收，参与血红蛋白、肌红蛋白、红细胞染色质及某些酶的构成，是治疗缺铁性贫血的基本药物。

适用于防治慢性失血（如月经过多、消化道溃疡、痔疮出血等）、营养不良、妊娠等引起的缺铁性贫血。

硫酸亚铁Vs氯霉素类药物

因为氯霉素类药物分子中的硝苯基团能直接抑制红细胞对铁剂的摄取与吸收，可使铁制剂的药效减弱或消失。

硫酸亚铁Vs含钙、铝的制酸药

因含钙、铝的制酸药（如碳酸氢钠、氢氧化铝等）与硫酸亚铁在胃肠道可形成难溶的复合物或沉淀，降低铁的吸收。

硫酸亚铁Vs碳酸盐、碘化钾、鞣酸蛋白

因硫酸亚铁与碳酸盐、碘化钾、鞣酸蛋白合用时可发生沉淀，影响铁的吸收，降低疗效，故不宜同用。

硫酸亚铁 Vs 新霉素、多黏菌素B、卡那霉素

因同服可使硫酸亚铁吸收减少，疗效降低，故不宜同用。

硫酸亚铁 Vs 四环素族抗生素

因为四环素族药物（如四环素、土霉素、甲烯土毒素、强力霉素等）分子中的酮羟基和烯醇基能与铁离子在消化道形成难溶的螯合物，使血药浓度大幅度降低，故一般不宜同服。但如在给药前 3 小时或给药后 2 小时服硫酸亚铁，则对其吸收无显著影响。

硫酸亚铁 Vs 三硅酸镁、碳酸镁

因为同服后会在小肠发生沉淀，导致吸收减少，血药浓度降低，药效减弱。如临床上确属必要，两者应间隔 1～2 小时给药。

硫酸亚铁 Vs 抑制胃酸分泌的药物

因为抑制胃酸分泌的药物（如西咪替丁、丙谷胺、抗胴碱药等）会降低胃的酸度，影响铁的吸收。

硫酸亚铁 Vs 朱砂、硼砂

中药朱砂的主要成分是硫化汞，当与具有还原性的硫酸亚铁合用时，使毒性增加。故凡含朱砂的中药（如朱砂安神丸、健神丸、紫雪丹、苏合香丸、冠心苏合香丸等）均忌与硫酸亚铁同服。硼砂与硫酸亚铁合用可发生沉淀，使硫酸亚铁生物利用度降低，故也应避免合用。

硫酸亚铁 Vs 含鞣质的中药

因大量鞣质能与铁离子生成鞣酸铁盐发生沉淀，使铁剂生物利用度降低，因此应忌与含鞣质的中药（如大葱、儿茶、桑叶、木瓜）以及中成药（如四季青片、虎杖浸膏片、感冒宁片、复方千日红片、肠风槐角丸、肠连丸、舒痔丸、七厘散等）并用。

硫酸亚铁Vs中药煎剂

因中药煎剂含有鞣质，能与铁离子生成鞣酸铁沉淀，降低铁离子的吸收而影响疗效。

硫酸亚铁Vs雄黄

硫酸亚铁与含雄黄的中药（如牛黄消炎丸、六神丸、牛黄解毒丸、安宫牛黄丸等）合用，可生成硫化砷酸盐，使疗效降低。

硫酸亚铁Vs消胆胺、降胆胺、降胆葡胺

因为消胆胺等在胃肠内可与铁结合，妨碍铁的吸收，两者合用，可使铁制剂疗效降低。

硫酸亚铁Vs芦丁

因芦丁分子中含5-羟基黄酮结构，与硫酸亚铁中的铁离子可生成络合物，使两药的吸收降低而影响疗效。

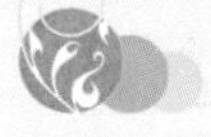

6. 卡络柳钠

卡络柳钠Vs抗组胺、抗胆碱药

因抗组胺药（如苯海拉明、扑尔敏、异丙嗪）和抗胆碱药（如阿托品、东莨菪碱等）能扩张小血管，减弱卡络柳钠（安络血）对毛细血管断端的收缩作用，故两者一般不宜合用。若需联用，彼此用药时间需间隔48小时，或将用量由1毫升/次增到2毫升/次。

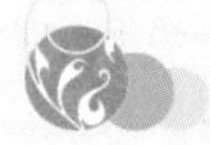

7. 肝素钠

别名肝素。本品具有延长凝血时间、凝血酶原时间及凝血酶时间的作用。还具有降血脂及阻止血小板聚集的功能。

适用于冠心病、心肌梗死、肺梗死、脑血管栓塞、血栓性静脉炎及手术后血栓形成。亦用于心导管检查、心脏手术、血液透析等。

肝素钠Vs磷酸氢钠、乳酸钠

因磷酸氢钠、乳酸钠均可增强本品的抗凝血作用，故肝素钠与两者合用时需慎重。

肝素钠Vs潘生丁、右旋糖酐

潘生丁、右旋糖酐均有抑制血小板聚集、加强肝素钠抗凝血的作用，故与肝素钠合用应注意用药剂量，以防引起出血反应。

肝素钠Vs苯海拉明、异丙嗪、吩噻嗪类

因大剂量的苯海拉明、异丙嗪及吩噻嗪类药（如氯丙嗪、氟奋乃静等）能降低肝素钠的抗凝血作用，故不宜合用。

肝素钠Vs维生素C

维生素C可对抗肝素钠的抗凝血作用，并用时可使凝血酶原作用时间缩短，因此两者并用时应慎重。

肝素钠Vs水杨酸类药、利尿酸

水杨酸类药（如阿司匹林、水杨酸钠等）和利尿酸易引起胃黏膜损伤出血，若与抗凝血药肝素钠合用，则可加剧出血倾向。

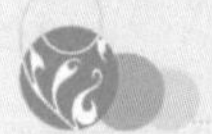

8. 维生素K_3

维生素K_3是止血类维生素，可防止新生儿出血性疾病，预防内出血及痔疮，治疗月经过多，是形成凝血酶原不可缺少的物质，能促进血液正常的凝固。

维生素 K_3 Vs 维生素 E

维生素 E 的主要氧化产物生育醌具有抗维生素 K_3 的作用，能降低维生素 K_3 的疗效。

维生素 K_3 Vs 链霉素

因链霉素能增强抗凝血剂的抗凝血作用，故维生素 K_3 不宜与链霉素合用。

维生素 K_3 Vs 消胆胺

因维生素 K_3 与消胆胺并用时，维生素 K_3 吸收减少，故长期用消胆胺时，应补充维生素 K_3，而口服维生素 K_3 时亦不宜用消胆胺。

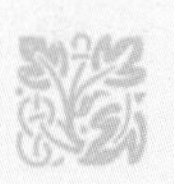

八、 心血管药物

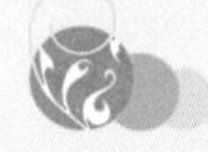

1. 依那普利

依那普利 Vs 保钾利尿药

因依那普利能减少失钾作用，若和保钾类利尿药或含钾盐的药物合用，可使血钾升高。

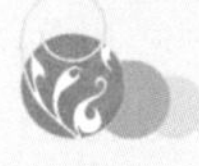

2. 消胆胺

别名考来烯胺、降胆敏、消胆胺脂、降脂Ⅰ号树脂。用于高胆固醇血症，尚可用于肝硬化或胆石症引起的瘙痒。

消胆胺 Vs 降胆宁

消胆胺与降胆宁二药都可影响双氢克尿噻的吸收。故两者确需合用时，应尽可能拉开口服时间距离。

消胆胺Vs易和其相络合的药物

易和消胆胺相络合的药物有苯巴比妥、双氢克尿噻、甲状腺素、保泰松、四环素、双香豆素、华法林、铁剂、洋地黄等，这些药物均能与本品结合，妨碍其吸收，故不宜同服。如需并用，应在服消胆胺前 1 小时或服药后 4 小时服用。

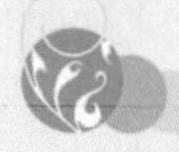

3. 妥拉唑啉

妥拉唑啉Vs胰岛素

因妥拉唑啉可增强胰岛素的作用，故合用时应慎重，必要时应减少胰岛素用量。

妥拉唑啉Vs肾上腺素

妥拉唑啉过量引起血压过低时，忌用肾上腺素升压，否则会导致血压进一步下降而后又剧烈升高。

妥拉唑啉Vs马齿苋

因妥拉唑啉含有去甲肾上腺素、多巴胺等成分，服用妥拉唑啉时食用马齿苋可使药效降低。

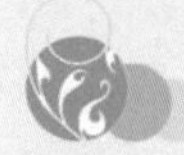

4. 麻黄素

麻黄素Vs甲基多巴

因甲基多巴可减少神经元释放去甲肾上腺素，合用可使麻黄素的作用减弱。

麻黄素Vs氟烷等麻醉剂

因麻黄素与氟烷及其他卤代麻醉剂合用，易诱发心律失常。

麻黄素Vs氯丙嗪、三氟拉嗪

由于氯丙嗪具有α-受体阻断作用，而麻黄素能促进肾上腺素能神经介质的释放，对α-受体、β-受体都有兴奋作用，两者并用可能会使血压过低，而三氟拉嗪与麻黄素合用有致死的可能，故应谨慎用药。

麻黄素Vs单胺氧化酶抑制剂

因为单胺氧化酶抑制剂（如痢特灵、左旋多巴、帕吉林、苯乙肼、丙咪嗪、阿米替林、异烟肼、甲基苄肼等）与拟肾上腺素药（如麻黄素、异丙肾上腺素、苯丙胺、间羟胺等）合用后可促使内源性去甲肾上腺素释放，而导致高血压危象。

麻黄素Vs利血平

因为麻黄素能促进肾上腺素能神经末梢释放去甲肾上腺素，引起血压上升，与降压药利血平合用，属于药理性配伍禁忌。

麻黄素Vs复方罗布麻

麻黄素与复方罗布麻二药合用可产生药理性的拮抗作用，使两者疗效降低。

麻黄素Vs胍乙啶

因麻黄素与胍乙啶两者存在相互竞争的拮抗作用，合用可使两者的作用均降低。

麻黄素Vs新斯的明

由于麻黄素属拟肾上腺素药，新斯的明属拟胆碱药，两者的作用基本是拮抗的。

麻黄素Vs甘草及其制剂

因为麻黄素为多元环的强生物碱，两者合用，易产生沉淀，使两者吸收减少而降低疗效。

麻黄素Vs含有鞣质的中成药

因含有鞣质的中成药（如四季青片、虎杖浸膏片、感冒宁片、复方千日红片、肠风槐角丸、肠连丸、紫金丸、舒痔丸、七厘散等）可与麻黄素结合，产生沉淀，不易被吸收利用，所以合用后麻黄素的疗效降低。

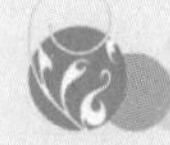

5. 心得舒

心得舒Vs乙醚麻醉药

因两者合用可增强对心肌的抑制作用，易引起心律失常等不良反应。

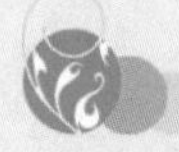

6. 潘生丁

别名哌醇定。对冠状动脉有较强扩张作用，显著增加冠脉流量，久用可促进冠脉侧支循环。尚可抑制血小板聚集，防止血栓形成。用于冠心病。

潘生丁Vs抗血凝药

因为潘生丁能抑制血小板的黏滞性，若与肝素、双香豆素等抗凝药合用，可引起出血现象。

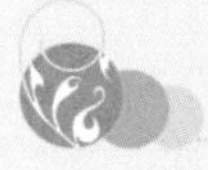

7. 异搏定

异搏定又名维拉帕米、戊脉安、凡拉帕米，为罂粟碱衍生物，是一种钙通道阻滞剂。本品可用于治疗各型心绞痛，对变异型心绞痛疗效为59%，对劳力型心绞痛疗效为70%，与消心痛等共用可提高疗效。治疗高血压疗效中等，对阵发性室上性心动过速包括旁路折返性心动过速经房室结下传者及对心房扑动或颤动可使心室率减慢，80%～100%可中止发作。本品与β受体阻滞剂合用可加重对窦房结和房室结的抑制。

异搏定Vs心得安

因β-受体阻断药心得安的代谢途径和方式与异搏定一致，二药合用有可能引起二药的代谢发生竞争性抑制，甚至导致心搏骤停。

异搏定Vs地高辛

异搏定与地高辛合用可使血药浓度增高而毒性增强。

异搏定Vs奎尼丁

异搏定与奎尼丁合用易引起心脏过度抑制，故不宜合用。

异搏定Vs苯巴比妥、利福平

因苯巴比妥可增加异搏定的清除，利福平可显著降低异搏定的生物利用度。

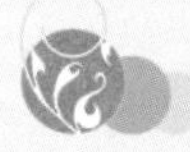

8. 硝酸甘油

别名三硝酸甘油酯、耐绞宁。作用迅速，用于缓解心绞痛发作，也可用于预防发作及左室舒张末压增高的充血性心衰。

硝酸甘油Vs含乙醇的药酒或酊剂

因为乙醇和硝酸甘油合服后，可引起血管扩张，出现低血压。常用的药酒和酊剂包括舒筋活络酒、胡蜂酒、远志酊、姜酊、颠茄酊等。

硝酸甘油Vs肝素、潘生丁

硝酸甘油可抑制肝素的抗凝血作用，已用肝素的患者，如果再用硝酸甘油，应增加肝素剂量；如果停用硝酸甘油，则应减少肝素剂量，否则可导致出血。而肝素与潘生丁合用，则有加重出血的倾向。

硝酸甘油Vs巴比妥类药物

巴比妥类药物是肝脏酶诱导剂，能加速肝脏对硝酸酯制剂的代谢，从而使硝酸酯的血药浓度下降，作用减弱。

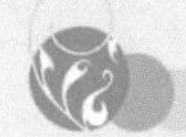

9. 地高辛

别名狄戈辛、异羟基洋地黄毒苷、强心素。同洋地黄毒苷，排泄较快，蓄积性较小。

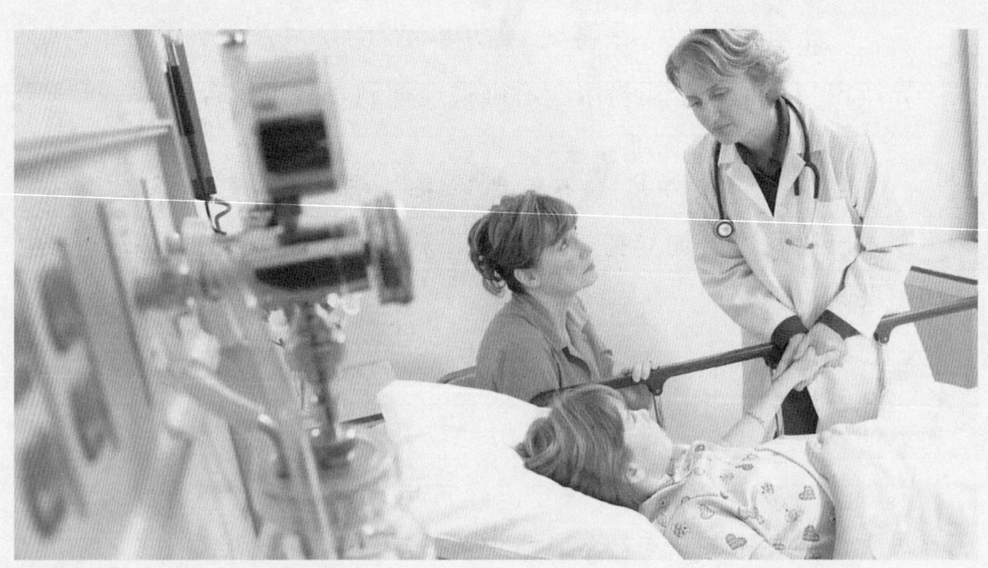

地高辛Vs活性炭

因活性炭具有吸附作用，二药同服将影响地高辛的疗效。若先服地高辛 2～3 小时后再服活性炭则无明显影响。

地高辛Vs乙胺碘呋酮

因二药合用可引起血浆地高辛浓度增高，致机体中毒。这可能是因为乙胺碘呋酮置换了心肌组织结合的强心苷，或者阻止地高辛从肾脏排除的缘故。

地高辛Vs新霉素、对氨水杨酸

因新霉素和对氨水杨酸能干扰地高辛的吸收，所以在应用地高辛时应尽量避免应用新霉素及对氨水杨酸。

地高辛Vs奎尼丁

地高辛与奎尼丁合用时，地高辛血药浓度升高，易致洋地黄中毒，所以两者必须联用时应将地高辛剂量减半。

地高辛Vs硫酸镁

因为硫酸镁可加快肠道蠕动，二药合用后可使地高辛吸收减少，血药浓度降低，作用减弱。

地高辛Vs碱性药物

碱性药物有三硅酸镁、碳酸镁、次碳酸铋、氢氧化铝凝胶、胃舒平、乐得胃等，因这些药物与地高辛合用时可减少地高辛的吸收，故合用时应注意地高辛的用量。

地高辛Vs四环素、红霉素等抗生素

因为一部分地高辛是由肠道内的细菌代谢的，抗生素引起肠道内

菌群变化时，可使地高辛代谢减少，其血药浓度上升，导致地高辛中毒。

地高辛Vs灭吐灵

因为地高辛主要在十二指肠部位吸收，而灭吐灵促进胃肠道蠕动，加强胃肠排空，使地高辛在十二指肠吸收部位停留的时间缩短，吸收减少，血药浓度降低，疗效相应减弱。

地高辛Vs心痛定

因心痛定可干扰地高辛的药物动力学，使地高辛的肾脏清除率降低，血药浓度增高，毒性增大，因此，在对使用地高辛的患者并用心痛定时，必须注意监测并随时调节地高辛的剂量。

地高辛Vs异搏定

因合用可使地高辛总清除率降低，引起地高辛的生物半衰期延长，所以，即使地高辛在正常剂量范围内，临床上地高辛与异搏定合用也易引起地高辛中毒。因此，地高辛与异搏定合用时应适当减少药物剂量。

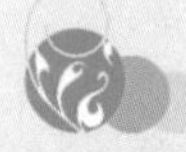

10. 心得安

别名普萘洛尔、心得安、恩特来、萘心安。用于预防劳累性心绞痛发作，减少发作次数，减轻发作程度。适用于各期高血压病，尤其是高心输出量，高肾素或伴有心绞痛、心动过速、早搏者，且不易发生体位性低血压。其抗心律失常作用也是主要通过阻断β受体。用于多种心律失常，如房性或室性早搏、窦性或室上性心动过速，特别是与交感神经兴奋如运动、情绪激动等有关者。

心得安Vs利血平

利血平可使心脏的儿茶酚胺耗竭并能增强心得安的β受体阻断作

用，从而减弱心脏的交感神经冲动，造成心脏过度抑制。

心得舒 Vs 奎尼丁

奎尼丁为全心抑制药，与β-受体阻滞剂心得安合用，有使心脏骤停的危险。

心得安 Vs 甲氰咪胍

因甲氰咪胍可使肝微粒体酶系对心得安的代谢减慢，使肝脏对心得安的首次通过效应减弱，故两者合用可延长心得安的半衰期，使血药浓度升高2～3倍，还可增加心得安抑制心率的作用，导致严重的心动过缓，血压下降。

心得安 Vs 甲基多巴

因心得安可增强甲基多巴的代谢产物α-甲基去甲肾上腺素的升压作用，故两药同时服用时，心得安应减少剂量，以避免发生脑血管意外。

心得安 Vs 可乐宁

因心得安属β受体阻滞剂，与降压药可乐宁同服可加重停用可乐宁的反跳现象，并有致死的可能。

心得安 Vs 单胺氧化酶抑制剂

因心得安与单胺氧化酶抑制剂，如优降宁、痢特灵等合用，可引起严重的中枢兴奋反应，导致高血压。故在这些药停用两周内，不宜用心得安。

心得安 Vs 氨茶碱

因心得安与氨茶碱对磷酸二酯酶的作用相反，同服可使两者的作用部分相互抑制。

心得安Vs异搏定

因两药都有钙离子拮抗作用，异搏定抑制钙离子通过细胞膜，而且β-受体阻滞剂心得安可阻滞钙离子在肌浆网中贮存，因此两药同用可导致心肌收缩力显著减弱，甚至心跳骤停，因而应避免同用。

心得安Vs噻嗪类利尿剂（双氢克尿噻）

有研究资料表明，两者并用可引起血浆极低密度脂蛋白、三酰甘油、磷脂及胆固醇浓度增高，有潜在增加冠心病的危险。

心得安Vs洋地黄

因心得安有增加洋地黄毒性的作用，故两者一般不宜同用。对已洋地黄化的患者则当禁忌同用。

心得安Vs酶促药物

因心得安与具有酶促作用的药物（如卡马西平、苯巴比妥、苯妥英钠等）同用，可发生酶促效应，使心得安疗效降低。

心得安Vs扑尔敏及含扑尔敏的中成药

扑尔敏能阻止肾上腺素能神经摄取递质，使心得安的阻断肾上腺素能β受体作用减弱，疗效降低。含扑尔敏的中成药如感冒清等亦有类似作用，故临床均不宜合用。

九、驱虫类药物

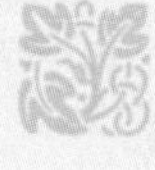

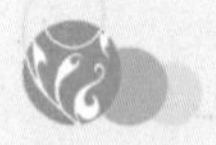

1. 氯喹

别名氯喹片。本品主要用于良性或恶性疟疾的急性发作，以控制其症状。

氯喹 Vs 酸化或碱化尿液的药物

氯喹与酸化尿液的药物（如氯化铵、阿司匹林、维生素 C 等）同服，可增加本药排泄，降低疗效；与碱化尿液的药物（如碳酸氢钠、氨茶碱等）并用，可减少氯喹的排泄，疗效和不良反应均增强。

氯喹 Vs 保泰松及氟羟强的松龙

氯喹与保泰松及氟羟强的松龙合用易引起剥脱性皮炎及剥脱性红皮病。

氯喹 Vs 氨基苷类抗生素、呋喃苯胺酸、利尿酸

对第八对脑神经的损害为氯喹的主要不良反应，而氨基苷类抗生素，如链霉素、卡那霉素等及呋喃苯胺酸、利尿酸可增强氯喹对第八对脑神经的损害，故忌并用。

氯喹 Vs 乙胺嘧啶及酸化尿液的药物

因乙胺嘧啶可增强氯喹的作用和毒性，酸化尿液的药（如氯化铵、水杨酸类等）能加快氯喹由尿排出，故均慎合用。

氯喹 Vs 单胺氧化酶抑制剂

氯喹与单胺氧化酶制剂（如痢特灵、优降宁、异烟肼等）并用，可致毒性增强，肝脏负担加重。

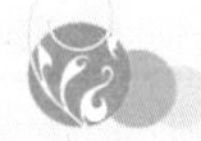

2. 伯氨喹

伯氨喹对红外期各型疟原虫均有较强的杀灭作用，为阻止复发、中断传播的主要药物。主要用于根治间日疟和控制疟疾传播，常与氯喹或乙胺嘧啶合用。对红内期作用弱，对恶性疟红内期则完全无效，故不能作为控制症状的药物应用，也不能作为病因预防药应用。

伯氨喹Vs其他具有溶血或骨髓抑制作用的药物

伯氨喹可引起溶血性贫血和粒细胞减少，若与具有溶血或抑制骨髓造血作用的药物（如阿司匹林、磺胺药、氯霉素等）合用，则伯氨喹的不良反应加重。

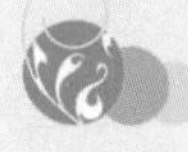

3. 驱蛔灵

驱蛔灵Vs吩噻嗪类药物

因驱蛔灵与吩噻嗪类药物（如氯丙嗪、奋乃静等）合用，可增强锥体外系反应（如四肢震颤、言语不清等）。

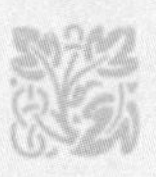

十、 维生素类药物

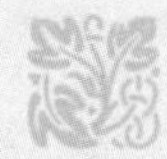

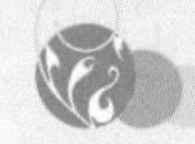

1. 维生素 D

维生素 D 对钙、磷代谢及小儿骨骼生长有重要影响，能促进钙、磷在小肠内吸收，其代谢活性物质能促进肾小管对钙的吸收，也可能促进磷的吸收，主要用于预防和治疗维生素 D 缺乏病，治疗佝偻病、骨软化症和婴儿手足搐搦症等。

维生素 D Vs消胆胺

因消胆胺是阴性离子树脂，对维生素 D 有干扰作用，合用会使其疗效减弱。

维生素 D Vs新霉素

因新霉素可减少维生素 D 的吸收，降低维生素 D 的疗效。

维生素 D Vs 液体石蜡

因两者合用维生素 D 易被溶解于液体石蜡中，不被吸收，降低血药浓度而使疗效减弱。如临床需要，则可先服维生素 D，2 小时后再服液体石蜡。

维生素 D Vs 苯巴比妥、苯妥英钠

因苯巴比妥和苯妥英钠药物均有酶诱导作用，能使维生素 D 代谢率提高，从而影响钙的平衡，故应避免同服。

2. 维生素 B_1

别名盐酸硫胺、硫胺素、维生素乙一、维他命乙一、VB_1。本品用于防治脚气病，也可用于神经炎、心肌炎、食欲不振、消化不良或其他原因所致维生素 B_1 缺乏症等的辅助治疗。

维生素 B_1 Vs 氢氧化铝凝胶

两者合用，维生素 B_1 会由于氢氧化铝凝胶的吸附作用而减少吸收，降低其疗效。

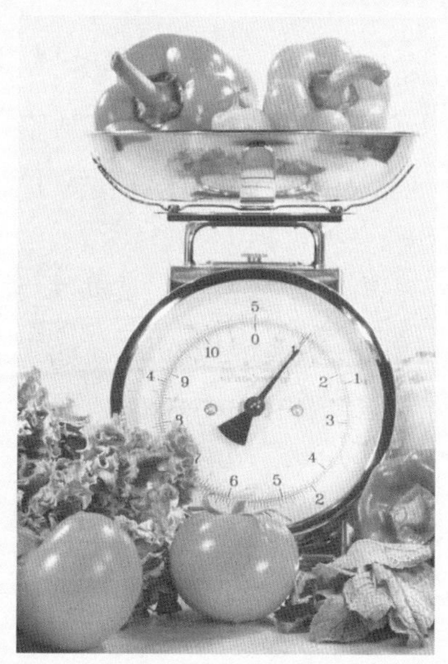

维生素 B_1 Vs 碳酸氢钠、巴比妥类

因两者与维生素 B_1 同用可引起后者分解，使维生素 B_1 疗效降低或失效。但维生素 B_1 可减轻巴比妥类药物所引起的戒断症状。

维生素 B_1 Vs 药用炭、白陶土

因为维生素 B_1 可被药用炭等吸附而

降低疗效，故一般不宜同服。如必须合用，可先服维生素 B_1，2～3 小时后再服药用炭或白陶土等。

维生素 B_1 Vs 氨茶碱

因维生素 B_1 在碱性溶液中不稳定，故不宜与碱性药物（如氨茶碱）同用，以免引起化学反应，降低疗效。

维生素 B_1 Vs 阿司匹林

阿司匹林是酸性药物，其在胃中会析出水杨酸，刺激胃黏膜，引起恶心，甚至溃疡。水杨酸在碱性环境中可排泄出大部分，而维生素 B_1 却是酸性药物，如与阿司匹林同服，会使阿司匹林中析出的水杨酸蓄积致毒。这不但对治病不利，而且还会给患者带来新的病症。

维生素 B_1 Vs 口服避孕药

因避孕药可加速维生素 B_1 的代谢，从而降低维生素 B_1 在血浆中的正常水平。故长期服用避孕药应适当补充维生素 B_1 以预防维生素 B_1 缺乏。

维生素 B_1 Vs 含乙醇的药物

因乙醇易损害胃肠黏膜，可影响维生素 B_1 的吸收，故含乙醇的制剂（如风湿酒、鹿茸精等）忌与维生素 B_1 同服。

维生素 B_1 Vs 糖皮质激素

因为糖皮质激素（如氢化可的松、地塞米松等）有对抗维生素 B_1 的作用，不利于症状的缓解。

维生素 B_1 Vs 含鞣质的中药或中成药

含有鞣质的中药有五倍子、桂皮、狗脊、侧柏等，中成药有四季青片、虎杖浸膏片、感冒宁、复方千日红片、肠风槐角丸、肠连丸、紫金粉、舒痔丸、七厘散等。因为鞣质可与维生素 B_1 结合产生沉淀，不易被吸收利用，故应忌合用。

3. 维生素E

维生素E也叫生育酚，原用于治疗习惯性流产、先兆流产、月经过多、不孕症、进行性肌营养不良症及更年期综合征等疾病，后来经研究发现，维生素E为强大的抗氧化剂，是保持人体健康的主要维生素之一。维生素E作为体内抗氧化剂，有清除自由基的作用。

维生素E Vs口服避孕药

因口服避孕药（如甲炔诺酮、甲地孕酮、乙酸孕酮等）可加速维生素E的代谢，减弱维生素K的作用。

维生素E Vs洋地黄、口服抗凝血药

因维生素E能增加洋地黄（如地高辛）及口服抗凝药（如华法林）的作用，同时也可增加其不良反应，故合用应慎重。

维生素E Vs影响脂肪吸收的药物

影响脂肪吸收的药物（如液体石蜡、新霉素）及降血脂药（消胆胺）均可影响维生素E吸收，减弱维生素E的作用，故忌与维生素E合用。

维生素E Vs硫酸亚铁及维生素K

因为维生素E可减弱硫酸亚铁及维生素K的药理作用，同时硫酸亚铁还可致维生素E失效。

维生素E Vs雌激素

因雌激素与维生素E长期并用，则可能诱发血栓性静脉炎。

4. 维生素 B_2

又名核黄素，维生素 B_2 为黄酶类辅基的组成部分，参与细胞的生物氧化过程，为人体每日物质代谢所必需，它的重要功能是帮助人体把蛋白质、脂肪、淀粉和天然糖转变成能量。它也是人体组织的合成和保养所必需的物质，并有广泛的生物作用。

维生素 B_2 Vs 避孕药

因避孕药可加速维生素 B_2 的代谢，从而降低维生素 B_2 在血浆中的正常水平，所以长期服用避孕药者易使体内维生素 B_2 不足。

维生素 B_2 Vs 含大黄的制剂

含大黄的制剂（如大承气汤、大黄黄连汤、大黄牡丹汤等）用于治疗感染性疾病时，不宜与维生素 B_2 同服，以免降低大黄的抑菌作用。

维生素 B_2 Vs 碱性药物

因维生素 B_2 在碱性溶液中易生成光黄素而失效，故不宜与碱性药物配合。

维生素 B_2 Vs 吸附剂

因吸附剂药用炭、碱式碳酸铋、碱式硝酸铋、鞣酸、鞣酸蛋白等可使维生素 B_2 血药浓度降低，疗效减弱。

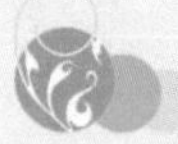

5. 维生素 C

维生素 C 又名抗坏血酸，长期以来，除用维生素 C 防治坏血病以外，还在多种疾病治疗中采用大剂量维生素 C 作为辅助治疗的重要药物。

维生素C Vs 氯丁醇

因本品与止吐剂氯丁醇可结合成无疗效的产物，故氯丁醇不宜与本品合用。

维生素C Vs 避孕药

因为避孕药（如雌激素）可加速维生素C的代谢，从而降低维生素C在血浆中的正常水平。如长期服用避孕药易引起体内维生素C缺乏，故应注意补充维生素C。

维生素C Vs 石蒜碱

据实验证明，大剂量维生素C能增强石蒜碱的毒性，故石蒜碱忌与大剂量维生素C合用。

维生素C Vs 磺胺药

因维生素C为一种酸性药物，可使尿液酸化，pH值下降，若与磺胺药（如复方新诺明等）合用，可使后者解离度变小，有引起结晶尿的可能，导致肾脏损害。如病情需要同用，可间隔2小时服药。

维生素C Vs 氨茶碱

氨茶碱系碱性药，与酸性药维生素C合用，可因酸碱中和而彼此降低疗效。

维生素C Vs 眠尔通、巴比妥类、苯海拉明

眠尔通、巴比妥类和苯海拉明等可增加维生素C在尿中的排泄量，减弱维生素C的作用，故合用应慎重。

维生素C Vs 阿司匹林、四环素

因阿司匹林和四环素能减少血小板、白细胞及血浆内维生素C的

含量，增加尿中维生素C的排泄量，减弱维生素C的作用。

维生素C Vs 维生素K_3

由于两药极性较大，均溶于水，在体液中相遇后便发生氧化还原反应，维生素C失去电子被氧化成去氢抗坏血酸，维生素K_3得到电子被还原成甲萘二酚，因结构的改变，导致两药的作用降低或消失。

维生素C Vs 红霉素

因为红霉素在酸性条件下呈解离型，不易吸收，而且排泄快，在胃肠道中不稳定，易被破坏，因此合用可使红霉素疗效降低。

维生素C Vs 氢氧化铝凝胶

因为氢氧化铝凝胶的吸附作用能使维生素C的吸收减少，疗效降低，故维生素C忌与氢氧化铝凝胶合用。

维生素C Vs 含苷类成分的中药

维生素C是酸性药物，苷类在酸性过强条件下（如维生素C加胃酸）有可能使苷分解成苷元和糖，从而影响疗效，因此，凡含苷类成分的中药（如黄芩、人参、龙胆草、砂仁、远志、柴胡）等均不宜与维生素C同服。

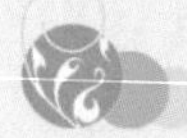

6. 维生素B_6

别名吡多辛、吡多醇、吡多胺。本品用于防治维生素B_6缺乏症，也可防治异烟肼、肼苯哒嗪等引起的精神兴奋和周围神经炎及各种呕吐。此外，本品还可用于回乳，防治动脉粥样硬化，治疗维生素B_6遗传性缺陷、贫血和中毒性粒细胞缺乏症、新生儿破伤风等。

维生素 B_6 Vs 雌激素

雌激素的转化产物可与维生素 B_6 竞争酶蛋白，从而促进维生素 B_6 的排泄，降低其疗效。雌激素还可使色氨酸氧化酶活性增加，使色胺代谢中维生素 B_6 的需要量增大，因而导致体内维生素 B_6 的相对不足。

维生素 B_6 Vs 青霉胺、左旋多巴

因维生素 B_6 可与青霉胺、左旋多巴形成络合物而使排泄增加，且以维生素 B_6 10～25 毫克与左旋多巴合用时尚可逆转左旋多巴的抗震颤麻痹作用。

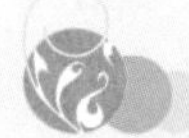

7. 维生素 A

别名维生素甲、甲种维生素、维他命甲、视黄醇、抗干眼醇。本品用于防治维生素 A 缺乏症，如角膜软化、干眼病、夜盲症等，也可补充哺乳期妇女、婴幼儿的需要。

维生素 A Vs 新霉素、卡那霉素、巴龙霉素

新霉素能干扰胆酸的生理活性，从而减少维生素 A 的吸收。新霉素也可抑制胰脂肪酶，并能引起小肠黏膜的形态学改变，从而干扰维生素 A 的吸收。同样与新霉素相类似的药物——如卡那霉素、巴龙霉素也会发生类似影响。

维生素 A Vs 消胆胺

因消胆胺可降低胆固醇，影响维生素 A 的吸收，故两者不宜同用。

维生素 A Vs 液体石蜡

维生素 A 宜饭后 15 分钟服用，若与液体石蜡同用则会影响本品的吸收。

维生素A Vs 糖皮质激素

因维生素A与糖皮质激素，如强的松、可的松等有药理性拮抗作用，故两者不宜并用。

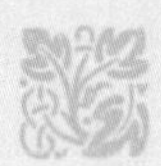

十一、激素类药物

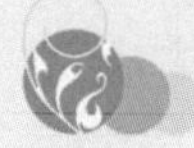

1. 丙酸睾丸素

丙酸睾丸素 Vs 四环素

丙酸睾丸素与四环素合用时对肝脏的毒性增加，尤其对肾衰患者，合用可使四环素的半衰期延长，毒性损害明显增强。

丙酸睾丸素 Vs 巴比妥类药

巴比妥类药能诱导肝药酶，可使丙酸睾丸素在体内代谢加快，作用减弱，故两者应尽量避免合用。

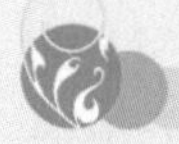

2. 黄体酮

别名黄体素、助孕素、孕激素，是由卵巢的黄体分泌的一种甾体化合物。目前临床上应用的多是人工合成品。

黄体酮的主要作用是保证受精卵的种植和维持妊娠——如助孕、安胎、促使乳房腺泡发育等。临床上主要用于习惯性流产、痛经、经血多或血崩症、闭经等。

黄体酮 Vs 氨基比林

黄体酮有抑制肝脏微粒体酶的作用，可减慢氨基比林的代谢灭活，从而增加其作用和毒性。

黄体酮Vs巴比妥类、苯妥英钠、痛痉宁

因巴比妥类（主要是苯巴比妥）、苯妥英钠、痛痉宁可诱导肝脏微粒体酶，加速黄体酮类化合物灭活，从而降低其疗效。

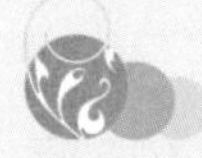

3. 可的松、地塞米松

别名氟美松、氟甲去氧氢化可的松。主要用于抗炎、抗过敏，治疗各种过敏性皮肤症、风湿性关节炎以及先天性肾上腺皮质增生症的抑制替代治疗。也可用于库欣综合征的诊断。

可的松、地塞米松Vs消炎痛、阿司匹林

因为可的松能促进蛋白质分解和抑制蛋白质的合成，并刺激胃酸和胃蛋白酶的分泌，降低胃与十二指肠黏膜组织对胃酸的抵抗力，阻碍组织修复，使溃疡愈合迟缓，与对胃有刺激作用的消炎痛等药合用，可诱发或加重消化道溃疡，故应避免同服。如临床必须合用时，应间隔投药，并加服氢氧化铝凝胶，以保护胃黏膜。

可的松、地塞米松Vs两性霉素B

因激素可的松、地塞米松与两性霉素B合用可加重机体缺钾，故不宜合用。

可的松、地塞米松Vs利福平

因利福平具有酶促作用，能使可的松的代谢加快，血药浓度降低，疗效减弱。

可的松、地塞米松Vs含钙药物

因含钙药物（如葡萄糖酸钙、氯化钙等）与可的松联合应用会降低疗效。

可的松、地塞米松 Vs 免疫抑制剂

可的松与免疫抑制剂（如硫唑嘌呤、环孢霉素 A 等）合用，可诱发溃疡或加重出血等不良反应。

可的松、地塞米松 Vs 疫苗

因可的松能抑制免疫反应，使机体抵抗力减弱，若与疫苗（如麻疹病毒菌苗、脊髓灰质炎菌苗、天花菌苗、狂犬菌苗、破伤风类毒素、伤寒菌苗、流行性腮腺炎菌苗等）合用，易造成疫苗感染。

可的松、地塞米松 Vs 药酶诱导剂

因为药酶诱导剂苯妥英钠、苯巴比妥、司可巴比妥、导眠能等能加速可的松的代谢，降低可的松的血药浓度，从而降低其作用强度和有效时间，故一般不宜合用。如必须合用，可采用间隔投药法或者适当增加可的松的剂量。

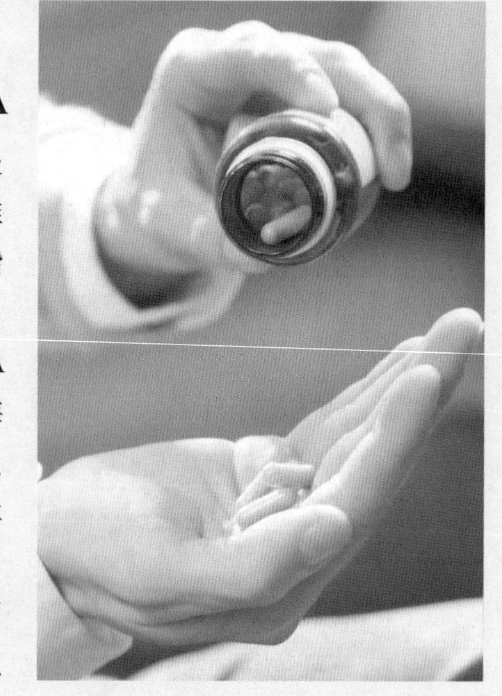

可的松、地塞米松 Vs 维生素 A

因两药合用，可的松的抗炎作用将受到抑制。其原因在于维生素 A 能使细胞中的溶酶体内脂蛋白膜通透性增大，稳定性降低，使溶酶体破裂。此外，维生素 A 还能使溶酶体内无活性的水解酶（如酸性磷酸酶、核糖核酸酶、β葡萄糖醛酸苷酶）运送到溶酶体膜外，这些被释放出的酶被激活，易促使炎症加重。可的松的作用正与之相反，它能使溶酶体膜稳

定化，阻止膜内蛋白水解酶的释放，从而防止血浆和组织蛋白质分解；产生和释放5-羟色胺、缓激肽类物质，减少致炎物质对细胞刺激而产生抗炎作用。如两药必须联用时，可在本品治疗完成一定疗程后，再服维生素 A。

可的松、地塞米松 Vs 四环素

可的松能抑制巨噬细胞和抗原的吞噬作用，阻碍淋巴母细胞的生长，加速小淋巴细胞的破坏，故长期或大剂量应用能抑制机体的免疫作用。四环素为广谱抗生素，应用后能打乱肠道内各细菌间相互抑制平衡。两药合用易引起二重感染，诱发和加重耐药菌所致的传染病，故不可长期同服。但两者短期合用可加强抗炎效果，减轻组织对炎症的反应，有利于对感染的控制。

可的松、地塞米松 Vs 降血糖药

因可的松能使氨基酸、蛋白质从骨骼肌移到肝脏，在酶的参与下，促进糖原异生，升高血糖，这与降血糖药（如甲磺丁脲、降糖灵、优降糖等）的作用相反。故两者如要合用，需加大降血糖药的剂量。

4. 胰岛素

别名正规胰岛素、普通胰岛素、优必林。本品为胰岛素短效制剂，可调节糖代谢，促进肝脏、骨骼肌及脂肪组织对葡萄糖的摄取和利用，促进葡萄糖转变为糖原；能抑制蛋白质转化为葡萄糖，减少糖原异生，增加葡萄糖转变为脂肪，从而降低血糖。给药后 30～60 分钟起效，2～4小时内作用最强，持续作用 6～8 小时。适用于 1 型糖尿病、酮症酸中毒糖尿病昏迷等患者。

胰岛素 Vs 利血平

利血平可妨碍去甲肾上腺素的释放，减缓糖原分解，使血糖降低，

与胰岛素合用时，其降血糖作用相加，极易导致低血糖反应，故应避免合用或根据血压和尿糖情况调节两药的剂量。

5. 康力龙、康复龙

康力龙、康复龙Vs蛋白质

康力龙、康复龙均为蛋白同化剂，故服药期间不宜进低蛋白饮食，应适当增加蛋、瘦肉等含蛋白质高的食品。

康力龙、康复龙Vs氯丙嗪

因胰岛素与氯丙嗪并用易引起肝脏损害，故不宜同用。

康力龙、康复龙Vs鹿茸、甘草及其制剂

由于鹿茸、甘草及其制剂含有糖皮质激素样物质，可使血糖升高，如与胰岛素、优降糖、降糖灵等合用时，可发生拮抗作用，降低降血糖药的疗效。

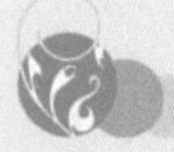

6. 双胍类

别名降糖片、美迪康。主要用于轻度2型糖尿病的肥胖病例。

双胍类Vs抗凝血药物

因双胍类降血糖药物（如降糖灵）与抗凝血药（如双香豆素等）合用时，可置换已与血浆蛋白结合的双香豆素，从而使抗凝血作用加强，导致出血倾向，故应避免合用或慎用。

双胍类Vs避孕药、四环素

双胍类药物与口服避孕药（如炔诺酮、甲地孕酮）合用可使双胍类药物降血糖作用减弱，与四环素合用易引起乳酸性酸中毒，故均应避免合用。

双胍类Vs含乙醇的中成药

因乙醇为药酶诱导剂，能使肝脏药酶活性增强，使磺酰脲类降血糖药（如氯磺丙脲）、双胍类降血糖药（如降糖灵等）代谢加快，半衰期缩短，药效降低。故本类药不宜与含乙醇的中成药（如风湿骨痛酒、豹骨木瓜酒、虎骨酒、国公酒）等合用。

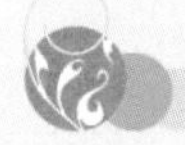

7. 促皮质素

糖皮质激素的作用很广泛，但对许多疾病均不能根治，临床用药目的主要是迅速缓解症状，防止严重并发症和挽救患者的生命。糖皮质激素常用于以下几个方面。

治疗严重的急性感染性疾病：如中毒性菌痢、中毒性肺炎、暴发性流脑、败血症等，糖皮质激素可发挥抗炎、抗毒、抗休克作用，能迅速制止症状的发展，使患者度过危险期，为彻底的病因治疗争取时间。但糖皮质激素本身无抗菌和抗病毒作用，使用时必须合用足量有效的抗菌药物。此外，还能治疗炎症并防止其后遗症；治疗过敏性疾病和自身免疫性疾病；抗休克；治疗某些血液病。

促皮质素Vs疫苗

因促皮质素能抑制免疫反应，使机体抵抗力减弱，若与疫苗（如麻疹病毒菌苗、脊髓灰质炎菌苗、无花菌苗、狂犬菌苗、破伤风类毒素、伤寒菌苗、流行性腮腺炎菌苗等）合用，易造成疫苗感染。

促皮质素 Vs 两性霉素 B

促皮质激素与两性霉素 B 合用可加重机体缺钾，故不宜合用。

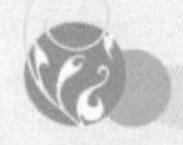

8. 格列喹酮

别名糖适平、糖肾平、喹磺环己脲。本品是一种亲β细胞的磺酰脲类口服降糖药，通过刺激胰岛 B 细胞分泌内源性胰岛素。口服吸收完全，1 次口服 30mg，2～3 小时血药浓度达峰值。代谢产物极少量经肾脏排泄，大部分经胆管系统随粪便排出体外。适用于 2 型糖尿病伴有肾功能不全者。

糖适平片 Vs 拟交感神经药、烟酸、口服避孕药

因拟交感神经药（如麻黄素、异丙嗪等）、烟酸、口服避孕药（如雌激素）与糖适平片合用，均可减弱糖适平片的降血糖作用。

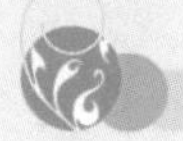

9. 格列甲嗪

别名美吡达、格列吡嗪、灭糖尿。本品为第二代磺酰脲类口服降糖药，通过胰岛素的外周作用，加强胰岛素与受体的结合能力和组织对胰岛素的敏感性，且具有一定的降血清胆固醇和三酰甘油、提高高密度脂蛋白水平、降低血小板凝集、增加纤维蛋白溶解活性的作用，适用于 2 型糖尿病。

格列甲嗪 Vs 肾上腺素、口服避孕药

格列甲嗪与肾上腺素、口服避孕药（如炔诺酮、甲地孕酮等）合用，格列甲嗪的降血糖作用降低。

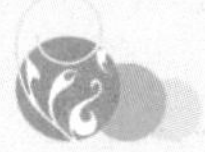

10. 阿卡波糖

别名α糖苷酶抑制剂、拜糖平、阿克波什糖、抑葡萄糖苷酶。本品具有在肠道内竞争性抑制葡萄糖苷酶的作用，可降低多糖及糖蔗分解生成葡萄糖，并减少和延缓其吸收，可有效地降低餐后高血糖和血浆胰岛素浓度。

阿卡波糖 Vs 抗酸药、消胆胺、吸附剂、消化酶

抗酸药（如碳酸氢钠、氢氧化铝等）、消胆胺、肠道吸附剂（如药用炭、次碳酸铋等）、消化酶制剂（如胃蛋白酶合剂、多酶片等）与阿卡波糖同服，均有可能降低阿卡波糖的降血糖作用。

阿卡波糖 Vs 蔗糖及含蔗糖的食物

服阿卡波糖忌食蔗糖及含蔗糖的食物，因阿卡波糖在治疗期间可抑制碳水化合物的分解并延缓碳水化合物的吸收，增加了碳水化合物在结肠中的发酵，若与蔗糖或含蔗糖的食物（如甘蔗、甜菜等）同服，则易引起腹部不适，甚至腹泻。

11. 甲状腺素

别名四碘甲腺原氨酸、三碘甲腺原氨酸、甲状腺片。适用于甲状腺功能减退症替代治疗。

甲状腺素 Vs 降血脂药消胆胺

因消胆胺为阴离子型交换树脂，经静电吸附可形成复合物，妨碍吸收，降低甲状腺素疗效。如需合用，两者服药时间应间隔 4 小时以上。

甲状腺素Vs胰岛素

因为甲状腺素类药物（如甲碘安、甲状腺素）等可抑制胰腺分泌胰岛素，使用胰岛素后可加速甲状腺素的代谢，从而使病情加重。

甲状腺素Vs双香豆素

因甲状腺素可与抗凝血药双香豆素竞争同血浆蛋白结合，从而使后者在血浆中游离增加，抗凝作用及其毒性反应均增强，故合用时必须减量。

甲状腺素Vs苯妥英钠、阿司匹林

因甲状腺素与苯妥英钠、阿司匹林合用可使甲状腺素的作用增强，不良反应也加重，故两者合用应慎重。

甲状腺素Vs丙咪嗪

甲状腺素与丙咪嗪二药合用可能引起心律失常，故不宜同用。

甲状腺素Vs苯妥英钠、阿司匹林

因合用可使甲状腺素的作用增强，不良反应也加重，故两者合用应慎重。

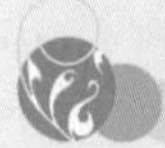

12. 碘化钾

用于甲状腺危象及甲亢患者的术前准备。也可用于防治地方性甲状腺肿。

碘化钾Vs三黄片

祛痰药碘化钾能沉淀三黄片中的生物碱而使药效降低，故不宜

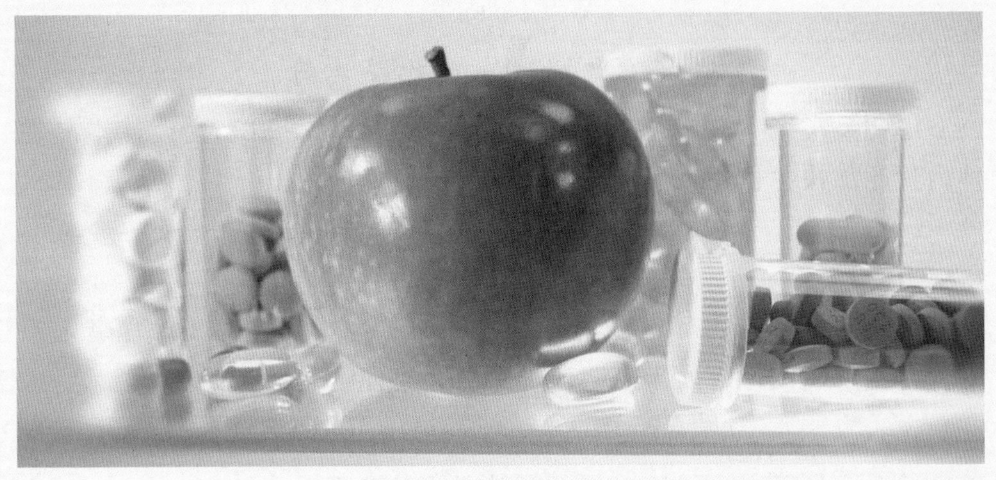

合用。

碘化钾Vs朱砂及含朱砂的中成药

因碘化钾属还原性的药物，与朱砂及含朱砂的中成药合用可生成有毒的碘化汞而导致药源性肠炎。

碘化钾Vs酸性药物

因碘化钾与酸性药物（如阿司匹林、橙皮糖浆等）同服，能析出游离碘，对胃造成较大刺激，并能抑制胃内酶的活性。

碘化钾Vs甘汞

因碘化钾能使甘汞变为碘化汞及可溶性汞盐，使其毒性增加，故两者禁忌同用。

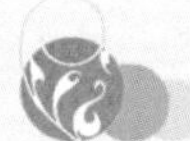

13. 甲基睾丸素

别名甲睾酮。用于男性性腺功能减退症、无睾症及隐睾症；女性月经过多、功能性子宫出血、子宫内膜异位症、子宫肌瘤等；老年性骨质疏松、再生障碍性贫血等。

甲基睾丸素 Vs 巴比妥类药

巴比妥类药（如苯巴比妥、戊巴比妥）可诱导肝药酶，使本品在体内代谢加快，作用减弱，故两者应尽量避免合用。

甲基睾丸素 Vs 四环素

甲基睾丸素与四环素合用时对肝脏的毒性增加，尤其对肾衰竭患者，合用可使四环素的半衰期延长，毒性损害明显增强。

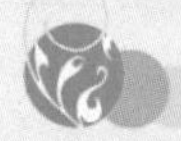

14. 甲苯磺丁脲、氯磺丙脲、优降糖

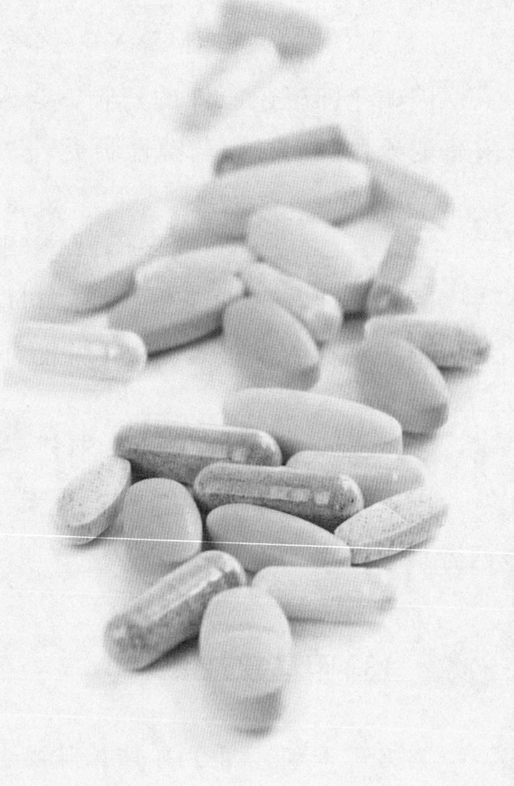

甲苯磺丁脲别名甲磺丁脲、甲糖宁、D860。优降糖别名格列苯脲、达安疗。甲苯磺丁脲直接刺激胰岛β细胞，促进胰岛素的分泌，抑制胰岛素酶的活性、胰高血糖素的分泌及糖原的分解，促进葡萄糖的氧化，从而降低血糖。适用于2型糖尿病。对幼年型糖尿病及胰岛功能完全丧失的患者无效。

氯磺丙脲，是第一代降糖药，主要用于治疗轻、中度成年型糖尿病。优降糖是第二代磺酰脲类降糖药，降糖作用较甲苯磺丁脲快而强，作用持久，毒性低。给药3小时显效，2～6小时血药浓度达高峰，作用可持续10～24小时。

甲苯磺丁脲、氯磺丙脲、优降糖 Vs 利福平

因利福平具有药酶诱导作用，合用可降低降血糖药（如甲苯磺丁脲）的血药浓度，使其疗效减弱。

甲苯磺丁脲、氯磺丙脲、优降糖 Vs 氯霉素

氯霉素为肝药酶抑制剂，能抑制肝脏微粒体内药酶的活性。当氯霉素与甲苯磺丁脲合用时，可使后者的代谢减慢，半衰期延长。增强甲苯磺丁脲的作用和不良反应。故两药合用须根据患者血糖水平调整剂量，否则可导致低血糖性休克。

甲苯磺丁脲、氯磺丙脲、优降糖 Vs 吩噻嗪类药物

因甲苯磺丁脲等磺酰脲类降血糖药与吩噻嗪类药（如氯丙嗪、奋乃静等）合用，能引起黄疸及肝功能异常，故两药不宜合用。

甲苯磺丁脲、氯磺丙脲、优降糖 Vs 苯妥英钠

因为苯妥英钠能提高血糖含量，从而减弱磺酰脲类降血糖药（如甲苯磺丁脲）的效力，偶尔可引起高渗性非酮症昏迷，这可能与苯妥英钠能抑制胰岛素的分泌有关。

甲苯磺丁脲、氯磺丙脲、优降糖 Vs 甲状腺素、胰高糖素

由于甲状腺素、胰高糖素均能使血糖增高，使降血糖药如甲苯磺丁脲的降血糖作用减弱。

甲苯磺丁脲、氯磺丙脲、优降糖 Vs 异丙嗪

磺酰脲类降血糖药物（如甲苯磺丁脲、氯磺丙脲、优降糖、甲磺吡脲等）不宜与异丙嗪合用，因为异丙嗪能使磺酰脲类药物的作用降低，疗效减弱。

甲苯磺丁脲、氯磺丙脲、优降糖Vs双香豆素等抗凝血药

由于磺酰脲类降血糖药（如甲苯磺丁脲）的血浆蛋白结合率较强，可以置换血浆蛋白中结合的双香豆素，从而增加游离双香豆素的血药浓度，加强抑制凝血酶原和凝血因子Ⅶ、Ⅳ、Ⅹ在肝中合成，提高抗凝血作用。另外，双香豆素有酶抑作用，可抑制甲苯磺丁脲等药的代谢，使其半衰期从原来的4.5小时延长到18小时，因此一般应避免合用。若需合用，应按血糖水平和血液凝固时间调节两药剂量。另外，新抗凝、新双香豆素亦有类似作用。

甲苯磺丁脲、氯磺丙脲、优降糖Vs异烟肼

磺酰类降血糖药（如甲苯磺丁脲等）与异烟肼合用，易引起高血糖及尿糖症。

甲苯磺丁脲、氯磺丙脲、优降糖Vs心得安

因为心得安阻滞β-受体抑制糖原分解，合并用药可加重降血糖药（如甲苯磺丁脲、优降糖、降糖灵等）的降糖效应，结果导致严重低血糖。

甲苯磺丁脲、氯磺丙脲、优降糖Vs安妥明

安妥明能与甲苯磺丁脲竞争与血浆蛋白结合，把后者从结合部位置换出来，从而增强其作用和毒性，故并用时应予以注意。

甲苯磺丁脲、氯磺丙脲、优降糖Vs巴比妥类药物

巴比妥类药（如苯巴比妥、戊巴比妥、司可巴比妥等）与甲磺吡脲合用，可降低本品的活性。

甲苯磺丁脲、氯磺丙脲、优降糖Vs利尿药

因为噻嗪类利尿药（如双氢克尿噻等）能直接抑制胰岛B细胞的功能，使血浆胰岛素水平下降，血糖升高，若与口服降血糖药（如氯

磺丙脲、甲磺吡脲、降糖灵等）合用有药理性拮抗。其他利尿药（如利尿酸、速尿）亦可使本药的降血糖作用减弱。

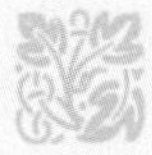

十二、其他药物

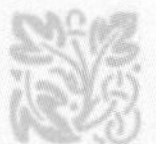

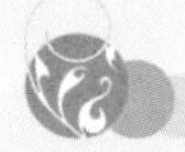

1. 普鲁卡因

普鲁卡因Vs磺胺药物

因为普鲁卡因被吸收后，经肝微粒体酶催化水解生成的对氨苯甲酸与磺胺药物起拮抗作用。

普鲁卡因Vs抗胆碱酯酶药物

因抗胆碱酯酶药物（如东莨菪碱、颠茄、普鲁本辛、胃疡平、胃

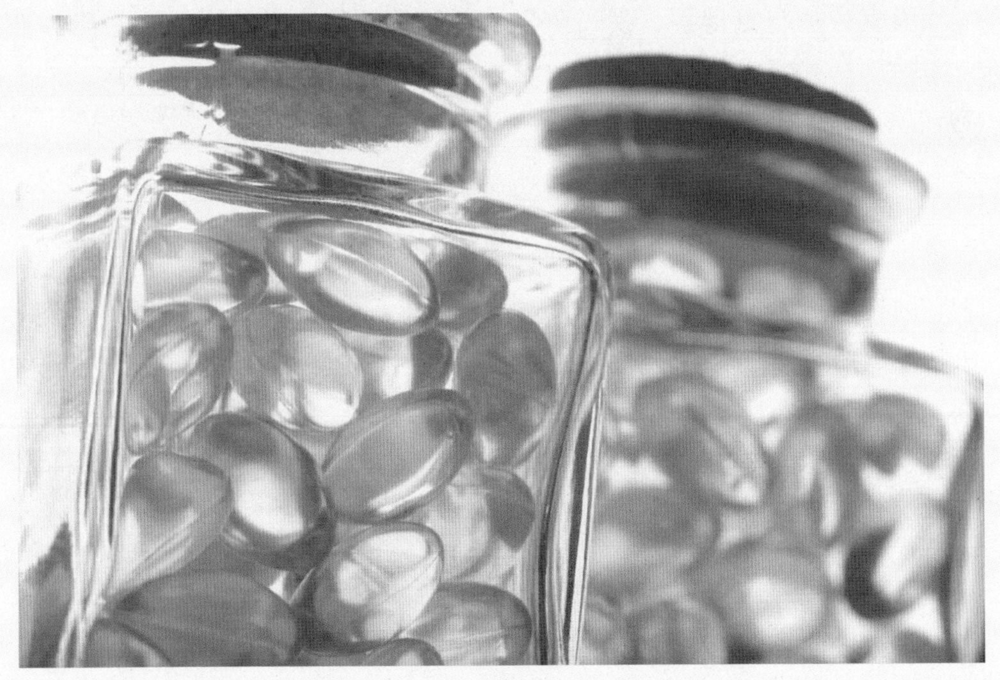

复康等）均能抑制普鲁卡因的水解过程，使其毒性增加。

普鲁卡因Vs对氨基水杨酸

因对氨基水杨酸系抗结核药，而普鲁卡因是对氨苯甲酸的衍生物，合用时则为结核杆菌补充了生长繁殖所必需的物质，因此两者产生拮抗作用。

2. 噻庚啶

噻庚啶Vs苯丙胺

因中枢兴奋药苯丙胺可减弱噻庚啶的作用，故两者应避免合用。

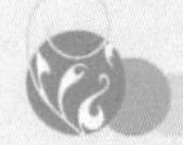

3. 噻替哌

噻替哌Vs氯霉素、磺胺药

因噻替哌与氯霉素、磺胺药合用可加重骨髓抑制，故应避免合用。

4. 巯基嘌呤

巯基嘌呤Vs别嘌醇

因抗痛风药别嘌醇能抑制黄嘌呤氧化酶，减少巯基嘌呤的代谢，使其疗效与毒性明显增加。

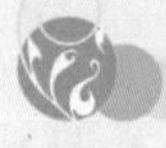

5. 甲氨蝶呤

甲氨蝶呤Vs新霉素

新霉素能促进甲氨蝶呤在大便中的排出，故两者须配伍应用时，应密切观察临床反应。

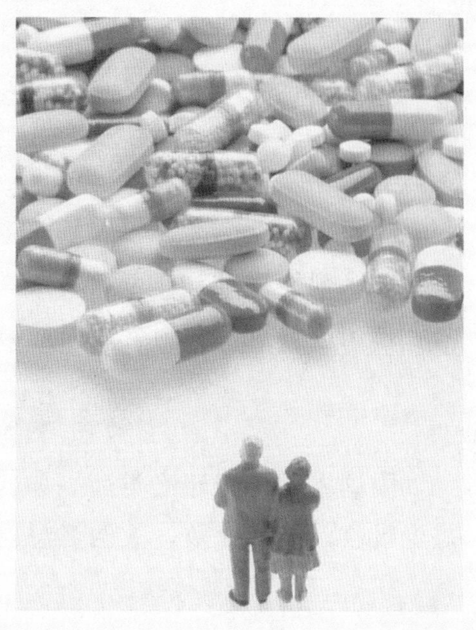

甲氨蝶呤Vs磺胺药

两者合用会增加甲氨蝶呤的毒性。这是因为甲氨蝶呤与血浆蛋白的结合率高，可被高蛋白结合药磺胺药（如磺胺嘧啶等）所置换，并在肾排泄部位相互竞争，使甲氨蝶呤的血药浓度明显提高，胃肠道及骨髓的毒性反应加强。

甲氨蝶呤Vs氟尿嘧啶、硫唑嘌呤、阿糖胞苷

甲氨蝶呤如需与氟尿嘧啶、硫唑嘌呤、阿糖胞苷合用，应先用甲氨蝶呤，否则甲氨蝶呤疗效减弱。

甲氨蝶呤Vs丙磺舒

丙磺舒可提高甲氨蝶呤的血药浓度，合用时如不减量，则甲氨蝶呤的毒性加强。

甲氨蝶呤Vs水杨酸类、对氨水杨酸

水杨酸类（如阿司匹林）、对氨水杨酸能取代甲氨蝶呤与血浆蛋白结合，从而使其毒性增加。

甲氨蝶呤Vs酒及含酒的中药

甲氨蝶呤口服吸收完全，但大剂量应用时有肝毒性。当与酒精同服时可干扰胆碱合成，使肝毒性增加，氨基转移酶升高。因此，用药期间禁饮酒精和含酒精饮料。

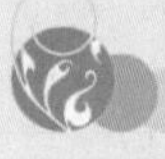

6. 钙剂

钙剂 Vs 洋地黄

因钙剂能增加洋地黄制剂（如地高辛、西地兰）的毒性反应，故两者合用应慎重。必须合用时应减少洋地黄的剂量。

钙剂 Vs 四环素类药

因钙离子与四环素类药（如四环素、土霉素等）会结合成络合物，减少吸收，降低疗效，故两者忌同服。

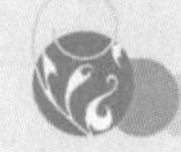

7. 依曲替酯

依曲替酯 Vs 维生素 A

依曲替酯为维生素 A 的衍生物，为防止维生素 A 过量，应避免同时服用。

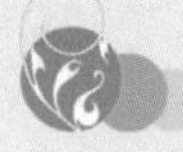

8. 保肤灵

保肤灵 Vs 维生素 A

因保肤灵为维生素 A 酸的一种合成立体异构体物质，服药期间若同时应用维生素 A，则易引起维生素 A 过多症，引起或加重不良反应。

保肤灵 Vs 其他脱皮性抗痤疮药

保肤灵与其他脱皮性抗痤疮药（如过氧化苯酰等）同服，可使不良反应增加。

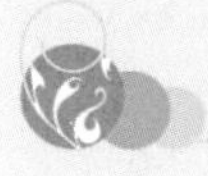

9. 抗组胺药

抗组胺药Vs中枢抑制药

抗组胺药（如异丙嗪、苯海拉明）能加强中枢抑制药（如安定、巴比妥类等）的作用，同时也易加重不良反应。故需要合用时宜减少用量。

抗组胺药Vs阿托品、三环类抗抑郁药

因抗组胺类药能加强阿托品和三环类抗抑郁药（如丙咪嗪等）的抗胆碱作用及其不良反应，故两者合用应慎重，确需合用时应注意减量。

抗组胺药Vs成瘾性镇痛药

因抗组胺药（如异丙嗪等）能增强成瘾性镇痛药（如吗啡、杜冷丁等）的呼吸抑制作用，所以，两者不宜合用。

抗组胺药Vs单胺氧化酶抑制剂

单胺氧化酶抑制剂（如痢特灵、优降宁、苯乙肼等）与抗组胺药（如扑尔敏、异丙嗪）合用，可加重抗组胺药的不良反应。

抗组胺药Vs酸化尿液的药物

抗组胺药（如苯海拉明）与酸化尿液药物，如氯化铵、枸橼酸等合用，由于离子型重吸收减少，排泄增加，可使疗效降低。

抗组胺药Vs防己碱

有实验证明，它们合用虽可产生协同镇痛作用，但有蓄积现象，可加重不良反应。

抗组胺药Vs平肝熄风中成药

平肝熄风中成药，如密环片、天麻片、止痉散、五虎追风散等，具有降压、抗癫痫、抗惊厥和镇静作用，若与抗组胺药物并用，可产生药理性拮抗而降低治疗效果，故它们一般不宜合用。

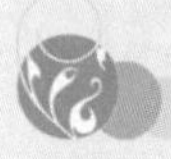

10. 抗胆碱酯酶药

抗胆碱酯酶药Vs氯丙嗪

抗胆碱酯酶药（如新斯的明、吡斯的明等）与氯丙嗪合用时，可出现体温极度升高、无汗、皮肤黏膜干燥、昏睡，甚至死亡，故禁忌合用。

抗胆碱酯酶药Vs其他缩瞳剂

在使用抗胆碱酯酶药（如新斯的明）时，应慎与其他缩瞳孔剂如毒扁豆碱、毛果云香碱同用。因新斯的明亦具有收缩瞳孔的作用，合用后可能会加重不良反应。

抗胆碱酯酶药Vs颠茄类药

因颠茄类药（如阿托品）可掩盖新斯的明、酶抑宁过量引起的中毒症状，使人丧失警觉，故两者应尽量避免合用。

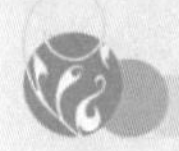

11. 环孢霉素 A

环孢霉素 A Vs疫苗

接种疫苗（如伤寒菌苗、狂犬菌苗、天花菌苗、脊髓灰质炎菌苗等）可减弱环孢霉素 A 的免疫抑制活性，故应避免同时应用。

环孢霉素A Vs 速尿、双氢克尿噻

因为环孢霉素A虽可抑制肾排泄尿酸，但一般并不引起痛风。若与利尿剂（速尿、双氢克尿噻等）合用，则可竞争性抑制尿酸的分泌排出，使血清尿酸浓度进一步提高，从而诱发痛风。

环孢霉素A Vs 免疫抑制剂

环孢霉素A除肾上腺皮质激素外，一般不得与其他免疫抑制剂（如硫唑嘌呤、氨甲蝶呤等）同用，以免增强不良反应。

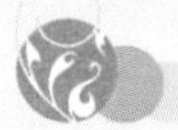

12. 环磷酰胺

环磷酰胺 Vs 长春新碱

环磷酰胺与长春新碱合用时，应先用长春新碱，反之则降低环磷

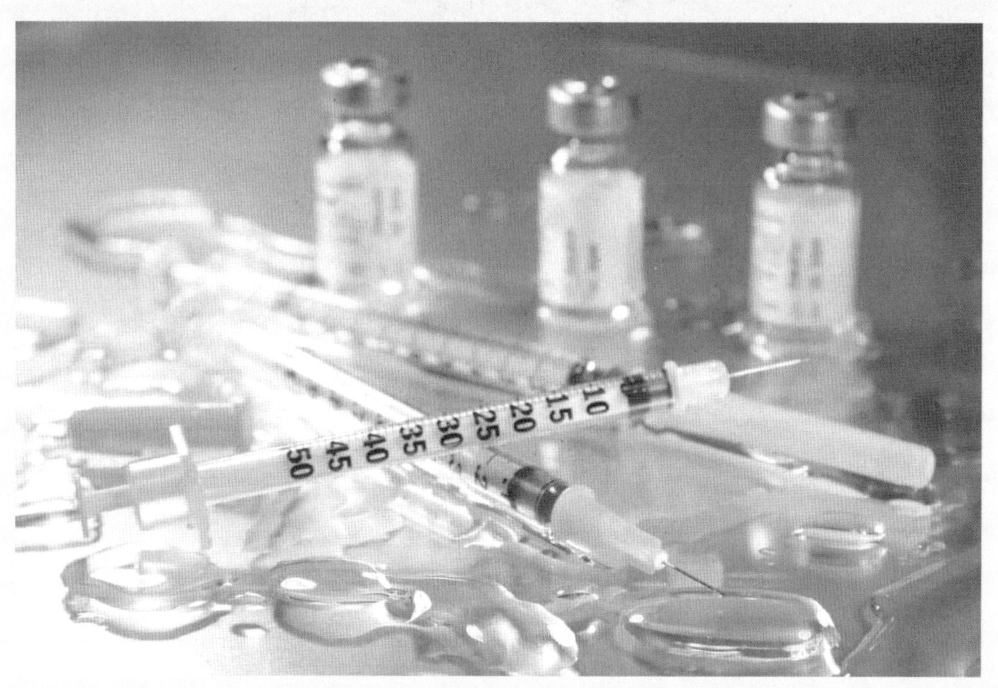

酰胺的作用。

环磷酰胺Vs丹参

动物实验证明，复方丹参制剂以不同途径给药均能促进恶性肿瘤的转移，且当其与环磷酰胺合用时，在抑制肿瘤生长方面未显示明显的增效作用，故应避免合用。

环磷酰胺Vs氯霉素

因氯霉素阻止环磷酰胺在体内转变成有效产物，可对抗本品的抗癌作用。

环磷酰胺Vs巴比妥类

因巴比妥类药物苯巴比妥、戊巴比妥等能干扰环磷酰胺的代谢，合用可增强本品的毒性。

环磷酰胺Vs别嘌醇、氯喹

别嘌醇、氯喹可增强环磷酰胺的骨髓毒性，故一般不宜合用。

中药与食物及病症相克

人生病之后都要吃药，这是天经地义的事，在进行药物治疗的同时，还要配食一些补充营养的食物，目的就是想让患者尽快康复。但是这个良好的愿望有时却出现事与愿违的情况，不是药效不能很好地发挥，就是出现一些本不该有的身体不适，甚至加重病情或增添了另外的病症。这并非危言耸听，而是日常生活中常常会遇到的事。究其原因，一般都跟药物与食物搭配不当有关，也是我们应非常重视的药物与食物及病症相克的问题。虽然自古有“药食同源”之说，中药在某种程度上也是一种食物，但“是药三分毒”，中药也有与食物和病症相克的地方，下面我们将详细介绍这些问题。

(1) **忌腥膻：**多数中药，均有其芳香气味，特别是芳香化湿或芳香理气药，均含有大量挥发性芳香油，赖以发挥治疗作用。此芳香物质与腥膻气味最不相容。若服中药期间不避腥膻，往往影响药效，如鱼虾腥气、牛羊膻味在那些过敏性哮喘、鼻炎、湿疹、荨麻疹、皮肤瘙痒等患者服用中药时尤应禁忌。

(2) **忌生冷：**生冷之物，性多寒凉，难以消化，如服温经通络、祛寒逐湿之药，或健脾暖胃之剂定要忌之，否则降低药效，延长病程。

(3) **忌油腻：**油腻之物，助湿生痰，滑肠滞气，且难消化，服药期间，若使荤腻之物充塞肠胃，势必影响药物的吸收。不仅那些痰湿较重、脾胃虚弱的泄泻患者列为禁忌，对所有服中药的患者，均不相宜。

(4) **忌辛辣：**辛辣之物性多温热，耗气动火，如服清凉败毒、养阴增液之药或凉血滋阴之剂，不可不忌，否则抵消药效，促发炎症，伤阴动血。

1. 丁香

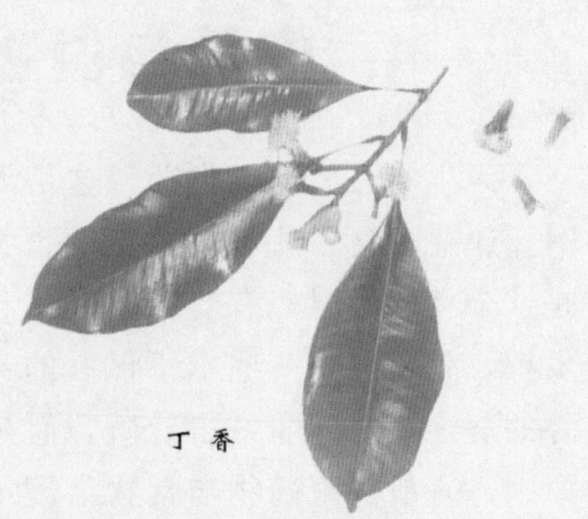
丁 香

俗名鸡舌香、公丁香、丁子香。性温，味辛。温胃散寒，善止呃逆，开胃进食。丁香中主要含丁香油，其成分包括丁香油酚、β石竹烯、甲基正戊基本酮、水杨酸甲酯、苯甲醛、苄醇、胡椒酚等。当吸收入血后，能刺激中枢神经兴奋而心跳加快，并能使白细胞增加。适宜寒性胃痛、反胃呃逆、呕吐之人食用，也适宜口臭之人食用。

丁香Vs胃热、热性病

胃热引起的呃逆或兼有口渴口苦口干者不宜食用；也不宜与中药郁金同食；热性病及阴虚内热之人忌食。

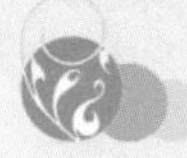

2. 大茴香

俗名八角、大茴、大料。性温，味甘、辛。散寒，理气，开胃。大茴香的成分为挥发性茴香油、脂肪油、蛋白质、树脂等。茴香油主要是茴香醚，其余为少量的甲基胡椒酚、茴香醛、茴香酸、茴香酮、蒎烯、水芹烯、柠檬烯等。这些有效成分都是大茴香有散寒理气开胃作用的物质基础。适宜胃寒呃逆、寒疝腹痛、心腹冷痛、小肠疝气痛之人或肾虚腰痛者食用。宜作为调味品食用，可以芳香开胃，增进食欲。

茴香Vs阴虚火旺、眼病、糖尿病、更年期、活动性肺结核

阴虚火旺之人忌食；眼病患者忌食；干燥综合征、糖尿病、更年

期综合征、活动性肺结核患者忌食。

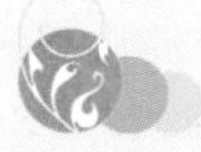

3. 丹皮

丹皮苦辛微寒，清热凉血，活血化瘀，清肝降压。牡丹根皮，含芍药苷、丹皮酚、苯甲酸、甾醇、糖类、挥发油、鞣质等。丹皮煎剂有降血压、退热、抗菌、抗惊厥作用。

丹皮Vs食蒜、胡荽

大蒜辛温有臭，胡荽辛温香窜，丹皮苦辛微寒，气味不相投，药性亦相反。大凡香窜之物，多为损气耗阴之品，与丹皮凉血清肝的功用相悖。故服用丹皮应忌葱蒜、胡荽。

4. 丹参

丹参味苦性微寒，能活血化瘀，除烦安神，消炎止痛。丹参含丹参酮、丹参酸、丹参酚、鼠尾草酚和维生素E等。丹参制剂能扩张血管，特别是扩张冠状动脉，改善心肌缺血状况，又能降低血压，有镇静安定作用。此外，还有降血糖和抗菌作用。

丹参Vs醋、酸物

醋味甘、酸，性温，凡酸味之物，在五行属木，木能生火，多属温热之性，又皆收敛。丹参微寒，能活血化瘀，扩张血管，故就性味功能而言，丹参与醋皆不相合。此外，两者化学成分皆甚复杂，其相克机制有待研究。

5. 天冬、麦冬

天冬、麦冬均为百合科植物。麦冬中含甾体皂苷、β谷固醇、葡萄糖、果糖、黏液质等，有镇咳、祛痰和抑菌作用。

天冬甘苦、大寒，能滋肾润肺，清热化痰；麦冬味甘、微苦，性微寒，能清心润肺、养胃生津。

天冬、麦冬Vs鲤鱼、鲫鱼

天冬、麦冬皆为养阴生津，清热化痰药；鲤鱼、鲫鱼皆能利水消肿。用天冬、麦冬者，多为肺肾之阴不足，意在滋养阴液，鲤鱼、鲫鱼则利水消肿，与天冬、麦冬功能不协。

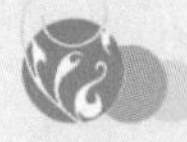

6. 厚朴

厚朴味苦、辛，性温，能行气化湿、温中止痛、降逆平喘。厚朴皮中含挥发油，油中主要成分为厚朴酚。此外，含少量生物碱、木兰箭毒碱、鞣质及微量烟酸。厚朴煎剂对葡萄球菌链球菌、赤痢杆菌、巴氏杆菌、霍乱弧菌有较强的抗菌作用；对横纹肌强直有一定缓解作用。

厚朴Vs豆类

厚朴中含鞣质，豆中富含蛋白，两者相遇起化学反应，形成不易消化吸收的鞣质蛋白。此外，两者所含有机成分甚为复杂，可能还会产生其他不良化学反应，使豆类难以消化，形成气体充塞肠道，以致腹胀。

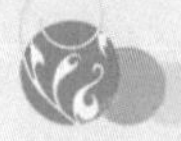

7. 甘草

甘草味甘性平，生用偏凉，炙用性温，能补脾润肺、益气复脉、缓急止痛、解毒清热。主治脾胃气虚、中气不足、腹痛挛急、疮疡肿毒，又能调和药性，解百药毒。

甘草含甘草甜素（即甘草酸），是一种三萜皂苷，水解后产生葡萄糖醛酸和甘草次酸。此外，尚含有甘露醇、苹果酸、烟酸、天冬酰胺、葡萄糖、蔗糖、淀粉等。甘草甜素有利尿、解毒、祛痰及保护黏膜作用。

甘草Vs白菜

白菜性味甘冷，气虚胃冷之人不可食，此菜与甘草功能相背，故服用甘草者，应忌食白菜。

甘草Vs海菜

海菜泛指海产中的藻类，如海带、海蕴、石莼、紫菜、石花菜、鹿角菜等等，性皆咸寒冷滑与海藻相同，均为含碘丰富的食物。可能与甘草中某些成分发生不良反应。海产植物入药者向以海藻为代表，故海藻反甘草，乃为人所共知，其实与甘草相克者绝不止海藻一味。再按五味五行言之，甘味属土，咸味属水，甘咸之间，乃有相克相侮关系，必然影响到药性的相畏相克。甘草补气健脾，当配甘温之品为好，而海藻咸寒、冷利，最所不宜，所以服甘草者，应禁食海菜。

甘草Vs猪肉

猪肉酸冷，有滋腻阴寒之性，且富含脂肪，难吸收，不利于肠胃。若以甘草补益脾胃时，显然应忌食猪肉，不仅如此，凡脾胃虚寒服用温补脾胃的中药时，皆不宜食猪肉。

甘草Vs腹胀

凡腹部胀满之人忌食。忌与海藻和羊栖菜一同食用。在服用中药大戟、甘遂、芫花期间，忌食甘草。《本草经集注》："甘草反大戟、芫花、甘遂、海藻四物。"《医学入门》："痢疾初作，不可用。"

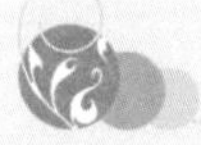

8. 白术、 苍术

白术味甘、苦，性温，能补脾益气，燥湿利水，固表止汗；苍术味辛、苦，性温，能祛风胜湿，健脾止泻，散寒解表。苍术用于燥湿健脾，白术用于益气健脾；脾湿实证用苍术以运脾，脾弱虚证用白术以补脾；若脾虚湿困，需补运兼施者，则可二术同用。

白术为菊科苍术属植物，其根状茎部分入药，含挥发油1.5%，油中主要成分为苍术醇和苍术酮，并含维生素A样物质。白术的药理作用在于抑制肾小管吸收功能，增加对钠的排泄，因而有利尿作用。此外，还有降低血糖、促进肠胃分泌、保护肝脏和改善血液循环的作用。

白术、苍术Vs雀肉、青鱼

雀肉味甘性温，能壮阳补肾；青鱼甘平，主治脚气湿痹。从性味功能而言，似无抵触之处。然其相克机制在于术类中所含苍术酮、苍术炔、苍术醇、β-桉油醇等物质与雀肉、青鱼中的某些成分起不良反应，可能对人体有害或降低术类药效。

白术、苍术Vs桃、李

桃子味甘、酸，性热，多食令人生火；李子味甘酸性温，多食令人胪胀、发虚热。从食物药性看桃李皆可生热，苍术、白术皆苦温燥湿之品。在药方中用术时，故不宜食桃李，否则温热加燥易干扰药效，产生不良作用。

白术、苍术Vs白菜、芫荽、大蒜

白菜味甘性冷。术类性温，功用在于燥湿健脾，而白菜性冷，与之相背，故服术类时应忌食白菜。

芫荽、大蒜皆辛温香窜食物，皆含挥发油类，易于同术类中的挥发油互相融合而干扰。往往改变其药性，使之趋于燥烈，故应禁食。

白术Vs胃胀腹胀

凡胃胀腹胀、气滞饱闷之人忌食。《药品化义》："凡郁结气滞，胀闷积聚，吼喘壅塞，胃痛由火，痈疽多脓，黑瘦人气实作胀，皆宜忌用。”

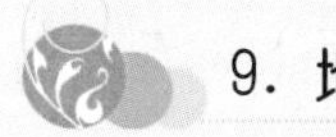

9. 地黄

生地黄味甘、苦性寒，能清热滋阴、凉血止血、生津止渴；熟地黄甘而微温，主要功能为滋肾育阴、补血调经。

地黄有鲜地黄、生地黄、熟地黄之分。生地黄含地黄素、甘露醇、葡萄糖、生物碱、梓醇、多种氨基酸、脂肪酸和维生素A样物质。生地黄中的某些成分作用于心肌和肾脏血管，故有强心利尿、解热消炎作用，并能促进血液凝固和降低血糖。生地黄经用黄酒拌焖反复蒸晒，变为黑色光润柔软的块状物即为熟地黄。在炮制过程中，许多物质转化，成分与性能均有很大变异。熟地黄的主要成分为地黄素、梓醇、甘露醇、糖类、维生素A、有机酸类，其中梓醇就具有滋阴和降血糖作用。

地黄Vs葱、蒜

葱、蒜中皆含蒜辣素，气味辛辣，其性燥热，能耗津动火、伤阴化燥，正与地黄功用相反。故药中有地黄时，应禁食葱蒜、辣椒等物。

地黄Vs诸血

猪、牛、羊血皆咸平，狗血咸温，驴血咸凉，马血有毒。动物的血均含复杂的有机成分，如与地黄中的一些生物活性物质相遇，则易发生不良的生化反应，故服地黄应忌诸血。

地黄Vs萝卜

萝卜味辛、甘，性平，辛能发散，下气消谷，宽胸化积；熟地黄滋阴补血，生地黄凉血清热。两者性味、功能皆不相合。萝卜中含多种酶类，地黄中含梓醇，有滋阴凉血、利尿作用，若与酶相遇则发生分解而失效，故服地黄的人应忌萝卜。

地黄Vs脾虚腹泻、胃虚

地黄性凉，凡脾虚腹泻、胃虚食少者忌食。地黄忌与萝卜、葱白、薤白、韭白一同食用。地黄忌用铜铁器皿煎服。《雷公炮炙论》："勿令犯铜铁品。"《品汇精要》："忌萝卜、葱白、韭白、薤白。"《医学入门》："中寒作痞，易泄者禁。"

10. 茯苓

茯苓味甘性平，主要功能为利水渗湿、健脾补中、宁心安神。茯苓为多孔菌科卧孔属植物，含茯苓酸、层孔酸、松苓酸等多种二萜酸类化合物；又含β-茯苓糖，水解后变为葡萄糖。此外尚含麦角甾醇、胆碱、腺嘌呤、组氨酸、蛋白质、卵磷脂、脂肪、酶、糖及无机盐类。茯苓有利尿作用，这与其中含有钾盐有关。另外，茯苓还有调节血糖和镇静神经作用。

茯苓Vs食醋、酸物

醋味酸性温，含多种有机酸，醋中有机酸可能削弱茯苓有效成分的药效，故以茯苓配药时应忌食醋及酸物。

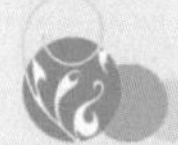

11. 附子、乌头

附子味辛，性大热、有毒，通行十二经。能强心回阳，温里散寒，助阳行水；峻补下焦之元阳，祛逐内里的寒湿。

附子与乌头含多种生物碱，其主要成分乌头碱有剧毒，在稀酸或沸水中，水解为乌头次碱、乌头原碱，其毒性逐渐降低。附子对垂体—肾上腺皮质系统有兴奋作用，又能兴奋迷走神经中枢而具强心作用。此外，尚有镇痛和局麻作用。

附子、乌头 Vs 豉汁

豆豉味苦寒或咸寒；附子大辛大热，为温里回阳药。两者药性相反，功用亦异。故服用附子时，忌豆豉、豉汁、盐豉等物。

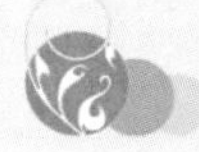

12. 黄连

黄连味苦性寒，能清热泻火，健胃燥湿，抑菌解毒。黄连含多种生物碱，主要为小檗碱（黄连素），其次为黄连碱、棕榈碱及青荧光酸等。小檗碱有广泛的抑菌作用，并有松弛平滑肌和降压功能，还能增加胆汁的形成，使胆汁变稀，从而发挥利胆作用。此外，小檗碱还有抗箭毒、抗肾上腺素作用，它在小剂量时能增强乙酰胆碱的作用，大剂量时则对抗之。因此，它又具有阿托品样作用。

黄连 Vs 猪肉、冷水

黄连味苦性寒，猪肉多脂、酸寒滑腻；黄连燥湿，猪肉滋阴润燥。中药配方以黄连为主者，应忌食猪肉，不然降低药效，且易致腹泻。冷水冷利，服用黄连时，应忌喝冷水，免伤肠胃。

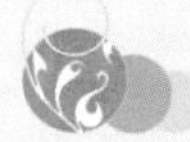

13. 石菖蒲

石菖蒲味辛、苦，性温，能开窍除痰、醒神健脑、化湿健胃。石菖蒲又名香菖蒲、药菖蒲、菖蒲。石菖蒲中含挥发油，油中主要成分为细辛醚。此外还含有菖蒲酮酚类、软脂酸、氨基酸和糖类。挥发油成分对动物有镇静作用，对皮肤真菌有抑制作用。

石菖蒲 Vs 羊肉、羊血

石菖蒲的开窍醒脑作用，全赖其所含的芳香性挥发油；羊肉、羊血，其气膻腥，极易干扰石菖蒲药性。故服用石菖蒲疗病时，应忌膻腥。

菖蒲Vs饴糖

菖蒲能开窍、除痰、化湿；饴糖发湿中之热，生痰动火。故服用菖蒲者，不宜食饴糖。

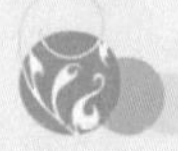

14. 荆芥

荆芥性味辛温，可疏风解表、宣毒透疹、散瘀止血。荆芥含挥发油1%～2%，油中主要成分为右旋薄荷酮、消旋薄荷酮及右旋柠檬烯。这些成分能使汗腺分泌旺盛，并有解痉作用，又能改善皮肤血液循环，对治疗皮肤病、促进表皮新陈代谢有一定作用；荆芥炒炭后又有止血作用。

荆芥Vs驴肉

荆芥辛温，驴肉甘凉，两者性味相反。荆芥与驴肉中某些生物活性物质可能起不良生化反应，有害于人体或减低药效。

荆芥Vs河豚、无鳞鱼、蟹

荆芥含挥发油，辛温芳香，鱼类气腥，配以酱豉咸寒之物烹调，必然削弱其药效。蟹肉性寒与荆芥尤不相容；河豚有毒，炮制不当，易与药反克；无鳞鱼发诸病，服中药者均当忌之。

15. 桔梗

桔梗苦辛、性平，宣肺祛痰，排脓消痈。桔梗含皂苷，水解产生桔梗苷元，为三萜酸的混合物，此外尚含菊糖桔梗糖、α-菠菜甾醇等。桔梗煎剂能促进支气管黏膜分泌物增多而有祛痰作用。桔梗的溶血作用也相当强。

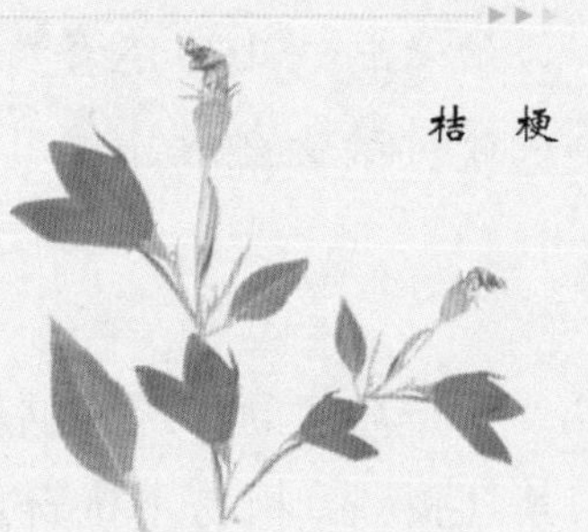
桔梗

桔梗Vs猪肉

桔梗味苦、辛，性微温，味厚气轻，主升宣，为肺经引药，能清肺气、利咽喉、祛痰定喘、养血排脓。而猪肉酸寒肥腻，滋阴润燥，久食令人生痰湿。其性质功能与桔梗相背，故服桔梗者，应忌猪肉。

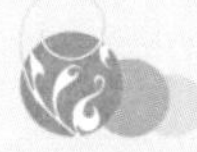

16. 威灵仙

威灵仙味辛、咸，性温，走十二经。能追风祛湿，通络止痛，行气化滞，消痰逐饮。威灵仙根含白头翁素和白头翁醇、甾醇、皂苷及糖类，有对抗组织胺、溶解尿酸、解热镇痛及利尿作用，对葡萄球菌、绿脓杆菌有较强的抗菌作用。能解除骨鲠后局部挛缩，使之松脱。

威灵仙Vs茶

威灵仙辛温善走，通经达络，可驱在表之风，能化在里之湿，为风寒湿痹要药；而茶味苦性寒，清心降火，饮用时必以水浸泡，饮茶者，增加水湿。故以威灵仙治疗风湿病时，应当忌茶，否则影响药效。

17. 乌梅

乌梅味酸涩，性温。能涩肠止泻，敛肺止咳，和胃安蛔，生津止渴。乌梅中含苹果酸、枸橼酸、酒石酸、琥珀酸、β-谷固醇、醋醇、三萜等成分。乌梅煎剂能使胆囊收缩，促进胆汁排泄，并有抗过敏性休克的作用。体外实验，乌梅对多种致病菌有抗菌作用。内服可治肠炎痢疾及原因不明的泄泻。乌梅中的多种有机酸能与生物碱结合成盐，使之易溶于水而便于吸收。故含生物碱较多的中草药，在性味功能协同条件下，配以乌梅，可提高疗效。

乌梅 Vs 猪肉

乌梅酸温平涩，去痰治疟瘴，敛肺涩肠，止久嗽泻痢；猪肉酸冷滋腻，滑肠助湿。故凡以乌梅配方用以涩肠止泻、敛肺止咳者，应忌食猪肉。

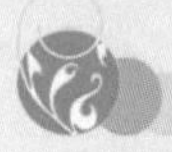

18. 常山

常山苦寒，有小毒，可截疟杀虫，催吐行水。常山叶名蜀漆。常山的主要成分为常山碱甲、常山碱乙、常山碱丙，都有一定毒性，其中丙碱抗疟效力最强（相当于奎宁的 40～50 倍），乙碱、丙碱均有催吐作用。常山碱有抑制流感病毒的功能，煎剂有解热作用。此外，还含有常山次碱，常山素 A、常山素 B 等成分。

常山 Vs 生葱

葱性中温助热，常山苦寒退热，两者性味功能均相背。故凡配方中有常山者，当忌食葱、蒜。

19. 巴豆

巴豆辛热，有大毒，为热性泻下药，能温肠泻积，逐水消胀，涤荡肠胃中的沉寒痼冷、宿食积滞。外疗疮疡，破积解毒。

巴豆仁中含巴豆油 40%～60%，有强烈的致泻作用；另外，含巴豆毒素（一种毒性蛋白）、巴豆苷、精氨酸、赖氨酸、解酯酶、生物碱等。巴豆油对皮肤黏膜有刺激，内服有峻泻作用，有很强的杀虫抗菌能力。巴豆中毒主要表现为急性肠胃炎症状如呕吐、腹泻、白细胞升高等。

巴豆 Vs 酱豉、冷水

酱豉咸寒冷利，冷水性寒凉，巴豆为大热药。服用巴豆疗病时，若食用酱豉，或喝冷水，往往降低疗效。巴豆的特性是得热则助泻，遇冷则泻止。如利用巴豆的热泻作用，清除胃肠中的冷积宿食，若不忌酱豉、冷水，则可能使药物不起作用，而达不到预期效果。

巴豆Vs野猪肉

野猪肉味甘，性平无毒，能补肌肤、益五脏，炙食治肠风泻血，故具有平补性质；而巴豆辛热峻泻，与猪肉功用相悖。此外，猪肉为高蛋白质食品，有机成分复杂，可能与巴豆中某些成分相克。

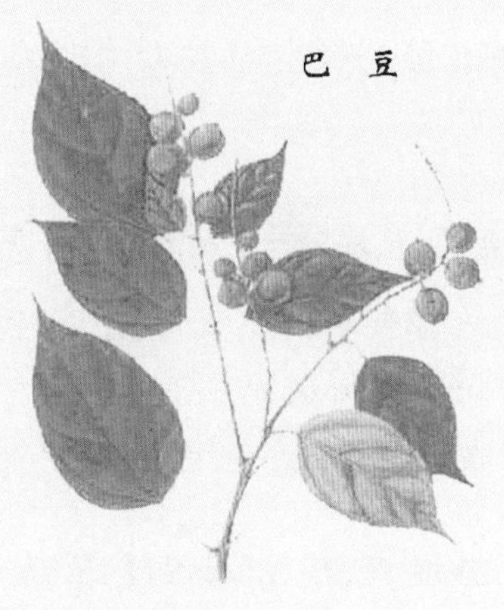
巴豆

西药与病症相克

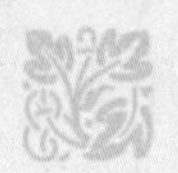

一、内科疾病

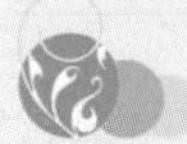

1. 脑梗死形成

脑梗死是由于脑供血障碍使相应的局部脑组织缺血坏死而引起的脑软化，又称脑梗死。

脑梗死形成Vs血管收缩药物

脑梗死患者多为血管腔狭窄，血流量减少，致脑部缺血、缺氧，因此慎用血管收缩药对防止血栓形成是很有意义的。肾上腺素类药物，如肾上腺素、去甲肾上腺素、阿拉明、多巴胺等能收缩血管，应避免使用。

脑梗死形成Vs降压药

人体睡眠时，心率下降，血流速度减慢，体温降低，代谢减弱，血压下降，如睡前再服用降压药，可加重血流速度的减慢，加重脑缺血的程度。故睡前忌服降压药。

脑梗死患者的血压如偏高，不宜快速降到正常，否则可加重脑组织血液灌注不足，加重病情。因此，降压应缓慢，并注意不可降至过低，以免发生意外。

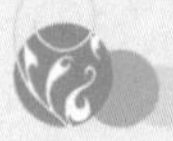

2. 慢性肾功能不全

慢性肾功能不全为各种肾脏疾病持续发展的共同转归，主要表现为代谢产物潴留，水、电解质和酸碱平衡失调以及全身各系统症状。

慢性肾功能不全Vs含钾多的食物

因肾功能衰竭时钾的排泄减少，酸中毒时钾离子从细胞内移向细胞外，此时血钾升高，若进食含钾多的食物（如牛奶、西红柿）等，会使血钾升高，易引起高钾血症，出现肢体湿冷、动作迟缓、心跳减慢等症，甚至引起心脏骤停而死亡。

慢性肾功能不全Vs含钾多的药物

青霉素钾盐含钾量较高，保钾利尿药（安体舒通、氨苯蝶啶等）使钾的排泄减少，中药金钱草、夏枯草、牛膝等也含钾较多，这些药物使用时应慎重，以免引起高钾血症。

慢性肾功能不全Vs对肾脏有损伤的药物

肾功能衰竭时，应忌用或慎用有肾毒性的药物或毒物。常见药物有氨基苷类抗生素（如庆大霉素、卡那霉素、妥布霉素）、磺胺类药物、二性霉素等；重金属类肾毒物，如汞、砷、镉、铬、铅等；工业毒物如氰化物、四氯化碳、甲醇等。这些毒物进入人体后不能及时经肾脏排泄清除，易在体内蓄积而产生不良反应，损害肾脏，加重病情。

慢性肾功能不全Vs降压药物

尿毒症出现血压过高时，应予适当控制，但不宜将血压降至正常水平，以免肾血流量剧降而加重肾功能不全。降压药胍乙啶、美加明、优降宁等因能降低肾血流量，不宜使用。

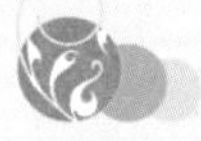

3. 单纯性肥胖症

单纯性肥胖症是指体内脂肪堆积过多，体重增加。理想体重（千克）＝身高（厘米）－105。体重超过理想体重的20％可定为肥胖症。

单纯性肥胖症Vs促进食欲的药物

促进食欲的药物可使肥胖者食欲增强而致体重增加。这类药物有酵母片、多酶片、吗丁啉及中药山楂、麦芽等。

单纯性肥胖症Vs胰岛素

肥胖症患者胰岛素释放量为正常人的3倍，由于肥胖者胰岛素数目的减少，大量的胰岛素没有充分利用而产生高胰岛素血症。胰岛素能促进脂肪合成与贮存，抑制脂肪分解，因此，胰岛素在肥胖发病中起着重要的代谢作用。肥胖型糖尿病患者如果给予胰岛素治疗，只能加重高胰岛素血症，使肥胖加重。

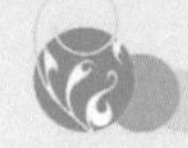

4. 哮喘

哮喘是一种以嗜酸性粒细胞、肥大细胞反应为主的气道变应性炎症和气道高反应性疾病。临床上表现为反复发作性伴有哮鸣音的呼气性呼吸困难、胸闷或咳嗽，可自行或治疗后缓解。

哮喘Vs致敏药物

哮喘患者大多是过敏体质，因而在使用易致敏药物（如青霉素、磺胺类药物等）时需特别注意。

哮喘Vs支气管收缩药物

哮喘病不能误用支气管收缩药物（如吗啡、氯丙嗪等），会加重支气管痉挛。

哮喘Vs异丙肾上腺素

哮喘患者使用异丙肾上腺素气雾剂后，会引起心律失常甚至心脏骤停等不良反应，所以临床一定要严格按规定剂量使用，每天5或6次，10分钟内不可超过3次。如果按规定剂量用药仍不能缓解症状，则应换用其他平喘药物，切不可盲目加大剂量使用。此外，异丙肾上腺素使用时间过长可引起耐药性，不仅使异丙肾上腺素治疗剂量增加，而且还能够对内源性交感介质产生耐受性，使支气管痉挛不能自然缓解，其结果导致哮喘患者病死率增高。故不宜长期服用异丙肾上腺素。

哮喘Vs氨茶碱

氨茶碱治疗支气管哮喘效果虽然很好，但哮喘发作时患者处于缺氧状态，若氨茶碱使用剂量过大，可使心肌耗氧量增加，极易产生心律失常，从而加速患者死亡。

5. 肺心病

肺心病是由于肺、胸廓或肺动脉血管慢性病变所致的肺循环阻力增加，肺动脉高压，进而使右心肥厚、扩大，甚至发生右心衰竭的心脏病。急性发作以冬、春季多见。急性呼吸道感染常为急性发作的诱因，常导致肺、心功能衰竭，病死率较高。

肺心病Vs心得安

肺心病患者往往有心律失常的表现，但治疗肺心病所致的心律失常时，严禁使用心得安等β受体阻滞剂，以免引起支气管痉挛，加重脑缺氧、心肌抑制，危及生命。

肺心病Vs肾上腺素类药物

肾上腺素类药物，如肾上腺素、阿拉明、多巴胺，虽可扩张支气管，但可引起严重心律紊乱，应严禁使用。

肺心病Vs氨茶碱

氨茶碱是常用的平喘药，具有扩张血管和支气管的作用。但肺心病患者处于缺氧状态时，若大量使用氨茶碱，可使心肌耗氧量增加，极易诱发心律失常而致死亡。

肺心病Vs镇咳剂和镇静剂

镇静、催眠药，如氯丙嗪、鲁米那等；麻醉止痛剂，如吗啡、杜冷丁等，对呼吸和心跳具有抑制作用，可加重二氧化碳潴留，心肌收缩力减弱。

肺心病Vs损伤肾脏的药物

肺心病患者长期缺氧，可出现肾小动脉收缩，肾血流量减少致肾损害，出现无尿、少尿或蛋白尿，如长期大量使用对肾脏有损害的药物，如链霉素、庆大霉素等，可使药物排泄减慢，诱发肾衰竭。

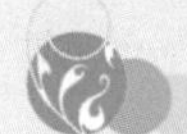

6. 高血压病

高血压是最常见的心血管疾病，不仅患病率高，且可引起严重的心、脑、肾并发症，是脑卒中、冠心病的主要危险因素。

高血压病Vs升压药物

肾上腺素、去甲肾上腺素、多巴胺等具有升压作用的西药则属应忌用之品。

高血压病Vs睡前服降压药

高血压病患者入睡后有心率减慢、血流速度降低等症状，如睡前服降压药物，可使血压降低、血流过缓，导致冠状动脉和脑部供血不足，诱发心绞痛、心肌梗死和脑梗死。

高血压病Vs肾上腺皮质激素

肾上腺皮质激素［如泼尼松（强的松）、地塞米松、醛固酮等］药物可引起水钠潴留，长期使用可致恶性高血压。

高血压病Vs消炎痛

人体的前列腺素有扩张周围血管及冠状动脉的作用，并且具有增加肾血流量、促进体内水钠排出的物质。消炎痛能抑制前列腺素的合成，使血管痉挛，外周阻力增高，降低肾血流量及水钠排泄，从而导致血压升高。

高血压病Vs降压药

高血压患者使用降压药，如果血压降得过低，易导致脑梗死形成。所以高血压患者在降压的同时，应注意改善血管弹性，不能超量服用降压药，以防导致器官缺血而诱发其他疾病。

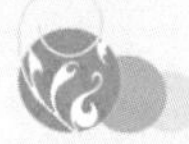

7. 肺气肿

肺气肿是指终末细支气管远端呼吸细支气管、肺泡管、肺泡囊和肺泡的气道弹性减退，过度膨胀、充气和肺容积增大或同时伴有气道壁破坏的病理状态。

肺气肿Vs镇静药、安眠药

肺气肿主要表现为呼吸功能不全，易出现缺氧和二氧化碳潴留体征。人在睡眠时通气功能下降，如因失眠、烦躁而服镇静药或催眠药（如氯丙嗪、苯巴比妥、速可眠等）就易发生危险。这是因为镇静或催眠药大部分具有中枢神经系统抑制作用，在催眠的同时也抑制了呼吸中枢，使呼吸变浅或次数减少，加重缺氧和二氧化碳潴留，严重者可发生肺水肿甚或呼吸麻痹。

8. 心绞痛

心绞痛是冠状动脉供血不足，心肌急剧的、暂时的缺血与缺氧所引起的临床综合征。其症状是阵发性的前胸压榨性疼痛感觉，主要位于胸骨后部，可放射至心前区和左上肢，常发生于劳动或情绪激动时，持续数分钟，休息或用硝酸酯制剂后消失。

心绞痛Vs血管收缩药

肾上腺素类药物（如肾上腺素、去甲肾上腺素、阿拉明、多巴胺等）收缩血管，可导致心脏缺血。冠心病患者血管腔变窄，血流量减少，因此慎用血管收缩药对防止血流减少是很有意义的。

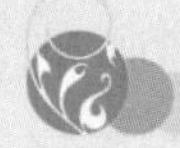

9. 心肌梗死

心肌梗死是心肌的缺血性坏死。在冠状动脉病变的基础上，发生冠状动脉血供急剧减少或中断，使相应的心肌严重而持续地急性缺血所致。临床表现有持续的胸骨后剧烈疼痛、发热、白细胞计数和血清心肌酶增高以及心电图进行性改变。可发生心律失常、休克或心力衰竭，属冠心病的严重类型。

心肌梗死Vs降压药

心肌梗死患者如血压降得低，可使冠状动脉血流速度减慢，血流量减少，诱发或加重心肌缺血。因此，本病患者血压不可降得过低，以免发生意外。

心肌梗死Vsβ受体阻滞剂

心得安、氨酰心安等非选择性β受体阻滞剂可引起气管收缩，气道受阻，心肌抑制。所以心肌梗死患者应有选择性地使用该类药物。

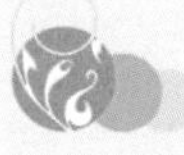

10. 高脂血症

由于脂肪代谢或运转异常使血浆一种或多种脂质高于正常称为高脂血症。高脂血症可表现为高胆固醇血症、三酰甘油血症或两者兼有。

高脂血症Vs不合理用药

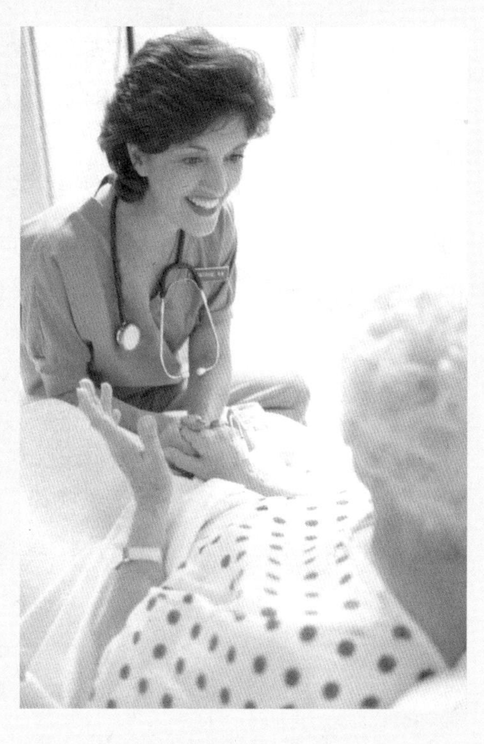

治疗高脂血症的药物很多，但其作用特点和不良反应各有不同，临床上常见到不合理的用药现象。特别是有些患者求医心切，见到新药往往盲目使用，不仅疗效不佳，而且还可带来许多不良反应，甚至恶化病情。故用药时要注意根据血脂升高的类型，针对性地选择用药。在使用新药之前，必须了解其作用特点、不良反应、禁忌证等，或在医生指导下使用，不可随意服用，降血脂药大部分都有不良反应，且终止服药后血脂常升高，故不应单独使用药物，必须与饮食、运动疗法同时进行。

二、外科疾病

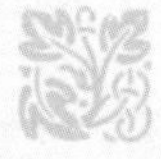

1. 肾和输尿管结石

肾和输尿管结石的主要表现是与活动有关的血尿和疼痛。其程度与结石部位、大小、活动与否、有无并发症及其程度等因素有关。

肾和输尿管结石Vs维生素C

人体摄入大量维生素C易形成结石，故本病患者不宜使用大量维生素C。

肾和输尿管结石Vs钙剂

大量服用钙剂会引起结石，故本病患者不宜将钙剂（如葡萄糖酸钙、碳酸钙等）作为常规用药，以免结石加重。

肾和输尿管结石Vs解痉镇痛药物

解痉镇痛药物（如杜冷丁、吗啡等）均有较好的止痛效果，但长期使用易成瘾，本病患者应忌长期大量使用。

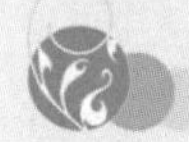

2. 血栓闭塞性脉管炎

血栓闭塞性脉管炎是一种累及血管的炎症和闭塞性病变。主要侵袭四肢中小动、静脉，以下肢血管为主。我国各地均有发病，而以北方多见，患者绝大多数为男性，好发于青壮年。

血栓闭塞性脉管炎Vs利尿药物

常用的利尿药物有速尿、利尿酸、双氢克尿噻、甘露醇、高渗糖等药物，可通过利尿，使血黏度增高，易促进血液凝集，加重本病的症状，故应慎用。

血栓闭塞性脉管炎Vs收缩血管的药物

本病的发生与血管痉挛收缩有关，如用收缩血管的药物（去甲肾上腺素、麻黄素、增压素等），无异于雪上加霜，加重病情，故应慎重。

血栓闭塞性脉管炎 Vs 激素类药物

本病患者如长期大量服用激素类药物可导致医源性肾上腺皮质功能减退，诱发或加重感染，扩大溃疡面，延缓伤口愈合，故应慎用。

血栓闭塞性脉管炎 Vs 止痛药物

本病剧烈的疼痛常使患者滴水不进，茶饭不思，此时可在医师指导下服适量的一般镇痛西药，如仍无效，可考虑用杜冷丁，但此药易成瘾，一般应控制不用。

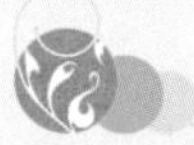

3. 痤疮

痤疮俗称青春粉刺、青春疙瘩或暗疮，是青春发育期常见的一种皮脂腺疾病。

痤疮 Vs 雌激素

选用雌激素治疗痤疮，少女长期服用可使体内激素水平明显升高，导致子宫内膜过度增生而引起出血。

痤疮 Vs 维生素 A

维生素 A 是治疗痤疮的常用药。但如果每天服用 18000 国际单位的维生素 A，连服 3 个月，则易产生慢性中毒，表现为厌食、口唇皲裂、毛发干枯和脱皮等一系列症状。

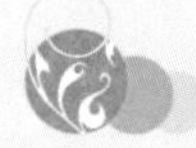

4. 骨折

骨的完整性或连续性中断时称骨折。骨折患者由于出血及组织损伤带来的肿痛，使体内消耗较大，体内组织蛋白质的破坏分解加速。

因此，必须给予患者适当的饮食调理，使骨折能在较长的愈合期中顺利复原。

骨折 Vs 三七片

骨折初期，局部发生内出血，积血瘀滞，出现肿胀、疼痛，此时服用三七片能收缩局部血管，缩短凝血时间，增加凝血酶，非常恰当。但骨折整复一周以后，出血已停，被损组织开始修复，而修复必须有大量的血液供应，若继续服用三七片，局部的血管处于收缩状态，血液运行不畅，就会对骨折愈合不利。

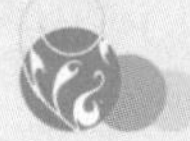

5. 急性乳腺炎

急性乳腺炎是乳房的急性化脓性感染，几乎所有患者都是哺乳的产妇，尤其初产妇更多见。

急性乳腺炎 Vs 激素

本病患者往往出现发热等症状，在没有足量应用抗生素时，应忌用糖皮质激素，如醋酸可的松、氢化可的松、地塞米松等，否则会使炎症进一步扩散，而加重病情。

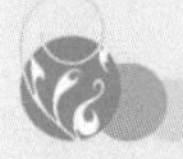

6. 湿疹

湿疹是由多种内、外因素引起的浅层真皮及表皮炎症。病因复杂，一般认为与变态反应有关。临床表现为瘙痒症状较重，急性期以丘疱疹为主，有渗出倾向；慢性期常以苔藓样变为主，易反复。

湿疹 Vs 糖皮质激素

氢化可的松、可的松、强的松、地塞米松等糖皮质激素类药物可削弱机体抵抗力，造成疾病缠绵难愈，不利于本病的康复。

湿疹Vs致变态反应药物

本病患者多为变态反应性体质，故应忌用易引起变态反应的药物，如青霉素、磺胺类药、止痛药等，以免造成本病的急性发作。

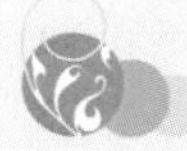

7. 胆囊炎和胆石症

胆管炎症可由于胆管结石和肠道致病细菌逆行感染引起，少数由胆管癌和胆道蛔虫病所致。而胆道经常感染发生炎症，尤其是大肠埃希菌和厌氧菌属的感染，又是原发性胆管结石的致病因素。

胆石症是胆道系统，包括胆囊和胆管内发生结石的疾病，其临床表现取决于结石的部位是否造成梗阻和感染等因素。

胆囊炎和胆石症Vs钙剂

大量服用钙质易引起结石，故本病患者不宜将钙剂（如葡萄糖酸钙、碳酸钙）作为常规用药，以免结石加重。

胆囊炎和胆石症Vs抗胆碱类解痉药

急、慢性胆囊炎患者由于疼痛常应用阿托品、山莨菪碱等解痉止痛药物。因这些抗胆碱类止痛药物有扩瞳作用，易致青光眼患者眼压升高、病情恶化，因此青光眼患者同时有胆囊炎疼痛时应在医师指导下用药，切忌乱用抗胆碱类药物。

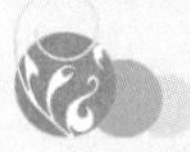

8. 前列腺增生

前列腺增生是老年男性常见的疾病，从病理讲细胞增多是增生，细胞增大是肥大，前列腺增生是细胞增多而不是肥大，所以正确命名为前列腺增生。

前列腺增生Vs解痉药及抗抑郁药

阿托品、山莨菪碱、东莨菪碱、樟柳碱及普鲁本辛等解痉药，多虑平等三环类抗抑郁药能使膀胱逼尿肌松弛，引起排尿困难，甚至尿潴留。

前列腺增生Vs抗变态反应药

苯海拉明、异丙嗪、扑尔敏等抗变态反应药，麻黄碱、肾上腺素、吗啡、美加明、安血定等有不同程度的影响排尿的不良反应。

9. 性欲亢进症

性欲是机体功能的一部分，是健康的象征。性欲亢进是指性欲高于正常人，男子阴茎勃起过频，性交时间延长，精量过多，睾丸分泌功能亢进；女子则表现为兴奋出现过多，且不能自我控制。典型的性欲亢进是一种严重的状态，甚至可不择对象、不择时间、不择地点欲进行性交。

性欲亢进症Vs雌激素

女性忌用促进女性性功能的药物，如已烯雌酚、已烷雌酚、雌三醇、炔雌醇甲醚等。

性欲亢进症Vs雄性激素

男性忌用甲基睾丸素、丙酸睾丸素、睾丸素、氟氧甲睾酮、康复龙等雄性激素。

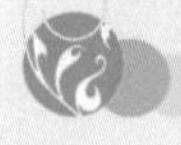

10. 性欲减退症

性欲是指性交的欲望，男女皆有。男子性欲减退是指男子正常性交欲望衰退，甚至无性交欲望可言。男子性欲减退除欲望减退外，尚包括阳痿、早泄等症。女子的性欲减退表现在婚后长期对性生活没有要求，表现淡漠，甚至厌恶，临床称之为“性欲缺乏”或“性欲淡漠”“性冷淡”。

性欲减退症Vs减弱性欲的药物

任何药物，凡是会改变体内激素的内环境、躯体神经的传导或生殖器的血液流动等环节，都可能导致性欲减退，影响阴茎的勃起或射精的正常生理功能。近年的研究表明，以下几类药作用较为明显：

①**皮质激素及避孕药物**：强的松、氢化可的松、可的松等。在大部分人中避孕药对人体没有性欲的改变，但对一部分人可引起性欲减退及阴道分泌物减少，从而产生性交困难。

②**用于焦虑和失眠的药物**：如苯巴比妥、戊巴比妥、速可眠、安眠酮、导眠能、硫喷妥钠等。

③**抗高血压药**：如可乐宁（110降压片）、甲基多巴、安血定、六甲双铵、美加明、咪噻芬、利血平、胍乙啶、肼苯哒嗪、安体舒通等。

④**组胺拮抗剂**：如苯海拉明、多西拉敏、新安替根、扑尔敏、敏克静、安其敏、氯环嗪、克敏嗪、安泰乐、非那根等。

⑤**抗雄激素药**：如噻普隆、噻普隆乙酸盐等。

⑥**抗精神失常药**：如氯丙嗪、甲硫哒嗪、奋乃静、氟哌啶醇、碳酸锂、内咪嗪、氯丙咪嗪、苯环丙胺等。

11. 毛囊炎、疖、痈

毛囊炎、疖、痈都是皮肤化脓性感染，其致病菌大部分是金黄色葡萄球菌。三者之中，毛囊炎最轻，只是在毛囊口及毛囊内发生化脓感染。疖是一个毛囊及其所属皮脂腺的急性化脓性感染，常扩展到皮下组织。痈是多个相邻的毛囊及其所属皮脂腺或汗腺的急性化脓性感染，或由多个疖融合而成。

毛囊炎、疖、痈Vs激素类软膏外涂

本病患者未经应用抗生素者忌用皮质激素，如醋酸可的松、氢化可的松、醋酸泼尼松、地塞米松等。如无有效抗生素的控制而滥用激素会使感染扩散。特别是原来应用激素的患者，如发现有毛囊炎、疖、痈等皮肤感染，应及早应用抗菌药物。

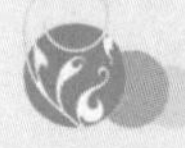

12. 烧伤

烧伤可由热水、蒸汽、火焰、电流、激光、放射线、酸、碱、磷等各种因素引起。通常所称的或狭义的烧伤，是指单纯由高温所造成的热烧伤。

烧伤Vs龙胆紫

龙胆紫1%～2%溶液俗称紫药水，为外用药，又是一种染料，有一定的杀菌和收敛作用。如果有小面积烧伤，局部涂上紫药水，可有防止细菌感染和局部组织液外渗的作用。如果伤口已经化脓感染，就不能再用紫药水。因为紫药水能使伤口表面结一层痂，看起来干燥、清洁，但在干燥的硬痂皮下面，细菌还会繁殖，在痂皮的保护下，细菌可能继续向深部发展侵入，反而使病情加重。

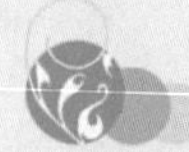

13. 痔疮

痔是直肠黏膜下和肛管皮肤下直肠静脉丛瘀血、扩张和屈曲而形成的柔软静脉团，并因此而引起出血、栓塞和团块脱出。

痔疮Vs泻药

痔疮患者多有大便干燥，排便不畅。有的患者为了减轻便秘痛苦，便滥服泻药，以求大便畅通，实际上这种做法是一种误区。因为泻药

的作用是刺激肠黏膜，使之产生排便冲动或润滑肠壁，它只能解决燃眉之急，长期滥用则会造成肠道对药物的依赖性，一旦停药，便秘就会更加严重，加重痔疮病情。所以本病患者宜多吃蔬菜，保持大便通畅，防治便秘，而忌滥用泻药。

痔疮 Vs 抗凝血药及补药

痔疮患者常常便中带血或大便后出血，故抗凝活血药不宜服用，如双香豆素、双香豆素乙脂、环香豆素、苯内羟基香豆素、华法令钠、新抗凝、苯茚二酮、茴苯二酮及二苯茚酮等。中药的丹参片、当归流浸膏、益母草片等也不宜服用。此外，痔疮患者服用补药要慎重，有时会导致大便干结难解或排便不畅而加剧病情，如阿胶、红参、鹿茸、肉桂、桂圆等补药。

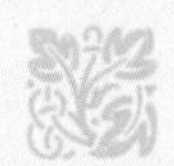

三、 妇产科疾病

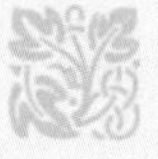

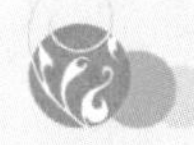

1. 先兆流产

先兆流产指妊娠28周前，出现少量阴道流血或下腹痛，宫颈口未开，胎膜未破，妊娠产物尚未排出，妊娠尚有希望继续者，经休息及治疗后，如流血停止，妊娠可继续进行；若流血增多，则可能发展为难免流产。

先兆流产 Vs 峻泻剂

妊娠期肠运动及肠张力减弱，且运动量减少，容易出现便秘。同时由于子宫及胎儿的压迫，也会感到排便困难。本病患者除养成定时排便的习惯外，还应多吃含纤维素多的蔬菜、水果。必要时可口服缓泻剂，如睡前口服双醋酚汀5～10毫克或果导片1～2片等。但禁用番泻叶、甘露醇等峻泻剂，以免造成流产。

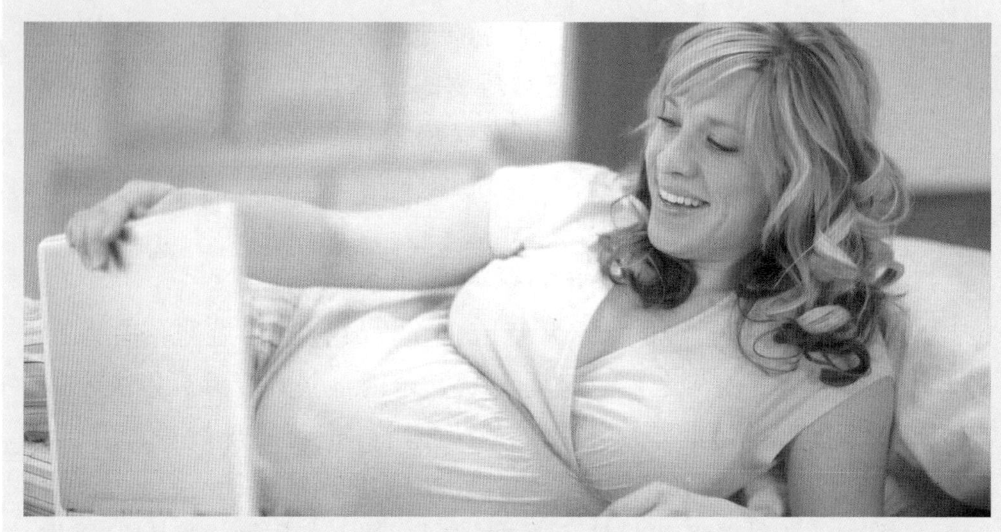

先兆流产Vs维生素E

本病患者伴有高血压和高胆固醇血症，需要使用维生素E治疗时，应尽可能不用或慎用，因维生素E具有升压作用和升高胆固醇水平的作用。

先兆流产Vs苯巴比妥

长期服用苯巴比妥，可产生耐受性和成瘾性，因此，需要较长时间服用本药时，应与其他类型的催眠药交替应用。

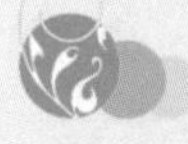

2. 妊娠期

妊娠期是指妇女从怀孕至胎儿娩出这一时期。在此期间，一方面母亲必须摄入更多的营养，以保证胎儿正常生长所需；另一方面，也必须慎重地选择摄入的食品，以免对胎儿造成不利的影响，甚至引起胎儿畸形、流产等严重后果。

妊娠期Vs抗生素类药

四环素类药物会造成胎儿软骨或胃生长障碍，婴儿长大后，会出现牙齿色素沉着和牙釉质发育不良；磺胺类药物（如磺胺甲安嗪）会造成胎儿脑核性黄疸；妊娠晚期（后3个月）不宜使用氯霉素，因氯霉素可透过胎盘屏障，较大剂量使用后，会造成“灰婴综合征”，表现为新生儿腹泻、呕吐、呼吸功能不良、发绀、皮肤发灰，甚至死亡。

妊娠期Vs维生素A

近年来，各国医学实验证明，孕妇大量使用维生素A及其衍生物，能导致胎儿畸形。

妊娠期Vs解热镇痛药

水杨酸钠、阿司匹林会造成胎儿脑畸形或骨骼畸形。

妊娠期Vs激素类

性激素（包括雌激素和雄激素）会引起脑积水、内脏畸形；可的松、泼尼松、泼尼松龙会导致兔唇、腭裂、无脑儿、生殖器或肾上腺异常、早产、死胎。

妊娠期Vs抗癫痫药

扑痫酮、苯妥英钠、苯琥胺会造成胎儿兔唇、腭裂和先天性心脏病。

妊娠期Vs抗组胺药

苯海拉明、扑尔敏、敏克静、乘晕宁会造成骨骼畸形、兔唇。

妊娠期Vs降血糖药

甲磺丁脲、氯磺丙脲、优降糖会造成胎儿多发性畸形或死胎。

妊娠期Vs抗抑郁药

精神病患者所用的药物，如丙咪嗪会造成胎儿短肢畸形；苯丙胺会引起脑畸形或肢体畸形。

妊娠期 Vs 抗疟药

奎宁、乙胺嘧啶会造成胎儿智力障碍、脑积水、耳聋或四肢缺陷。

妊娠期 Vs 抗甲状腺药

碘化钾、他巴唑、丙基硫氧嘧啶会造成克汀病、智力迟钝。

妊娠期 Vs 抗恶性肿瘤药

氨蝶呤（又称白血宁）、氨甲蝶呤会引起腭裂、脑积水、无脑儿；环磷酰胺会引起四肢、腭、外耳缺损；马利兰（白消安）会造成多发性畸形；硫唑嘌呤会导致脑积水。

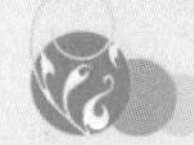

3. 闭经

通常将闭经分为原发性和继发性两类，前者系指未满 18 岁妇女仍无月经来潮者，后者则指以往曾建立正常月经，但后因某种病理性原因而月经停止 6 个月以上者。

闭经 Vs 凝血及止血药

本病患者禁止轻易使用促凝血及止血药，此类药物（如维生素 K_4、止血敏、氨基已酸、氨基苯酸、氨甲环酸、安络血、氯化铵甲吩嗪等）有促凝血作用，使用后会使血液凝滞，阻碍经血畅行。

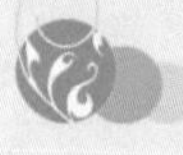

4. 妊娠剧吐

妊娠后一开始就出现严重的恶心呕吐，头晕厌食或食入即吐，影响身体健康者，称为妊娠剧吐，属早期妊娠高血压综合征的一种。

妊娠剧吐 Vs 止吐药物

除了妊娠期必须禁忌的药物外，在必须使用止吐药时，应避免对胎儿有不利影响的药品，如胃复安（又名灭吐灵）对胎儿有致畸作用；妊娠 3 个月内禁用盐酸氯苯甲嗪（又称敏可静）、盐酸二苯甲、甲哌嗪（又称赛克利嗪）、盐酸苯丁嗪（又称安其敏）等。

妊娠剧吐 Vs 维生素 B_6

本病患者以维生素 B_6 为常规用药，但若大剂量服用，可使新生儿发生维生素 B_6 依赖症。

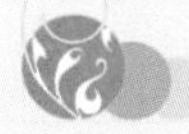

5. 产后

产妇分娩结束后，机体在解剖上和生理上由妊娠期间的变化恢复至未孕时的状态这一段时间，称为产后，又称产褥期，一般为 6 周时

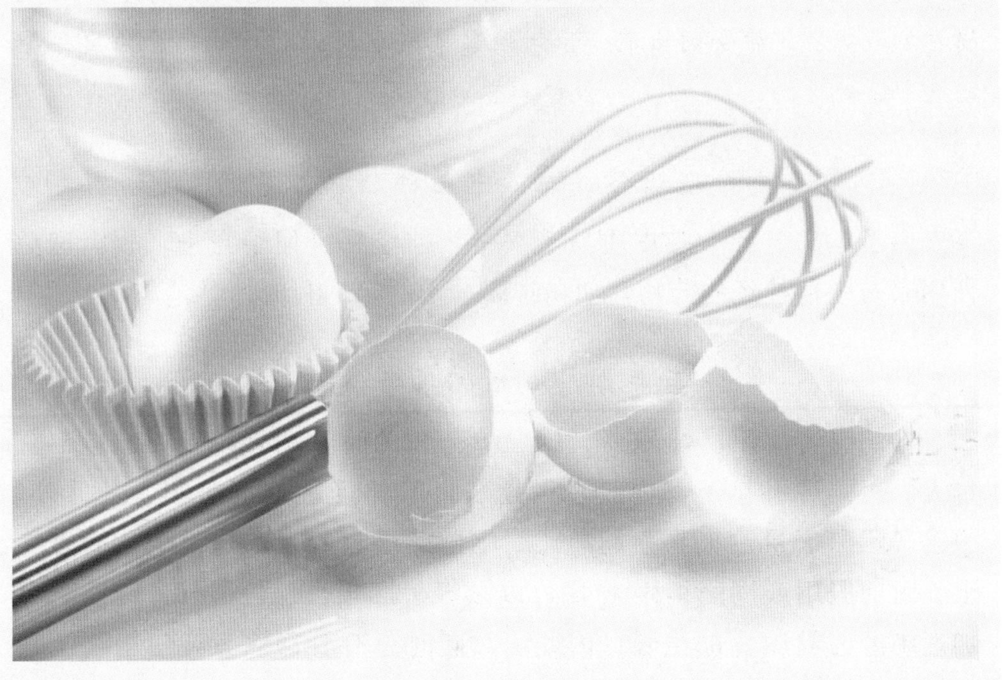

间。由于人工流产后与产后情况性质相似，仅程序不同，故一同介绍。

产后产妇生殖系统、循环系统等都发生很大变化，最易发病，此期的饮食调节尤为重要。

功能性子宫出血 Vs 抗凝血药物

双香豆素、环香豆素、新抗凝、苯茚二酮、茴茚二酮、二苯茚酮等药物或抑制凝血酶原形成，或抑制血小板聚集和破坏血小板，或使血中钙离子减少，或抑制凝血酶和激活的凝血因子，用药后会加重子宫出血，故应忌用。此外，具有抑制血小板聚集作用的药物，如阿司匹林、苯磺唑酮、潘生丁、氯苯丁酯（又名冠心平）、羟乙基芦丁（又名维脑路通）等，使用后会延长子宫出血的时间，增加子宫出血的数量。

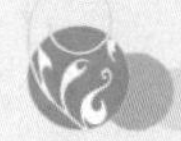

6. 更年期综合征

更年期妇女约 1/3 通过神经内分泌的自我调节达到新的平衡而无自觉症状，2/3 妇女则出现一系列性激素减少所致的症状，称为更年期综合征。

更年期综合征 Vs 中枢神经兴奋药物

由于本病患者大脑皮质易于兴奋，神经系统偏于亢进，故应避免使用兴奋中枢神经的药物，如咖啡因、士的宁、利他林等。

更年期综合征 Vs 雌激素

本病患者使用己烯雌酚、雌二醇药物的时间不宜过长，剂量不宜过大，否则可引起子宫内膜过度增长，腺体变性或肝脏损害。另外，服己烯雌酚剂量过大易引起恶心、呕吐、厌食等胃肠道反应，故宜晚上临睡前服用或同服维生素 B_6，以减轻胃肠道反应。另外，雌激素可加速绝经前乳腺癌的生长。因此，对同时患有乳腺癌者，禁用雌激素或含有雌激素的制剂。

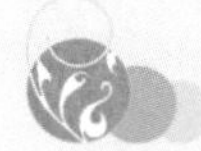

7. 阴道炎

阴道炎是由于外生殖器卫生不良，细菌、毛滴虫、白色念珠菌感染引起；老年妇女绝经后，由于内源性雌激素缺乏，使阴道黏膜失去正常防御能力，致细菌侵入阴道，引起炎症。临床常见有滴虫性阴道炎、霉菌性阴道炎及老年性阴道炎。

阴道炎Vs激素

本病炎症控制时间较长，在未经使用有效抗炎药物时，禁用激素类药物，如考的松、地塞米松、氢化可的松等。

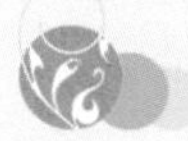

8. 妊娠高血压综合征

本病发生于妊娠20周以后，临床表现为高血压、蛋白尿、水肿，严重时出现抽搐、昏迷、心肾功能衰竭，甚至发生母婴死亡。

妊娠高血压综合征Vs升高血压的药物

肾上腺素类药物，如肾上腺素、去甲肾上腺素、阿拉明、多巴胺等，能收缩血管，引起血压升高，不宜使用。此外，大多数温里壮阳的中药具有升压作用，如鹿茸可使血压上升，心率加速，心收缩力加强；附子对垂体—肾上腺皮质有兴奋作用，且能兴奋迷走神经，加强心脏收缩，升高血压；麻黄中含有的麻黄碱有兴奋中枢神经及较强的升高血压的作用。

妊娠高血压综合征Vs水钠潴留药物

肾上腺皮质激素，如泼尼松、地塞米松、氢化可的松、醛固酮等药物，可引起水钠潴留，长期使用可导致恶性高血压而致死亡。

妊娠高血压综合征Vs复方降压制剂

多数学者认为复方降压制剂在降压的同时升高了血脂，因此在整体上并不延长寿命，所以一般不宜使用复方降压制剂。

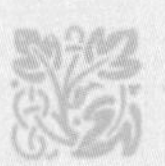

四、儿科疾病

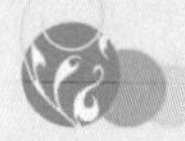

1. 支气管肺炎

支气管肺炎是小儿最常见的肺炎，营养不良、维生素D缺乏性佝偻病、低出生体重为婴幼儿肺炎的高危因素。肺炎的主要病原在发达国家是病毒，而在发展中国家则以细菌性肺炎常见，病原体常由呼吸道入侵，少数经血行入肺。

支气管肺炎Vs抗生素

患儿病初父母往往都会为其选择一种抗生素服用，通常在服用1～2天甚至一二次不见效后即更改，因此病史3～4天的患儿常常已经服过好几种抗生素。根据药代动力学，每种抗生素应至少使用3～5天，确实无效后才能更换，以免造成体内菌群失调，导致细菌耐药性的形成。

支气管肺炎Vs激素

如患儿感染中毒症状较重，适当地使用激素能明显减轻症状，但长期使用存在一系列的不良反应，如造成体内物质代谢失衡、抵抗力下降、高血压等。因此一般肺炎不需用激素，确实需要时应短期使用，5～7天后逐渐减量。

支气管肺炎Vs镇咳剂

肺炎患儿气管、支气管内存在较多的黏液。使用镇咳剂（如咳必清等）药物会抑制咳嗽反射，使痰不易咳出，反而使咳嗽加重。

支气管肺炎Vs镇静剂

由于肺炎患儿肺泡和气管内有较多的炎症分泌物，若用大量的氯丙嗪、苯巴比妥等镇静剂，就会抑制咳嗽中枢，不利于痰液的排出，从而加重呼吸困难。

支气管肺炎Vs退热药

患儿刚发热就用过多的退热药，不仅对机体不利，而且还可能掩盖病情，延误治疗。因此，对发热患儿慎用退热药，且忌用药过多，以防体温骤降，大汗淋漓，发生虚脱。

2. 小儿腹泻

小儿腹泻或称腹泻病，是由多病原、多因素引起的以腹泻为主的一组疾病，根据病因分为感染性和非感染性两类，以前者更为多见。发病年龄多在2岁以下，1岁以内者约占半数。

小儿腹泻Vs止泻药

止泻药适用于急性严重的腹泻或长期慢性腹泻，用以防止机体因过度丧失水盐而产生脱水和电解质紊乱。但止泻药治疗并非治本之法，故应用的同时应积极针对病因进行治疗，以免贻误病情；而对细菌、病菌感染引起的腹泻，则最好避免使用止泻药，或待感染被有效控制后再予使用。

小儿腹泻Vs乳酶生

临床治疗腹泻常用的乳酶生是一种活的乳酸杆菌的干制剂，其进入肠道后能分解糖类生成乳酸，使肠内酸度增高，从而抑制肠内病原体的繁殖，防止蛋白质发酵，减少肠内产生气体，从而减轻腹泻、腹胀、饱闷等症状。然而抗菌消炎药能抑制或杀灭乳酸杆菌，使乳酶生失去药效，故在使用乳酶生时，忌用抗菌消炎药。此外，碱性药物如苏打等，收敛药如活性炭、鞣酸蛋白等也会降低乳酶生的药效，都不宜同时服用。

小儿腹泻 Vs 广谱抗生素

广谱抗生素的应用，会使敏感菌受到抑制，耐药菌得势乘机繁殖，使腹泻加剧。此外，由于广谱抗生素进入肠道，使肠道很多细菌受到抑制，有些细菌具有合成B族维生素的功能，缺乏时产生恶心、呕吐、腹泻等胃肠道症状。

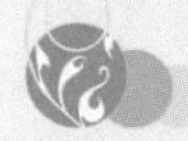

3. 维生素D缺乏性佝偻病

本病是由于维生素D不足所致的一种慢性营养缺乏病，主要见于3岁以下婴幼儿，为我国儿科重点防治的四病之一。近年重度维生素D缺乏性佝偻病的发病率已显著减少，但轻、中度佝偻病发病率仍较高，严重影响小儿健康。

维生素D缺乏性佝偻病 Vs 抗惊厥药物

抗惊厥药物，如苯巴比妥、苯妥英钠等，可刺激肝细胞微粒体的氧化酶系统的活性，使活性维生素D加速分解为无活性的产物，导致钙、磷代谢失衡，引起或加重佝偻病。

维生素D缺乏性佝偻病 Vs 鱼肝油

鱼肝油富含维生素A、维生素D，是小儿预防和治疗维生素D缺乏性佝偻病的有效药物之一。但若长期大量口服，可造成维生素A、维生素D的中毒，产生厌食、体重不增、皮肤粗糙、贫血等症状。所以治疗本病应根据病情合理用药。一般2岁以后生长速度减慢，户外活动增多，不易发生佝偻病，无须再为预防而口服鱼肝油。

维生素D缺乏性佝偻病Vs对胃肠和肝肾有损害的药物

阿司匹林等药物对胃肠和肝肾有损害，易导致胃肠黏膜受损，影响维生素D和钙磷的吸收，从而加重本病。

维生素D缺乏性佝偻病Vs止痉挛剂

止痉挛剂（如琥珀胆碱、己氨胆碱等）可使血钙降低，碱性磷酸酶增高，使患儿骨骼发生改变，致本病加重。

维生素D缺乏性佝偻病Vs激素

糖皮质激素（如强的松、地塞米松等）可使骨骼疏松，且促进远曲肾小管排磷和钙，而加重本病。

4. 小儿夏热

每年6～8月，在我国南方温热地带，常见周岁前后至2岁间的小儿有长期发热并伴有口渴、多尿、少汗等症状，但至秋后凉爽时，体温即恢复正常。其病因至今未明，但由于其发生在夏季，故暂名为小儿夏季热和暑热证。

小儿夏热Vs抗生素

本病无明显的感染现象，故忌用抗生素、磺胺类药物，更不可应用激素，小儿体温不超过38℃者不要给予退热剂，以免汗出过多而伤津液。

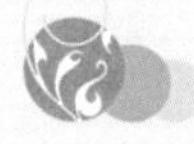

5. 遗尿症

凡年满3周岁具有正常排尿功能的小儿，在睡眠时不能自行控制而使小便自遗者，称为“遗尿”，俗称“尿床”。

遗尿症Vs利尿剂

有人认为白天用些利尿剂可使晚间尿量减少，但用后常使小儿口渴而使饮水量增加，从而导致遗尿加重。

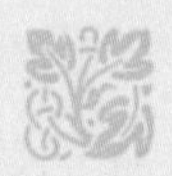

五、五官科疾病

1. 青光眼

青光眼已是我国主要致盲眼病之一，以眼压过高为特征，临床上又分为原发性青光眼、继发性青光眼和先天性青光眼三大类型。

青光眼Vs M-受体阻断药

因阿托品等M-受体阻断药能阻断眼内平滑肌（如瞳孔括约肌和睫状肌）的神经兴奋，使这些平滑肌松弛，因而压迫前房角，妨碍房水回流，致使眼内压升高和调节麻痹。因此阿托品及颠茄、胃舒平、莨菪碱、普鲁本辛、潘生丁等药物有扩瞳作用，增加房水或房水流通时受到阻力，使眼压增高，故本病不宜服用。

青光眼Vs糖皮质激素类药

地塞米松、强的松、强的松龙、可的松等糖皮质激素类药物可升高眼球内压，诱发或加重青光眼。临床观察使用糖皮质激素类药物治疗青光眼2～3周后，约有35%的患者产生头痛、眼胀、眼压升高现象，尤其是糖尿病近视患者更易发生。

青光眼Vs止痛药

本病患者眼睛疼痛，不宜使用止痛药来治疗眼部疼痛。因用去痛片、复方阿司匹林等止痛药会掩盖青光眼急性发作的症状，且不利于疾病的治疗。

青光眼Vs H_1 受体阻断剂

H_1 受体阻断剂（如异丙嗪、苯海拉明、扑尔敏、非那根、克敏嗪等）兼有抗胆碱作用，故可使瞳孔散大，进一步妨碍房水回流，使青光眼症状恶化。

青光眼Vs左旋多巴

左旋多巴可转变为多巴胺，形成对瞳孔辐射肌的 α-受体，有兴奋作用，可使瞳孔散大，妨碍房水回流致眼压升高，可加重或促发青光眼。

青光眼Vs哌替啶

因该药偶有阿托品样反应，可致使瞳孔散大，妨碍房水回流，加重青光眼。

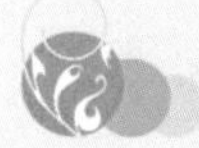

2. 玻璃体混浊

玻璃体混浊是眼科常见的一种眼病，多由玻璃体本身的进行性病变以及周围组织炎性渗出所致。

玻璃体混浊Vs解热镇痛药

阿司匹林、消炎痛、炎痛喜康解热镇痛等药物，长期、大剂量使用，会加重玻璃体混浊。

玻璃体混浊Vs抗凝药物

因肝素钠、双香豆素、枸橼酸钠等抗凝血药有加重出血倾向，故对于因血管内膜炎、高血压病、视网膜血管阻塞而导致玻璃体内有新鲜出血者，当禁用抗凝药物。另伴有严重肝肾功能不全、胃肠道溃疡者也应禁用抗凝药。

3. 白内障

白内障是晶状体部分或全部混浊的一种慢性退行性眼科疾病，有先天性和后天性两大类。

白内障 Vs 维生素 C

每日应用维生素 C 4 克，一周后尿中排出草酸盐的量可由每日 58 毫克，增加到 622 毫克。因此，应用大剂量维生素 C，可能发生尿路草酸盐结石。因此，应用维生素 C 剂量不宜过大。

白内障 Vs 糖皮质激素类药

地塞米松、强的松、可的松等糖皮质激素药物可加速白内障的进展。必须应用时，尽可能小剂量短时间应用。据统计，如强的松按成人每日剂量 10 毫克计算，假若服用一年以上时间，不少人的眼内晶状体将受到不同程度的损害，甚至引起白内障。故白内障患者最好避免使用糖皮质激素。

白内障 Vs 铁剂

有研究发现，多饮茶可预防白内障，每日饮茶 5 杯以上者，患白内障的危险性明显降低。一般认为，白内障的发病机制是由于氧化反应产生的自由基作用于眼球的晶状体所致。茶中含有鞣酸分解而产生的具有抗氧化作用的代谢产物，可阻滞自由基的氧化反应的发生。饮茶后若服用硫酸亚铁、枸橼酸铁等铁剂时，易与茶中的鞣酸发生沉淀反应，不利于本病的防治。

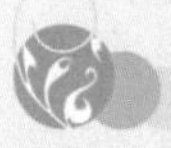

4. 耳鸣

耳鸣是指患者自觉耳内鸣响，有如蝉鸣，有如雷响，而妨碍听觉，甚者是耳聋的前期症状。

耳鸣 Vs 抗生素及利尿剂

一些常用抗生素，如庆大霉素、新霉素、卡那霉素、妥布霉素和利尿酸及速尿，都有耳毒性，可损伤听神经而引起耳鸣，甚至耳聋。故本症患者在需要使用抗生素或利尿剂时，应尽量选用其他无毒性药物。

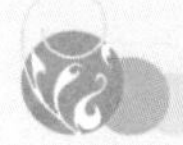

5. 急、慢性化脓性扁桃体炎

急性扁桃体炎为腭扁桃体的急性非特异性炎症，往往伴有程度不等与范围不一的急性咽炎，是一种很常见的咽部疾病。多发于儿童及青年，在季节更替、气温变化时容易发病。

慢性扁桃体炎多由急性扁桃体炎反复发作或因隐窝引流不畅，窝内细菌、病毒滋生感染而演变为慢性炎症。

急、慢性化脓性扁桃体炎 Vs 抗生素

抗生素用量不足常使病情迁延和反复发作，而化脓性扁桃体炎的迁延与反复发作可引起风湿热、心肌炎、肾炎等严重的变态反应性疾病。

急、慢性化脓性扁桃体炎 Vs 阿司匹林

患者如为妊娠期服用阿司匹林会抑制新生儿血小板的功能，长期服用水杨酸盐类可致多发性畸形，并导致妊娠期延长，死亡率增加。故妊娠前 3 个月，最好避免大剂量使用。

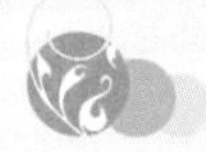

6. 梅尼埃综合征

梅尼埃综合征为膜迷路积水所致的，以发作眩晕、波动性耳聋和

耳鸣为主要症状的疾病。

梅尼埃综合征Vs损害听神经的药物

能引起听神经中毒性损害的药物，以链霉素最为常见，其他尚有庆大霉素、卡那霉素、多黏菌素 B、奎宁、碘胺类等，这些药物中毒，可导致平衡障碍而致眩晕。

梅尼埃综合征Vs血管收缩剂

肾上腺素、麻黄素等血管收缩剂易使本病患者内耳微循环障碍，使膜迷路积水更加严重。

梅尼埃综合征Vs兴奋性药物

药物兴奋性（如咖啡因、可拉明等）与镇静药物有拮抗作用，应用后会使患者烦躁不安和眩晕症状加重。

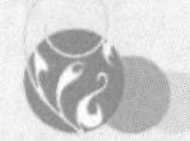

7. 急、慢性咽喉炎

急性咽喉炎是咽喉黏膜、黏膜下组织和淋巴组织的急性炎症，在秋冬及春夏之交比较常见。慢性咽炎病程较长，症状顽固而不易治愈，为咽部黏膜、黏膜下及淋巴组织的弥漫性炎症，多发生于中年人。

急、慢性咽喉炎Vs抗生素

忌睡前口服四环素或强力霉素而不喝水，使药物易黏附于咽喉壁，局部黏膜引起溃疡，甚至深及食管和胃肠道，不但使咽喉炎加剧，而且致多处发生炎症，故急、慢性咽喉炎患者要注意。

急、慢性咽喉炎Vs燥湿类药物

燥湿类药物可引起咽喉干燥，故不宜使用苍术、厚朴、藿香、胆南星、佩兰、薏苡仁等药物。

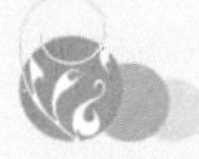

8. 龋齿

龋齿是牙齿在多种因素的影响下，硬组织中无机物脱矿，有机质分解，从而造成牙体组织缺损的一种疾病。

龋齿 Vs 低氟饮食

氟是正常机体不可缺少的一种元素。饮水中有一定含量的氟，有利于牙齿组织钙化和代谢，增强牙齿的抗酸性能和抗龋能力，可有效地防止龋病的发生或使龋病趋愈。反之，若进食含氟的饮食较少，或居住在饮水和食物中含氟量较低的地区，龋齿的发病率和病情的严重程度将会大大增加。

9. 结膜炎

眼结膜表面大部分暴露于外界，易受外界因素的影响，且结膜囊

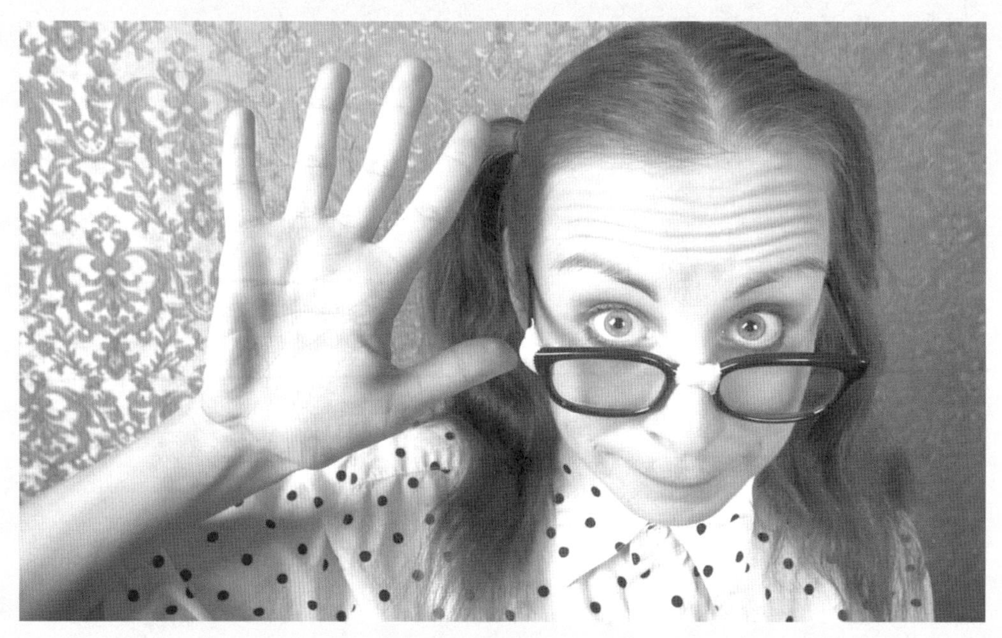

内有适当的温度与湿度，故此易受病原体感染而发生炎症，这种炎症通称为结膜炎。结膜炎为最常见的外眼病。

结膜炎Vs激素

本病治疗一般不用激素或带有激素的眼药水或眼药膏，以单纯抗生素眼药水为好。在全身发热症状严重或没有使用有效抗生素时，应严禁使用激素。

结膜炎Vs抗生素

因为本病由细菌引起，故使用药物时会选用抗生素。但本病治疗最好不要长期使用广谱抗生素，如四环素等，如较长时间滥用广谱抗生素，会导致肠道菌群失调。

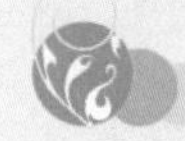

10. 失音

失音是喉病特有症状之一，严重者只能作耳语，完全发不出声音。可见于先天性喉畸形、急慢性喉炎、喉水肿及癔症等。

失音Vs吗啡类及阿托品类药物

吗啡类药物抑制呼吸，阿托品类药物可使呼吸道黏膜干燥，皆宜忌用。

六、传染性疾病

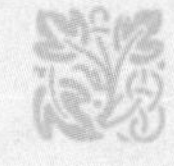

1. 百日咳

百日咳是由百日咳杆菌所引起的急性呼吸道传染病，以阵发性痉挛性咳嗽，以及痉挛性咳嗽终止时伴有鸡鸣样吸气吼声为特征。

百日咳Vs激素

本病治疗时如未经使用有效的抗生素，就用激素治疗，可使炎症扩散，不利于患儿康复。

百日咳Vs镇咳剂

百日咳患儿咳嗽持久，临床常用止咳药来缓解咳嗽。使用止咳药物时，禁用中枢性镇咳药，如磷酸可待因、美沙芬、枸橼酸维静宁、氯苯胺丙醇等，尽量选用既有镇咳作用又有祛痰作用的药物，如复方甘草合剂、咳宁、易咳嗪、必嗽平等。

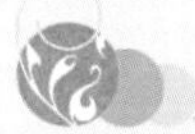

2. 猩红热

猩红热是由A组B型溶血性链球菌引起的急性呼吸道传染病。以发热、咽炎、草莓舌，全身弥漫性鲜红色皮疹、疹退后片状脱皮为特征。少数患儿病后1～5周可发生急性肾小球肾炎或风湿热。

猩红热Vs抗生素

猩红热属链球菌感染，极易并发肾炎，故使用抗生素时应选择对肾脏刺激较小的药物，避免使用磺胺类药物。此外，红霉素口服会出现胃肠道反应，氯霉素、合霉素会使粒细胞减少，使用时必须注意。

猩红热Vs激素

本病常出现中毒症状，此时多采用激素治疗，一定要用有效抗生素控制感染后使用，否则会使病情不易控制。

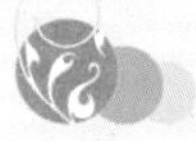

3. 水痘

水痘是一种传染性极强的儿童期出疹疾病。临床特点是皮肤黏膜出现瘙痒性水疱疹，全身症状轻微。

水痘Vs肾上腺皮质激素

本病常易与某些疱疹性疾病混淆，一旦确诊，严禁使用激素类药物，如氢化可的松、地塞米松、泼尼松等，以免使病情恶化。

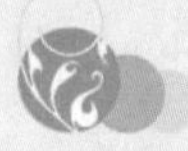

4. 肺结核

结核病是由结核杆菌引起的慢性传染病，可累及全身多个脏器，但以肺结核最为常见。本病病理特点是结核结节和干酪样坏死，易于形成空洞。临床多呈慢性过程。常有低热、乏力等全身症状和咳嗽、咯血等呼吸系统表现。

结核病Vs单味抗结核药物治疗

结核病早期，肺部结核炎性病灶以渗出性病变为主，此时应用抗结核药易渗入病灶，同时结核菌代谢旺盛，药物亦最能发挥其杀灭结核菌的作用，因此主张此时应联合足量应用抗结核药，以迅速杀死结核杆菌使病情好转以至痊愈。否则，单味药物用量不足，会造成病灶扩大，发生干酪样坏死，形成慢性纤维性空洞，使药物难以渗入；同时由于迁延日久，结核杆菌易产生耐药性，致使疾病迁延，日久难愈。一旦出现急性粟性肺结核，引起严重的血行播散，病情多急重，治疗时仅用单味抗结核药，不仅不能杀死结核杆菌，而且还可增加耐药菌株的产生，病性缠绵难愈。

结核病Vs用药中断

原发性肺结核病的原发病灶小，经过适当的治疗，病灶吸收很快，症状也易得到改善，但肺门及纵隔的淋巴结病变并未治愈。所以，若症状改善后就停止治疗，或肺部原发灶消失后就停止用药，当营养不良或机体抵抗力降低时，这些病灶内的结核杆菌就会重新活跃起来，使病情进一步恶化，甚至发生急性粟粒性肺结核或结核性脑膜炎等严重病变。

结核病Vs激素

肺结核患者，一旦出现发热，在未用抗结核药物治疗时，禁用激素，以免引起结核扩散。

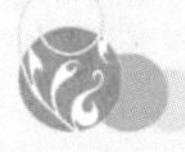

5. 麻疹

麻疹是麻疹病毒引起的急性呼吸道传染病。以发热、上呼吸道炎症、麻疹黏膜斑及全身斑丘疹为其临床特征。

麻疹Vs退热发汗剂

如过量使用退热发汗剂，可使患儿出汗过多，不仅易伤阴津，还会使体温降低而影响皮疹的透发，故不主张用退热发汗之剂。如麻毒炽盛，患儿体温过高，持续在39℃以上，可短时给予适量的解热药物。中药治疗当以辛凉透疹为主。

6. 细菌性痢疾

细菌性痢疾简称菌痢，是由志贺菌属引起的一种常见肠道传染病。其基本病变为结肠黏膜的溃疡性化脓性炎症。发热、腹痛、里急后重及黏液脓血便为其主要症状。

细菌性痢疾Vs止泻药

细菌性痢疾的腹泻是肠道受到细菌的毒素刺激而作出的反应，它可以排除毒物及细菌毒素，具有保护意义，不能滥用活性炭、矽碳银、鞣酸蛋白等止泻药。

细菌性痢疾Vs广谱抗生素

本品能引起体内菌群的失调而导致二重感染，引起腹泻、B族维生素缺乏，出现胃肠道症状，故忌用广谱抗生素。

细菌性痢疾Vs磺胺类及利水药

磺胺嘧啶、磺胺噻唑、长效磺胺等及猪苓、茯苓等中药应忌用，因患者严重时有脱水现象，尤其是肝肾功能不全、脱水、少尿、休克时更当禁忌，以免水分流失过多及药物蓄积。

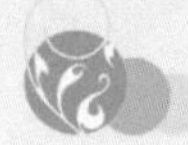

7. 传染性肝炎

传染性肝炎为多种病毒引起的以肝脏病变为主的一组传染病，包括甲型、乙型、丙型、丁型和戊型肝炎。主要临床表现为食欲减退、恶心乏力、肝脏肿痛及肝功能损害，部分患者可出现黄疸。大多数急性患者在数月内即顺利恢复，极少数呈重症经过。乙型、丙型和丁型肝炎还可演变为慢性，甚至发展为肝硬化。

传染性肝炎Vs有肝毒性的药物

抗生素中的四环素、红霉素、磺胺类，抗痨药异烟肼、对氨基水杨酸钠、利福平，镇静安眠药中的氯丙嗪、苯妥英钠、利眠宁、安定等，抗血吸虫药酒石酸锑钾，抗甲亢药甲亢平、他巴唑，抗肿瘤药6-巯基嘌呤、瘤可宁、甲氨蝶呤、丝裂霉素、环磷酰胺等，解热止痛药保泰松、扑热息痛、消炎痛、非那西汀等，及中药斑蝥、红娘子、苍耳子、黄药子、乌头、附子等，均可引起不同程度的肝脏损害，故肝炎患者均不宜应用。

传染性肝炎Vs激素

临床研究发现，急性肝炎应用激素治疗的患者病情容易反复，且易演变成慢性肝炎。如患者有显著黄疸，经其他疗法无效时，方可酌情考虑选用激素。

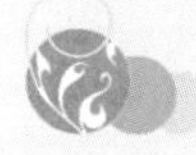

8. 流行性感冒

流行性感冒简称流感，是流感病毒引起的急性呼吸道传染病，其临床特点为呼吸道症状较轻而发热与乏力等中毒症状较重。

流行性感冒 Vs 抗生素

因为流行性感冒由病毒引起，应该用抗病毒药物对症下药。患者感染后有自身调整产生抗体、免疫的过程，用了抗生素既风马牛不相及，又延长病期，使病情加重。

流行性感冒 Vs 阿司匹林制剂

流行性感冒的患者如有发热头痛症状时，一般喜欢用阿司匹林、安乃近之类解热镇痛药物，而大剂量使用会使水分散失过多，热量流失，以致患者虚脱。所以体虚的流行性感冒患者不适用，尤其是阴虚型的患者更不适用。

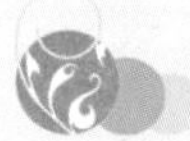

9. 流行性腮腺炎

流行性腮腺炎是由腮腺炎病毒所引起的急性呼吸道传染病。多见于儿童及青少年。以痛性腮腺肿大为主要临床特征，有时其他唾液腺亦可累及。脑膜炎、睾丸炎为常见并发症，偶尔也无腮腺肿大。

流行性腮腺炎 Vs 酸性药物

维生素C类酸性药物可刺激腮腺分泌唾液，故不宜使用如维生素C类的酸性药物口服，以免加重病情。

食物与病症相克

一、内科疾病

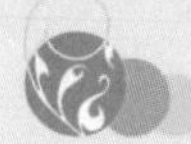

1. 急性胰腺炎

胰腺炎是由于胆道疾病（如胆结石、胆道蛔虫、胆囊炎），或过量饮酒、暴饮暴食所导致的胰腺组织自身消化的化学性炎症。常表现为急性左上腹部疼痛、恶心呕吐、发热或尿淀粉酶增高，病情严重者可出现胰腺出血坏死、腹膜炎、休克等并发症，甚至死亡。祖国医学认为本病是由气滞、湿热、脾胃积热所致。

急性胰腺炎Vs酒

酒精可致胰腺分泌增加，同时刺激胆道口括约肌痉挛，胰液排出受阻，使胰管内压力增加，引起胰腺自身的消化增加而加重病情。

急性胰腺炎Vs暴饮暴食

短时间内大量进食，会引起大量胰液分泌，而当排出受阻时，胰腺自身消化，使症状加剧。

急性胰腺炎Vs肥甘厚味及辛温助热食物

如肥猪肉、牛肉、羊肉、公鸡、狗肉、鹅肉以及辣椒、胡椒、咖喱、生姜等，它们性温助湿生火，易加重病情。

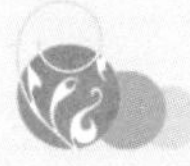

2. 急性上消化道出血

上消化道出血包括食管、胃、十二指肠或胰、胆等病变引起的出血，常见的为消化性溃疡并出血，常表现为呕血、黑便伴头晕、心悸、乏力，严重者可导致晕厥、死亡。祖国医学认为本病多由于胃热壅盛、损伤胃络，导致胃出血。

急性上消化道出血Vs酒、咖啡、汽水等刺激性饮料

各种酒、咖啡、汽水均直接对胃黏膜有刺激活血的作用，饮用后会使胃部的血管扩张，使出血量增多。

急性上消化道出血Vs辛辣刺激食物

如辣椒、胡椒、花椒等辛辣刺激食物，同样能刺激胃黏膜充血，加剧出血；而且它们火性助热，使胃热更加明显，热迫血溢，病情加重。

急性上消化道出血Vs温热性食物

如羊肉、狗肉、牛肉、鹿肉、公鸡肉、海马、荔枝等，食入后会加重血分之热，呕血、便血加重。

急性上消化道出血Vs坚硬粗糙食品

坚硬粗糙食品不易消化，进食后可直接摩擦溃疡面，易损害胃黏膜，损伤胃血管而加重出血。

3. 食管癌

食管癌是发生于食管的恶性肿瘤，以中老年人多见，常表现为吞咽困难，并逐渐加重，伴胸骨后疼痛，最后导致食管梗阻，食物反流

及呕吐，身体逐渐消瘦、贫血、营养不良，预后不佳。

食管癌Vs霉变的食物

霉变的花生、黄豆、玉米、油脂物中含有黄曲霉素。黄曲霉素在动物身上显示强致癌力，食品中的黄曲霉素与人群中的食管癌率有密切关系。因此必须禁食霉变的食物。

食管癌Vs腌制、熏烤的食物

这些食物均含有致癌的物质，可使病情加重。

食管癌Vs辛辣刺激、温热性食物

如辣椒、辣酱、辣油、咖喱粉、胡椒、芥末等辛辣食物；羊肉、驴肉、狗肉、公鸡肉等助阳的发物，一方面对食管黏膜有明显的刺激作用，会加重食管的损伤；另一方面可助热生火，使病情加重。

食管癌Vs油煎、油炸、过烫、粗糙的食物

过烫的汤菜、炸油饼、油条等油煎油炸的食物，以及韭菜、蒜苗、韭黄、芹菜、竹笋、毛笋、冬笋等粗糙的、不易消化的食物，都会对食管黏膜造成刺激，加重食管的损伤，使病情加重。

食管癌Vs酒、咖啡

咖啡和酒中的酒精对食管黏膜有明显的刺激作用，可加重食管的损伤；另一方面可助热生火，使病情加重。

4. 脑溢血

脑溢血是指非外伤性的原发于脑实质内的出血。主要发生于高血压和脑动脉硬化的患者，是病死率和致残率极高的一种常见病。

脑溢血Vs酒

酒精通过血液循环可进入大脑，直接损伤大脑细胞。另外，酒精可促进血小板聚集，发生凝血反应和脑血管痉挛。据报道，嗜酒者患脑出血的概率是不饮酒的4倍以上。

脑溢血Vs盐

盐中的钠离子可使血管平滑肌对去甲肾上腺素的反应性增强，外周血管阻力增大，从而使血压升高，诱发本病。

脑溢血Vs高脂肪食物

肥肉、油炸食品等含大量脂肪食物摄入过多，可导致脂质代谢失常、动脉粥样硬化，诱发和加重本病。

脑溢血Vs高胆固醇或过低胆固醇食物

动物的内脏、蛋黄、蟹黄、小虾米等，食入人体后，可沉积在动脉内膜上，久之则形成动脉粥样硬化，从而诱发脑出血。但体内胆固醇含量过低，致动脉血管壁变脆，红细胞脆性增加，对人体也有潜在危害。据调查，高血压合并低胆固醇的患者，极易发生脑溢血。

5. 神经衰弱

神经衰弱是由于长期精神活动过度紧张，大脑皮质的兴奋和抑制过程发生功能失调，使精神活动能力受影响。其主要临床特点是容易兴奋而又迅速疲倦，并伴有各种躯体和内脏器官的不适感及睡眠障碍等症状。

神经衰弱Vs兴奋刺激食物

一般日常生活中具有刺激兴奋之物有咖啡、茶、酒、烟等。患神经衰弱的患者大多为脑力劳动者，这部分人常因工作需要而要食用上述物品来提神。

神经衰弱Vs辛辣刺激食物

辛辣刺激食物，如葱、韭菜、大蒜、辣椒、辣酱、辣油、姜等，这类食品具有温热的特点，而患失眠的人大多为阴虚火旺的体质，如长期食用上述食品，会使人病情加重。常食用上述物品易使人“火气”很大，所以对阴虚火旺型的失眠者来说，这类食品是禁忌之物。

神经衰弱Vs肥腻食物

中医认为消化不好是造成失眠的一个重要原因，故有“胃不和则卧不安”的说法，生活中常常遇到大吃一顿后，晚间腹胀难以入睡的现象，故有人提出“早上吃得好，中午吃得饱，晚上吃得少”的生活饮食习惯。同时，忌食不易消化的肥腻之品。

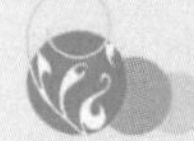

6. 单纯性肥胖症

肥胖可分为单纯性肥胖和继发性肥胖两大类。平时我们所见到的肥胖多属于单纯性肥胖，其占比高达99%。医学上也把单纯性肥胖称为原发性肥胖。

单纯性肥胖症Vs高脂肪饮食

无论是动物性脂肪还是植物性脂肪，均应严格限制其摄入量，尤其需限制动物脂肪，如肥肉、羊奶。因肥胖时脂肪沉积在皮下组织和内脏器官过多，易引起脂肪肝、高脂血症及冠心病等并发症。此外，饮食高脂肪易饱腻，使食欲下降。肥胖者饮食脂肪应控制在总热能的25%～30%。

单纯性肥胖症Vs高糖食品

糖是人体热量的主要来源，在体内极易转变为脂肪，尤其是肥胖者摄入单糖后，更容易以脂肪形式沉积。当人食入的糖量超过了糖在体内的贮存限度时，就转变为脂肪而贮存。所以，过食高糖食品，如蔗糖、麦芽糖、果糖、蜜饯及甜点心等，可形成或加重肥胖。

单纯性肥胖症Vs食盐和嘌呤食物

食盐能引起口渴和刺激食欲，增加体重，并能引起水钠潴留，高盐饮食不利于肥胖症的治疗，故食盐的摄入量以每天3～5克为宜。嘌呤可增进食欲和加重肝肾代谢负担，故含嘌呤的食物，如动物的肝、心、肾、脑及牛、羊肉等应加以限制。

单纯性肥胖症Vs低纤维饮食

肥胖患者必须控制进食总量，但进食量太少，患者容易出现疲乏软弱、精神萎靡、畏寒乏力等。此时，可增加含纤维素较高的蔬菜量，如芹菜、萝卜、苦瓜、竹笋等，既可防止热量过多而增加食物体积，又可延长胃排空时间，减少饥饿感。

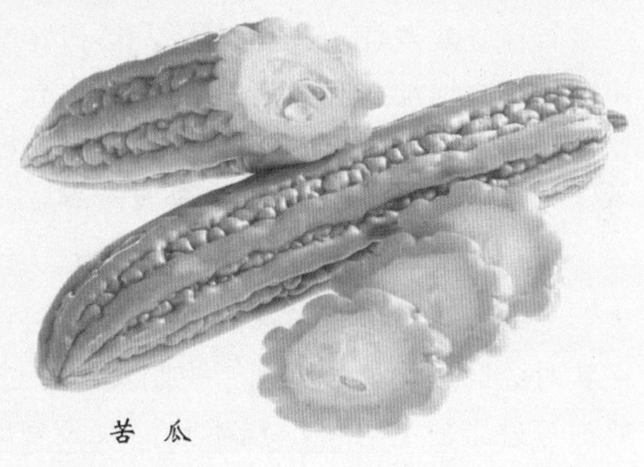

苦瓜

单纯性肥胖症Vs酒

酒精中主要成分是乙醇，可产生热量，如果大量饮酒，则体内热量过剩，多余热量以脂肪形式储存体内，可加重肥胖。另外，大量饮酒可损害心脏，加重心脏负担，导致心肌劳损。

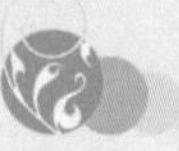

7. 急、慢性支气管炎

急性支气管炎是由感染、物理、化学刺激或过敏引起的气管、支气管黏膜的急性炎症；慢性支气管炎是指气管、支气管黏膜及其周围组织的慢性非特异性炎症。临床上以咳嗽、咳痰或伴有喘息及反复发作的慢性过程为特征，病情呈缓慢进展，常并发阻塞性肺气肿，甚至肺动脉高压、肺源性心脏病。它是一种严重危害人民健康的常见病，尤以老年人多见。

慢性支气管炎Vs萝卜

因为萝卜辛凉化痰热，肺燥及痰热咳嗽者食用适宜，但其性凉无化饮作用，慢性支气管炎患者如食用，反会加重痰饮。

慢性支气管炎Vs海蜇、甜石榴、乌梅

石榴甘酸敛津可助湿生痰，乌梅味酸可助湿生痰，涩可敛邪，食用则使痰湿增加，咳嗽痰多等症状加重。

急、慢性支气管炎Vs辛辣、油腻或过咸过甜食品

甜食和咸食摄入过多会刺激咽喉，诱发咳嗽；辛辣食物（如辣椒、姜、葱、蒜等）摄食过多，在慢性支气管炎发作期出现黄痰、黏痰等症状时会助热化火，不利于控制炎症；过食油炸食物和肥肉以及糖果、奶油等过甜食品等可助湿生热，致痰多、痰黏不易咳出。患者宜吃高蛋白、营养丰富、清淡的食品。

急、慢性支气管炎Vs温补食品

本病常由外邪引起，故急性期禁止食用具有温补作用的食物，如羊肉、狗肉、公鸡肉、麻雀、荔枝等。

急、慢性支气管炎 Vs 过酸食品

支气管炎患者不宜多食甘酸食品，如柑、椰子、樱桃等，因甘可生津、酸可敛津，均可聚生痰湿，又性凉。支气管患者食用，则会加重病情，故不宜过多食用。

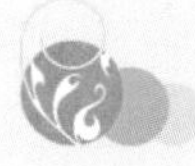

8. 肺心病

肺心病是心肺功能障碍所引起的一种全身性疾病，其发展缓慢，常常需要数年或数十年才最终形成，所以多见于老年人。肺心病的主要临床症状是长期咳嗽、咯痰及不同程度的呼吸困难，尤其是活动后或在阴冷季节里症状更为明显。

肺心病 Vs 辛辣食物

辛辣食物，如辣椒、姜、葱、蒜等性温热，易生热化燥伤阴，使肺脏受损而加重病情。

肺心病 Vs 咖啡、浓茶

咖啡中所含咖啡因和茶叶中所含的茶碱作用相似，均可松弛支气管平滑肌，而使支气管处于舒张状态。但咖啡因和茶碱还可引起心跳加快、失眠、兴奋和不安，从而影响休息，并增加心肌耗氧量。故肺心病患者应忌浓茶和浓咖啡。

肺心病 Vs 油腻食物

油腻食物（如肥肉、油炸食品等）易生热伤津，助火化燥，加重病情。

肺心病 Vs 腥膻发物

腥膻发物（如带鱼、鳗鱼、墨鱼、虾、蟹等）可滋痰生湿，对肺

心病患者的康复不利。

肺心病 Vs 生冷食物

生冷食物，如冰激凌、冰棒、冰冻水果、冰镇饮料及生拌黄瓜、海蜇皮等，可阻遏脾阳和肺阳，生痰滋湿，从而加重咳喘、咳痰、心悸症状。

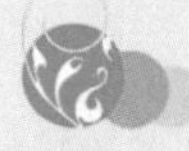

9. 心绞痛

心绞痛多见于男性，年龄多在 40 岁以上。大多数心绞痛患者经治疗后症状可缓解或消除。初发型心绞痛、恶化型心绞痛、卧位型心绞痛和中间综合征中的一部分，可能发生心肌梗死，故又称之为“梗死前心绞痛”。

心绞痛 Vs 脂肪餐

大量、长期食用高脂食物，如油条、肥肉等，可导致冠状动脉粥样硬化，冠脉管腔变窄，心肌缺血缺氧，从而诱发或加重心绞痛发作。

心绞痛 Vs 饮酒

长期酗酒者是冠心病的发病诱因。饮酒后酒中乙醇等成分进入血液，可使心跳加快、血压升高、冠脉痉挛、心肌耗氧量增加，诱发心

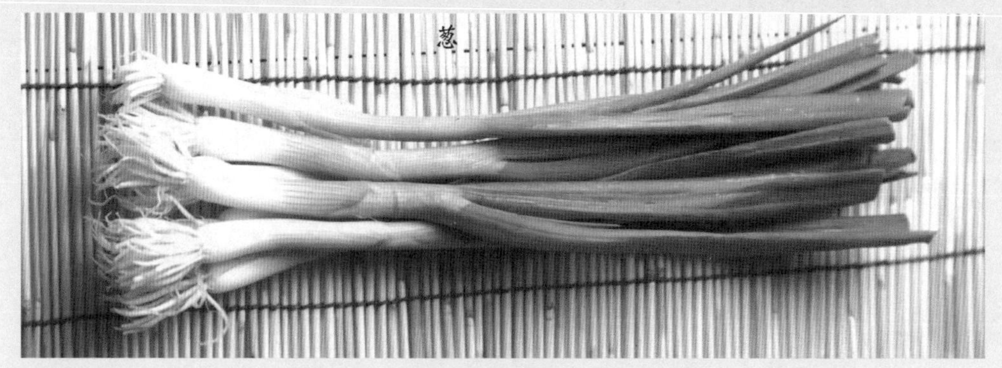
葱

绞痛发作。

心绞痛 Vs 辛辣刺激性食物

辣椒、生姜、大葱、大蒜、蜀椒等辛辣食物，性味辛温燥烈，食用后经吸收进入血液，可使心跳加快，加重心肌缺血缺氧，诱发心绞痛患者发病。

心绞痛 Vs 富含胆固醇的食物

动物的脑子、骨髓、肝肌及其他内脏，蛋黄、少数鱼类（如墨鱼、鱿鱼等）及贝壳类（如蚌、蛏、蚬、蟹黄等）、鱼子，均富含胆固醇，经常食用，可升高血浆中胆固醇，引起或加重冠心病。

心绞痛 Vs 浓茶和浓咖啡

浓茶和浓咖啡中所含的大量茶碱和咖啡因可兴奋中枢神经、心血管，从而引起心跳加快、心律失常，使心肌耗氧量增加，易引起心绞痛。

10. 心肌梗死

心肌梗死是冠状动脉闭塞，血流中断，使部分心肌因严重的持久性缺血而发生局部坏死。其症状是不同程度的胸痛不适，也可能伴随着虚弱、发汗、晕眩、呼吸困难等。心肌梗死的危险因素包括年老、抽烟、高胆固醇血症、糖尿病、高血压、肥胖症、过量的酒精摄取等。

心肌梗死 Vs 脂肪食物

长期进食脂肪食物，可导致血液凝固性升高，冠状动脉易形成血栓，易发生心肌梗死。因此，本病患者平时应低脂饮食。

心肌梗死 Vs 饮酒

酒中乙醇等成分进入血液，可使心跳加快，血压升高，冠状动脉痉挛，心脏耗氧量增加，从而加重病情。因此，本病患者应戒酒。

心肌梗死Vs高热量饮食

长期食用巧克力、可可、糖类等高热量的食物，可诱发肥胖而致脂质代谢紊乱，加重冠状动脉缺血，因而加重病情。

心肌梗死Vs高胆固醇饮食

高胆固醇食物（如动物脏器、蛋黄、小虾米等）可诱发动脉粥样硬化，冠状动脉管腔狭窄，加重梗死灶缺氧缺血。所以，本病患者应以低胆固醇饮食为主。

心肌梗死Vs辛辣食物

辛辣食物可助阳化热，耗灼津液，肠道津液少则易引起便秘，患者排便困难，导致排便时心肌耗氧增加，加重梗死症状。

11. 高脂血症

高脂血症是指血脂水平过高，可直接引起一些严重危害人体健康的疾病，如动脉粥样硬化、冠心病等。高脂血症可分为原发性和继发性两类，部分血脂异常的患者通过调整饮食和改善生活方式均可以达到比较理想的血脂调节效果。

高脂血症Vs胆固醇含量高的食物

蛋黄、猪脑、猪肝、皮蛋、鳗鱼、蟹黄、猪腰子、鱼子、对虾、奶油、蛋类、鱼肝油等含胆固醇高的食物，平时应忌吃或少吃。

高脂血症Vs甜食

糖类食物，如蔗糖、果糖，对三酰甘油的含量有一定的影响。有人在饲养动物时，用蔗糖代替淀粉，可使动物的血胆固醇和三酰甘油均增高。在某些脂肪摄入量较高的国家和地区，当糖用量增加时，冠心病的发病率也增高。

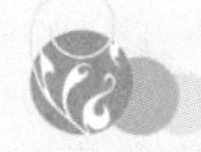

12. 胰腺炎

急性胰腺炎是指胰腺及其周围组织被胰腺分泌的消化酶自身消化的化学性炎症。临床以急性腹痛，发热伴有恶心、呕吐，血与尿淀粉酶增高为特点，是常见的消化系急症。慢性胰腺炎是指胰腺腺泡和胰管慢性进行性炎症破坏和纤维化的病理过程，常伴有钙化、假性囊肿及胰岛细胞减少或萎缩。主要临床表现为反复发作或持续腹痛、消瘦、腹泻或脂肪泻，后期可出现腹部囊性包块、黄疸和糖尿病等。

胰腺炎Vs脂肪

急性期要禁用肉汤、奶类、蛋黄等含脂肪的食物，因为消化脂肪的胰脂肪酶分泌发生障碍，而胰脂肪酶主要由胰腺分泌，当胰腺发生炎症时，脂肪的消化就要受到严重影响，故要严格控制脂肪食品和肉类食品。

胰腺炎Vs蛋白质食品

牛奶、鲜瘦肉、鱼虾、禽类等高蛋白质食品主要经胰液中的蛋白酶分解为氨基酸，故也必须限制，以免加重胰腺负担。

胰腺炎Vs酒

饮酒后，可使胰腺分泌旺盛，管内压力升高，致使胰小管和腺上皮破裂，胰液溢入间质，而引起急性胰腺炎。饮酒还能引起胃与十二指肠炎、十二指肠乳头部水肿、胆道口括约肌痉挛，导致胰管阻塞，而使腺泡破裂，胰酶溢出而自溶。因此，慢性胰腺炎患者忌饮酒，而曾患过胰腺炎或胰腺炎发作期间的患者亦应当禁忌饮酒。

胰腺炎Vs生冷甘腻的食物

中医认为“生冷伤胃”“甘腻助湿”，都能影响脾胃的运化。因此，慢性胰腺炎患者，尤其在发作期，应禁食水果、冰激凌、雪糕、酸梅汤等生冷食品，以及多纤维、易产气的食物，如韭菜、豆类、甘薯等均宜少吃或不吃。

胰腺炎Vs肥甘厚味和辛温助热的食物

胰腺炎按中医辨证，多数属实证、热证。应禁用含脂肪多的食品，如奶油蛋糕、肥鸡、肥鸭、肥肉、动物油、油炸食品、肉松、硬果类、牛奶等，以及羊肉、鹅肉、韭菜、姜、辣椒等辛温助热的食品，并需要少油或不用油的烹调方法，以免加剧胰腺负担，使症状加重或复发。

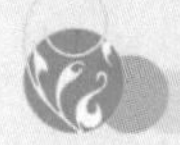

13. 泌尿系感染

泌尿系感染大多是由细菌直接引起的泌尿系统感染性炎症。本病好发于女性，女性与男性的比例约为10：1，其中尤以已婚育龄女性、女幼婴和老年妇女患病率最高。

泌尿系感染Vs酸性食物

尿的酸碱度对细菌的生长及药物的抗菌活力都有密切的关系。治疗泌尿系感染时，应先调节尿的酸碱度，然后应用抗生素，以取得最大的杀菌或抑菌能力。忌食酸性食物的目的就是要使尿液呈碱性环境，提高红霉素、链霉素、新生霉素、庆大霉素、卡那霉素、青霉素、头孢菌素、多黏霉素、磺胺嘧啶、磺胺甲基异唑等抗生素的杀菌能力，故必须忌食含维生素C、醋和糖醋类食物（如糖醋排骨、糖醋白菜等），因糖类食物在体内可提高酸度，故必须少食。

泌尿系感染Vs辛辣刺激的食物

泌尿系感染对辛辣刺激食物的反应是尿路刺激症状加重，排尿困难，有的甚至引起尿道口红肿，这与干辣食物性热属阳有关，辛辣食物进入人体后会使炎症部位充血肿痛，使临床症状加重。故泌尿系感染者禁食辛辣食物，如辣椒、辣酱、辣油、芥末、咖喱、鱼香肉丝、麻辣豆腐以及带辣的各种炒菜。此外，海鳗、海鱼等各种无鳞鱼也属腥发之物，可使炎症加剧，故也必须禁食。

泌尿系感染Vs发物

发物对炎症发热有致病情加重的作用，并使尿频、尿急、尿痛症状加重，故不宜食之，如公鸡肉、羊肉、鲫鱼、韭菜、南瓜、芫荽等。

泌尿系感染Vs胀气食物

泌尿系感染常出现小腹胀痛之感，而腹部胀满往往又加重这个症状，使排尿更加困难，故胀气食物不可多食，如牛奶、土豆、红薯、蚕豆、五香豆、黄豆及黄豆制品等。

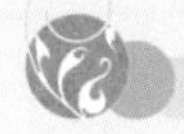

14. 慢性肾炎

慢性肾炎是病情迁延，病变缓慢进展，最终发展成慢性肾功能衰竭的一组疾病，临床上以水肿、高血压、蛋白尿、血尿及肾功能损害为基本表现。

慢性肾炎Vs高脂肪食物

慢性肾炎患者有高血压和贫血的症状，动物脂肪对高血压和贫血都是不利因素，因为脂肪能加重动脉硬化和抑制造血功能，故慢性肾炎患者不宜食用。但慢性肾炎如没有脂肪的摄入，机体会变得更加虚弱，所以在日常生活中可用植物油代替，每日需要量为60～70克为宜。

慢性肾炎Vs植物蛋白质

慢性肾炎患者每天丢失大量蛋白质，必须给以补充，但植物蛋白质中含有大量嘌呤碱，能加重肾脏中间代谢的负担，故不宜用豆制品作为营养来补充。这类食品有黄豆、绿豆、蚕豆、豆浆、豆腐、豆芽等。

慢性肾炎Vs液体量

慢性肾炎有高血压及水肿者必须限制液体量，每日摄入量为1200～1500毫升，其中包括饮料及菜肴中的含水量800毫升。如水肿严重，则进水量不要减少。在排尿正常的情况下，对液体可不加限制。

慢性肾炎Vs高嘌呤食物

芹菜、菠菜、菜花、花生、鸡汤、牛肉汤、鹅汤、猪头肉、沙丁鱼及动物内脏，这些食物中的嘌呤含量高，在代谢过程中会加重肾脏负担，不宜食用。

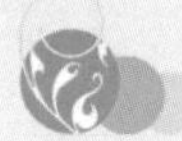

15. 白细胞减少症

外周白细胞计数持续低于正常值时称为白细胞减少，常与感染的危险性有明显的相关性。

白细胞减少症Vs酒及辛辣刺激食物

酒、咖啡、浓茶、辣椒、生姜、咖喱等辛辣刺激食物能使胃肠燥热而运化失调，并能引起神经兴奋而导致失眠，使消化功能发生障碍，影响白细胞的回升。

白细胞减少症Vs生冷食物

生冷之物有碍脾运，多食冰激凌、冰糕、凉菜等则导致消化吸收障碍，不利于疾病治疗。天气寒冷时，一些水果（如苹果、梨、橘子、柿子等）也应该在温室存放后再食用。

白细胞减少症Vs甜食

过多摄入糖类食物，会使机体生成白细胞的功能受到抑制，摄入量越多，其抑制越明显。因此，不宜过食白糖、红糖、冰糖、水果糖、奶糖等糖类食物。

白细胞减少症Vs油腻不易消化的食物

白细胞减少如由化疗或放疗而造成的，应忌食油腻不消化食物。因接受这类治疗的患者，其胃肠功能低下，食入这类食物直接影响消化。这类食物有各种油煎油炸食品、奶油、花生、葵花子、杏仁、蒜苗、洋葱、竹笋、蛤蜊、毛蚶及没有煮烂的各种肉类食物。

16. 头痛

头痛是临床常见的症状，可伴发于全身性疾病，亦可作为某些疾病的特发症状。研究头痛的病因在诊断学上具有重要的意义。

头痛Vs酒

酒的主要成分乙醇可通过血液循环进入大脑，损伤脑动脉内膜，刺激脑干神经元兴奋及递质释放，从而诱发或加重本病。中医学认为，饮酒过度易损伤脾胃，脾失健运，痰湿内生，阻遏清阳则引起痰湿头痛；若痰湿内蕴化火，上扰清阳则引起肝火头痛；火盛伤阴，致使阴血亏虚，不能上荣于脑，又可导致血虚头痛。因此，饮酒可加重病情，故头痛者应戒酒。

头痛Vs脂肪

高脂肪食物，可引起脂质代谢紊乱，导致脑动脉硬化，从而引起脑血管功能异常，诱发偏头痛。

头痛Vs高酪胺食物

由于本病的发生与血小板内单胺氧化酶活性下降有关，食用高酪胺食物（如熏鱼、奶酪等）后，其中的氨基酸不易被分解，反而促进前列腺素合成，从而引起颅外血管强烈扩张和炎症反应，诱发头痛。

头痛Vs亚硝酸盐、5-羟色胺含量高的食物

亚硝酸盐、5-羟色胺等成分都能影响机体而产生头痛。如火腿中含有亚硝酸盐，能引起脑血管扩张；海产品、蛋类、牛奶、巧克力、乳酪、啤酒、咖啡、茶叶、橘子、番茄等进入人体后会产生5-羟色胺，导致颅脑血管舒缩功能的失调，而致头痛。

头痛Vs辛辣刺激食物

辛辣之品可刺激机体产生热量，加快血液流速，使头痛加重，故在平时应少食或忌食辣椒、辣油、姜、咖喱、芥末、胡椒等辛辣刺激性食品。

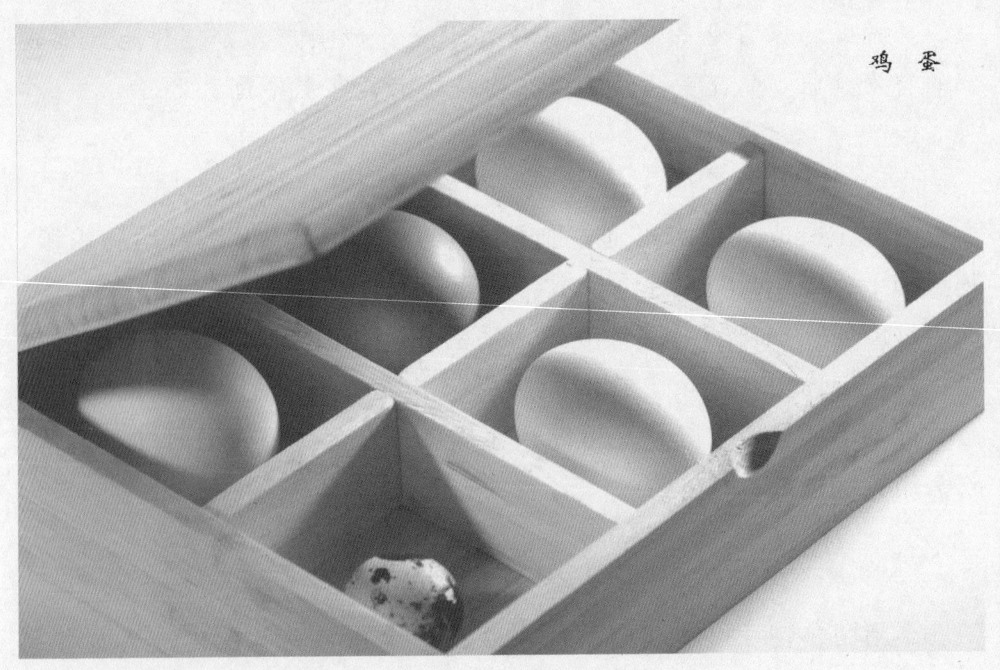
鸡蛋

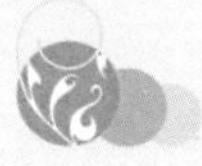

17. 三叉神经痛

三叉神经痛是指三叉神经分布范围内反复出现的阵发性短暂剧烈疼痛、无感觉障碍等表现。本症多在更年期以后起病，女性居多。

三叉神经痛Vs硬果

用力咀嚼硬果常突然诱发三叉神经疼痛。所以，三叉神经痛患者应避免食用硬果，如核桃、小胡桃、栗子、松子、香榧子、炒花生、炒蚕豆等。

三叉神经痛Vs生冷果品

进食生冷果品常会诱发三叉神经冲动加强，从而引起疼痛。所以三叉神经痛患者应避免食用如冰激凌、棒冰、冰西瓜、冰镇汽水、冰镇啤酒等冰箱内食品。

三叉神经痛Vs辛辣刺激食物

辛辣食物，如辣酱、大蒜、京葱、洋葱、生姜、芥末、蓼蒿等，可上行头目刺激三叉神经，使神经冲动加强，从而诱发疼痛。

三叉神经痛Vs油腻食品

油腻食品可滋湿生痰，对肝阳偏亢患者则可乘肝阳上扰头面，而使经脉闭阻，诱发疼痛。现代食品中属油腻食物的有肥猪肉、猪油、牛油、油炸鸡鸭、电烤鸡、电烤鸭、冰激凌等。

三叉神经痛Vs滋腻补品

三叉神经痛患者属痰湿、瘀血者，应忌服滋腻补阴之品，如熟地黄、麦冬、天冬、玉竹、沙参等，以免生痰滋湿，闭阻经络，从而引发此病。

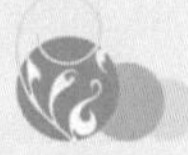

18. 脑梗死形成

脑梗死属于多诱因导致的慢性疾病，如血压高、肥胖、酗酒等。所以，只有坚持合理饮食、适当运动、科学用药等全面综合性的防治，才能够有效改善症状，而饮食调节无疑是其中的关键。

脑梗死形成Vs高脂、高胆固醇食物

高脂肪食品，如肥肉、油炸食品可引起脂质代谢紊乱，还容易导致血液黏稠度增加，加速脑梗死形成。长期过食高胆固醇食物（如肝、脑、肾）或动物内脏及蛋黄等，也是引起动脉硬化、导致脑梗死形成的重要因素。

脑梗死形成Vs辛辣或精制的食物

辛辣或精制食物可导致大便干结甚至便秘。本病患者血管弹性较差而变脆，便秘必然造成排便时过度用力，使腹内压升高，导致血压急剧上升，很容易引起脑血管破裂而发生脑出血。

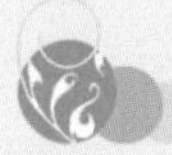

19. 红斑狼疮

红斑狼疮是一累及全身多个系统的自身免疫疾病，血清出现多种自身抗体，并有明显的免疫紊乱。本病以年轻女性多见，育龄妇女占患者的90%～95%，但也见于儿童和老人。男女之比为1∶10～1∶7。

红斑狼疮Vs肥腻厚味

红斑狼疮患者常伴有血脂增高、动脉硬化和高血压。若过多摄入高脂类及含糖过高的食物，如动物内脏、脑、脊髓、软体动物、贝壳类和糖类、淀粉类食物，则会使体内剩余热量增多，并形成肥胖症，从而加重动脉硬化和高血压病情，对患者的治疗极为不利。因此，在

保证每天基本热量供应的前提下，对各种食物进行调整是非常必要的。

红斑狼疮Vs油炸食品

红斑狼疮患者由于胃肠道血管发生病变，消化吸收功能降低，若食用油炸或不易消化的食物，就会刺激胃肠黏膜，从而导致消化不良和腹泻、腹痛的发生。

红斑狼疮Vs食盐

红斑狼疮患者中，约有75%的人继发“狼疮肾”而致肾脏损害，因而在膳食中应以清淡为宜，不可过咸。若食盐摄取过量，就会增加体内水、钠潴留，加重肾脏负担，严重者还会引起急性尿毒症。所以，食盐日摄入量以不超过3～5克为宜。

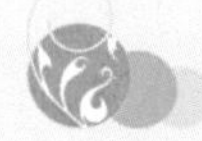

20. 关节炎

关节炎是一种慢性关节疾病，它的主要病变是关节软骨的退行性变和继发性骨质增生。

关节炎Vs肥腻食物

中医认为痹证主要是因为气血痹阻不通所致，而肥腻之品容易影响脾胃的运化而生湿，湿为阴邪，又进一步加重痹阻不通的病机。现代医学亦证明，脂肪在体内氧化过程中，能产生酮体，而过多的酮体，对关节有较强的刺激作用。所以，痹证患者不宜吃高脂肪食品，诸如动物内脏、凤尾鱼、鲫鱼子、蟹黄、蚬、蛋类、鱼肝油等，猪油、奶油、油条更应禁吃。且炒菜、烧汤宜少放油，尽量多吃蔬菜、水果，以免使病情恶化或反复。

关节炎Vs海产品

痹证患者多吃海产品无益，如海鱼、海参、海藻、紫菜中含有尿酸，被身体吸收后，能在关节中形成尿酸盐结晶，使关节症状加重。

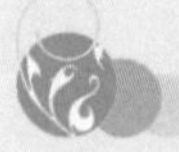

21. 肿瘤

肿瘤是机体中正常细胞，在不同始动与促进因素长期作用下所产生的增生与异常分化所形成的新生物。

肿瘤Vs刺激食物

肿瘤患者的饮食应清淡而富有营养，忌各种刺激食物，如辛辣食物（辣椒、辣酱、辣油、咖喱粉、芥末、川椒等）、助阳的发物（猪肉、羊肉、驴肉、狗肉、公鸡肉等）、不宜消化的蔬菜（韭菜、蒜苗、韭黄、芹菜、竹笋、毛笋、冬笋等）、油煎油炸食物。上述食物对肿瘤患者都有一定的不良刺激作用，生活中应慎食。

肿瘤Vs烟

因烟中含有尼古丁、苯并芘、亚硝胺等有毒物质二十多种，这些有毒物质均可以致癌。吸烟时烟雾中的有毒物质直接作用于肺部，因此吸烟者肺癌发病率要大大高于不吸烟者。

肿瘤Vs酒与咖啡

酒中所含的酒精可以刺激垂体激素的分泌，从而影响恶性肿瘤的易感性。而咖啡中的咖啡因是对人体具有毒性的物质。

肿瘤Vs酸菜、腌菜、腌肉

因为它们在制作过程中容易发霉，其中常含有致癌性真菌及致癌物质亚硝胺。

肿瘤Vs蛋白质

当营养素摄入不足，尤其是蛋白质每日摄入量低于60克时，化疗易使肝脏受损。一旦发现肝肌受损，如氨基转移酶升高，应停止化疗，并补充蛋白质，待肝功能恢复正常后再继续化疗。

肿瘤Vs高脂肪食物

食入过多脂肪可导致体重增加，过多脂肪导致机体激素发生变化，限制机体免疫监视的效能，影响细胞的代谢方式，增加体内镁的排出，这些因素都会促使肿瘤发生。猪肉、肥肉、黄油等均属这类食物。

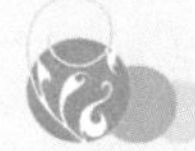

22. 急、慢性胃炎

胃炎是由于各种原因引起的胃黏膜的炎症，有充血、水肿、糜烂等改变，是消化系统常见的疾病之一。由于胃在消化道中占有重要位置，因而一旦胃黏膜发生炎症性改变，就会出现消化功能障碍等一系列症状。

急、慢性胃炎Vs生花生米

慢性胃炎患者消化功能降低，而生花生中所含的脂肪和蛋白质未经过高温处理，体内的各种消化酶对它不产生作用，因而食后易引起严重的消化不良，使胃炎症状加重。

急、慢性胃炎Vs馊腐变质不洁的食物

被污染变质的食物中含有大量的细菌和细菌毒素，对胃黏膜有破坏作用。常见的沙门菌存在于变质的肉、鱼、蛋、鸡、鸭、鹅等食品中，嗜盐菌存在于蟹、螺、海蜇及盐渍食品中，故这类食品一定要洗净煮透，以醋为作料（醋有杀灭嗜盐菌的作用）；金黄色葡萄球菌及其毒素存在于搁置较久的粥饭、奶及其制品中，故久置的上述食物一定要烧煮透，一旦变质，绝对禁食。

急、慢性胃炎Vs饭前大量饮水、汤泡饭

以免冲淡胃液，加重胃的负担。

急、慢性胃炎Vs辛辣强刺激性的食品

辣椒、胡椒、咖喱、芥末、小茴香、大葱、过浓的香精等辛辣强刺激的食品，对胃黏膜有刺激作用，可加重胃黏膜充血，加剧炎症，故应忌之。

急、慢性胃炎Vs烟、酒、茶、咖啡等饮料

香烟、浓茶、烈酒、咖啡、可可等对胃黏膜都有直接的刺激性，尤其是酒，因酒精能溶解胃黏膜上皮的脂蛋白层，对胃黏膜的损害作用极大，故应忌之。

急、慢性胃炎Vs过烫、过冷的食物

过烫的食物及汤水，会刺激或损伤胃黏膜；过冷的食物（如冰激凌、冰镇饮料、酒类、冰咖啡）以及刚从冰箱中取出的食物，食入后会导致胃黏膜血管收缩而缺血，不利于炎症的消退，故应忌之。

急、慢性胃炎Vs油炸、粗糙的食物

含粗纤维的食物，如芹菜、竹笋、韭菜、生胡萝卜等比较粗糙的食物，含渣滓和纤维较多；经过油中煎炸的食物，如炸猪排、炸牛排、油饼、油炸豆等亦会变得坚硬、粗糙。食用坚硬的食物后，会使胃黏膜受到摩擦而损伤，同时又不容易消化吸收，会加重胃的负担，导致消化不良，故应忌之。

急、慢性胃炎Vs油腻、韧性的食物

油腻食物，如猪油、肥猪肉、奶油、牛油、羊油等；韧性食物，如田螺、螺丝、蚌肉、海蜇和未充分煮烂的猪脚、牛肉等，都属于不易消化食物，食用后，会加重胃的负担和胃黏膜的损伤，故应忌食。

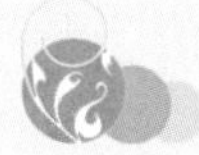

23. 呕吐

呕吐是内科疾病常见的症状之一，引起呕吐的原因很多，大多是消化系统胃肠道疾病所致。祖国医学认为呕吐的原因主要是由于饮食不洁、暴饮暴食、感受风寒以及患者本身脾胃虚弱所致。

呕吐Vs油腻食物

如肥猪肉、奶油、油炸猪排等，肥腻的食物有碍脾胃，不易消化，可加重呕吐。

呕吐Vs辛辣刺激食物

如辣椒、胡椒、花椒等刺激性食物，对胃黏膜有明显的刺激作用，可加重呕吐。

呕吐Vs生冷、甜腻的食物

如冰激凌、冷饮、梨子、西瓜等生冷瓜果及蛋糕、甜腻点心等，

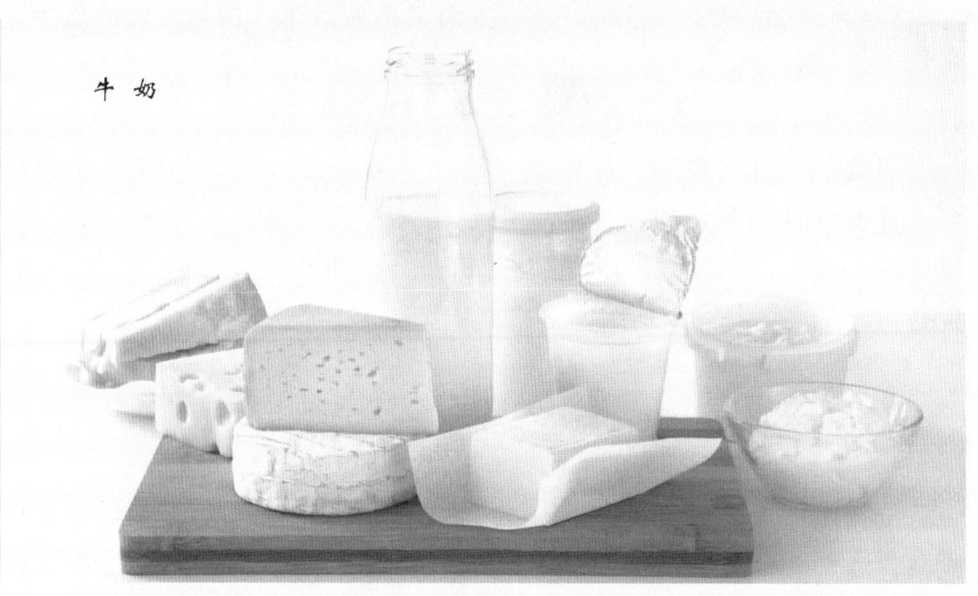

牛奶

可损伤脾胃，水谷不化，诱发呕吐。

呕吐Vs酒、咖啡、浓茶等刺激性饮料

这些刺激性饮料对胃黏膜有直接的损害作用，影响胃肠的消化功能，导致呕吐。

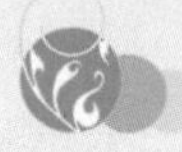

24. 胃下垂

胃下垂多由韧带松弛所致，多见于老年人，常常表现为胃脘胀满不适、腹胀、纳呆等脾胃虚弱、胃气郁滞等症状。

胃下垂Vs胀气食物

如豆类（如大豆、蚕豆）、白薯、芋头等胀气食物，食后会造成胃肠扩张，使胃肠胀气、疼痛加重。

胃下垂Vs坚硬、油炸、粗糙的食物

如花生、瓜子、胡桃肉、炸油饼、炸猪排、炸牛排、烤羊肉等，这些食物一方面坚硬、粗糙，另一方面又不易消化，加重了胃的负担。

胃下垂Vs过冷、过热食物

如进食过冷的食物（冰激凌、冰水、冰果等）会使胃部的血管收缩，胃平滑肌痉挛，加重疼痛并引起消化不良；进食过热刺激的食物（热汤、滚开水等）会使胃部的血管扩张，加重疼痛，故过冷、过热的食物均应忌之。

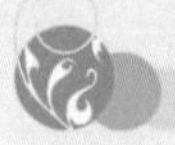

25. 慢性溃疡性结肠炎

慢性溃疡性结肠炎是一种病因不明的非特异性的直肠和结肠炎性疾病，临床表现为间歇性腹痛、腹泻、黏液脓血便，反复发作，经久难愈。祖国医学将之归属于“久泻”的范畴，多由于脾胃虚弱，寒湿、湿热之邪壅阻于肠道所致。

慢性溃疡性结肠炎Vs牛奶及其奶类制品和海味

牛奶、虾、海鱼等对人体来说是一种异体蛋白质，为致敏源，本病患者食用后易发生结肠过敏，导致腹泻加重，故应忌食之。

慢性溃疡性结肠炎Vs肥甘、油腻的食物

溃疡性结肠炎患者的消化、吸收功能较差，尤其是对脂肪的消化能力很弱，而消化不完全的高脂肪食物易引起“滑肠”，加重腹泻，故猪油、羊油、奶油、牛油、鸭肉、马肉等多脂肪食物均应禁忌。

慢性溃疡性结肠炎Vs蜂蜜及蜂蜜制品

虽然蜂蜜是一种营养丰富的食品，但是它有较强的润肠通便作用，食用后易加重腹泻，因此，蜂蜜、西洋参、蜂王浆、花粉蜂王浆、人参蜂王浆等都不宜食用。

慢性溃疡性结肠炎Vs生冷瓜果及蔬菜

本病患者多为脾胃虚寒、肾阳不足，宜食温补固涩食物，而不应食寒凉损阳食物。如多食生冷食物、寒性瓜果，如各种冷饮、冰镇食品、柑、西瓜、橙、香蕉、猕猴桃、桑椹、西红柿、甜瓜、柠檬、柿子、丝瓜、苦瓜、茄子、藕、蚌肉、田螺、海参、百合汤、绿豆汤等，会进一步损伤脾肾阳气，使脾胃运化无力，寒湿内停；同时这些食品本身性质滑利，会加重腹泻、腹痛。

慢性溃疡性结肠炎Vs产气食物

本病由于反复发作，在结肠黏膜中溃疡、瘢痕纤维交替产生，因而结肠内壁的弹性降低，如果多食大豆、豆制品、炒蚕豆、甘薯等胀

气食物，则可能会因肠内气体充盈而导致急性肠扩张或溃疡穿孔的并发症。

慢性溃疡性结肠炎Vs粗纤维蔬菜

蔬菜中的纤维素可吸附肠中水分而起到通便作用，故粗纤维素食物，如燕麦、芹菜、竹笋、白菜、菠菜、茼蒿、绿豆芽等不宜多食。

慢性溃疡性结肠炎Vs富含油脂的食物

如花生、核桃仁、瓜子、杏仁等，它们能滑利肠道，加重腹泻。

慢性溃疡性结肠炎Vs性偏寒凉的海鲜

甲鱼、海蜇、蛤蜊性平而偏凉，易损伤脾胃，故应忌食。

26. 细菌性痢疾

细菌性痢疾是由痢疾杆菌引起的肠道传染病，多发生在夏秋季。常表现为高热、腹痛、腹泻、里急后重、黏液脓血便，严重者导致中毒性休克。中医学认为其急性期主要是由于湿热蕴结于肠道所致，慢性期乃因脾胃虚寒、寒湿阻于肠道所为。

细菌性痢疾Vs油腻、荤腥

如肉类浓汁及动物内脏，因其含有大量的含氮浸出物，如嘌呤碱和氨基酸等，含氮浸出物具有刺激胃液分泌作用，汁越浓作用越强，加重了消化道负担。肉类脂肪的消化率较低，何况细菌性痢疾患者肠道有病变，有腹痛、腹泻等症，消化吸收更差；同时油脂有缓泻作用，也纳入忌食之内。

细菌性痢疾Vs粗纤维、胀气食物

如芥菜、大头菜、芹菜、韭菜等纤维粗而多的食物，因不易消化而导致局部充血、水肿，炎症不易愈合，甚至出血。而牛奶和糖、豆制品、甘薯也易引起肠道蠕动增加，导致胀气，故也应忌用。

细菌性痢疾Vs坚硬类食物

如油煎、油炸及腌、熏、腊的大块鱼肉，对肠壁是一个直接刺激，使肠壁损伤加剧；这些食物又难以消化，胀气发热，停留的时间长，会加重消化道负担，故忌食之。

细菌性痢疾Vs辛热刺激性食物

如韭菜、羊肉、辣椒，调味品如胡椒粉、鲜辣粉，浓茶、酒、各种咖啡饮料，都是强烈的刺激品，能助火邪，起兴奋作用，致血管痉挛收缩，使黏膜充血、水肿、破损，甚至加重下痢脓血，故应忌食之。

细菌性痢疾Vs性寒、滑肠食物

如荸荠、甲鱼、生梨等物，性质寒凉，损伤脾胃，阻碍运化，易滑肠致泄泻，故忌食之。

细菌性痢疾Vs生冷食品

如冰激凌、冰棒等寒凉食物会损伤脾胃肠道功能，使病情难愈。

细菌性痢疾Vs高粱

本品性温而涩，所治下痢为肠虚便滑之痢，湿热下痢者不宜食，食后必使下痢不减，湿热更为加重。

细菌性痢疾Vs马齿苋、苦菜

虚寒性痢疾应食温热固肠食品，不应食寒凉性的食物，马齿苋酸寒滑利，苦菜苦寒，如食之可使虚寒加重，使痢疾缠绵难愈。故虚寒性痢疾患者不宜食用。

27. 伤寒

伤寒是由伤寒杆菌引起的一种急性肠道传染病，夏秋季多见，青壮年发病率高，常表现为：持续发热、相对缓脉、头痛、全身无力、食欲不振、恶心、呕吐、腹胀、腹泻、玫瑰疹、肝脾肿大与白细胞减少，严重者导致肠出血、肠穿孔。中医学认为其主要是由于湿热蕴结于肠道所致。

伤寒Vs坚硬食品

如油煎、炸、烤及腌、熏、腊的食品，炸排骨、炸大块鱼肉、炸馍头干及各种煎、炸、烤肉类，对肠壁可直接刺激，使肠壁损伤加重，有引起肠穿孔的可能。再者，这些食物难以消化，胀气发热、停留时间过长，会加重消化道负担，应忌食。

伤寒Vs粗纤维、胀气食物

如芹菜、韭菜、芥菜、大头菜等，纤维粗，不易消化，易致局部充血、水肿，炎症不易愈合，甚至出血；糖类、牛奶、豆制品可引起

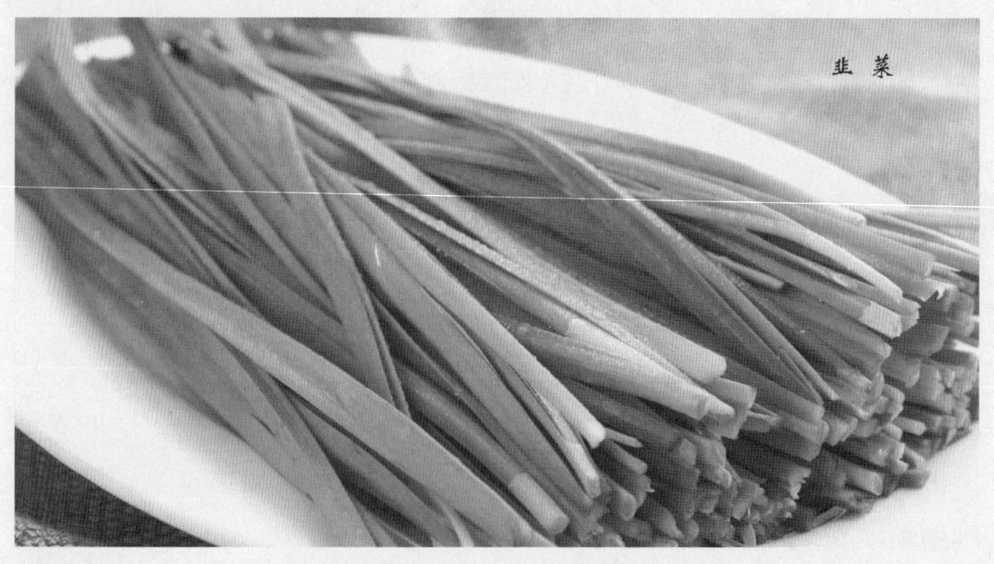

韭菜

肠蠕动增强，导致胀气，亦应忌食。

伤寒Vs辛辣、热性刺激食物

辣椒、芥末、咖喱、韭菜、羊肉、浓茶、酒及各种咖啡饮料，可刺激神经兴奋，致血管收缩，使肠黏膜充血、水肿，加重病情。

伤寒Vs性寒滑肠食物

如荸荠、甲鱼、生梨等易导致泄泻，花生亦有缓泻作用，应忌食。

伤寒Vs油腻食品

如肉类、动物脂肪、动物内脏等会加重胃肠道负担，引起恶心、呕吐，腹泻更重，应忌食。

伤寒Vs生冷食品

如冷饮及生冷食物及瓜果。

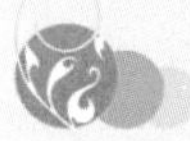

28. 便秘

便秘主要表现为排便次数减少、排便周期延长，或大便坚硬、排便困难。便秘的原因是多方面的，无器质性病变的便秘称为习惯性便秘，老年人多见。祖国医学认为寒、热、虚、实均可产生便秘。

便秘Vs酒、咖啡、浓茶等刺激性饮料

各种酒类、咖啡均为温热性质，它们可耗伤肠道津液，导致大便干结，加重便秘；而茶叶中所含的鞣酸有收敛作用，可使肠蠕动减弱，大便难以排出。

便秘Vs辛辣刺激、温热性食物

如辣椒、胡椒、花椒等辛辣刺激食物，羊肉、狗肉、牛肉、公鸡

肉、海马、荔枝等温热性食物，进食后会加重胃肠燥热，伤津耗液，使大便更加干结，排便困难。

便秘Vs胀气、不易消化的食物

如甘薯、土豆、洋葱等食物食入后会产生胃肠胀气，加重便秘患者腹胀、腹痛症状。

便秘Vs柿子、莲子、高粱、石榴等收涩性食物

这些食物收敛固涩，食入后可使肠蠕动减弱，大便难以排出。

便秘Vs过甜的、乳类食物

糖能减弱胃肠道的蠕动，便秘患者食用过多，则大便更难以排出，加重病情；牛奶中含有钙质，饮用过多，会使大便干燥难以排出。

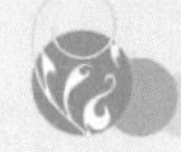

29. 急性气管炎及支气管炎

急性气管炎及支气管炎是由感染（细菌或病毒），物理、化学刺激等因素引起的气管及支气管黏膜的急性炎症，是常见呼吸系统疾病，主要表现为咳嗽、咳痰，主要是由于风寒、风热之邪侵袭肺脏所致。

急性气管炎及支气管炎Vs海腥油腻的食物

如肥猪肉、鸡肉、鸭肉、羊肉、蛙肉（田鸡肉）、黄花鱼、胖头鱼、蚶等食物，易助湿生痰，加重咳嗽。

急性气管炎及支气管炎Vs辛辣刺激食物

如辣椒、生姜、大蒜、洋葱、韭菜、茴香菜、榨菜及某些强烈的调味品，如咖喱粉、胡椒粉、芥末、花椒、八角等，食后刺激气管，损伤黏膜，使局部充血水肿，引起呛咳，甚至引起黏膜破裂出血，形成咯血，故应忌食。

急性气管炎及支气管炎Vs刺激饮料

如酒、咖啡、浓茶等兴奋刺激饮料，酒含酒精，咖啡含咖啡因，均有兴奋作用，它们可影响呼吸道正常生理功能，降低支气管的自洁及排除功能，增加痰液积聚；浓茶也有同样作用，因为它含茶碱，能降低药效，故也应忌用。

急性气管炎及支气管炎Vs油炸、酥炸食品及不发酵的面食

如油煎糕饼、葱油饼、油炸猪排牛排等辛温助热食品，因为这些食物不易消化，生热胀气，煎灼津液，助湿生痰，以致咳嗽加重。

急性气管炎及支气管炎Vs生冷食物

如生冷瓜果、凉拌菜、冷饮、海鲜等生冷食品，它们易沾染细菌，且寒主收引，易使支气管痉挛，以致咳嗽加重，且使痰液不易排出，故应忌食。

急性气管炎及支气管炎Vs温热食品

如狗肉、羊肉，它们性温生热，反而会加重燥热、咳嗽，咽痛加重。

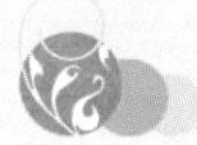

30. 肺脓肿

肺脓肿是由于多种细菌引起的肺部化脓性感染，男性多于女性，主要表现为高热、咳嗽、胸痛，咳吐腥臭脓痰，甚则脓血相兼。祖国医学将之归属于“肺痈”的范畴，认为本病主要是由于邪热袭肺，以致痰热与瘀血互结，成痈化脓所致。

肺脓肿Vs辛辣刺激性食物

如辣椒、花椒、胡椒、生姜、大蒜、洋葱等强烈的刺激性调味品，

食后有助热生火、刺激呼吸道的作用，可使肺脓肿范围扩散，加重病情，故应忌食。

肺脓肿Vs海腥、油腻的食物

如肥猪肉、羊肉、胖头鲢、带鱼、虾、蟹、鸡肉、蚶等食物，易助湿生痰，加重病情。

肺脓肿Vs刺激饮料

如酒、咖啡、浓茶等兴奋刺激饮料，均有兴奋刺激的作用，患者本身有高热，如饮用这些饮料，更增加体内的消耗。因酒可助火，使脓肿更加扩大，甚至危及生命，故更应忌饮用。

肺脓肿Vs温热性的食物

如牛肉、狗肉、羊肉、荔枝、龙眼等辛温助热食品，可助火生热，煎耗津液，脓痰更甚，以致病情加重。

二、 妇产科疾病

1. 白带异常

白带异常一般多是由于妇女的阴道、子宫颈以及盆腔等器官炎症引起，表现为白带增多，如泡沫状、豆渣样甚则如脓性，还有的为黄带，伴阴道瘙痒、疼痛等症状。祖国医学认为其主要是由于湿邪下注所致。

白带异常Vs甜腻厚味的食物

糖果、奶油、蛋糕、肥猪肉等食物有助湿作用，可使白带分泌增多，故应忌食。

白带异常Vs生冷瓜果、寒凉滑腻食物

如生菜、黄瓜、冬瓜、萝卜、丝瓜、肥肉、冷饮等；肾虚者，忌食咸寒、腌制食物，如海产品、藻类、酱豉、腌腊制品、咸菜等。

白带异常Vs酒类、醋类、酸性食物以及辛辣刺激性食物

如辣椒、胡椒、葱、姜、羊肉、狗肉、公鸡肉、黄鳝等辛温发物，这些食物能助热，使病情加剧，黄带更多。

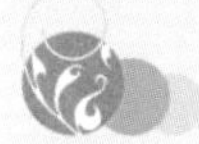

2. 先兆流产

流产可分为先兆、早期或晚期、完全或不完全等几种。其中，以先兆流产最多见，发生率约占全部妊娠的50%。先兆流产可能导致流产，也有可能经过适当治疗后继续妊娠。经医学研究，造成先兆流产的因素主要是因为孕妇体质虚弱，或劳累、外伤（包括不当的阴道内诊、性交）所致。在中医学里，先兆流产被认为是“胎漏下血”，主要是冲任不固，不能摄血养胎所致。

先兆流产Vs辛辣刺激性食物

辛辣食物，如辣椒、姜、蒜等均能助热生火，使热伏血脉，迫血妄行致使血海不固，引起胎动不安。而且辛热之物耗气动血，使气更虚，不能固摄，以致胎气不固而流产。另外，热伤肾阴，影响胎儿生长；辛辣的食物损伤津液，还易引起大便秘结，大便时费力，需要高腹压，亦不利于保胎安胎。

先兆流产Vs油腻、生冷及不易消化食品

病者体质虚弱或有流产史者，怀孕后出现先兆流产往往是因为脏腑功能不足所致。因此，患者饮食上宜用有营养、易消化的食品，忌食油炸类、肥肉、冷饮以及毛笋等不易消化食品，以免脾胃受损，消

化不良，甚至出现腹泻，导致气血生化不足，胎失所养，而发生先兆流产。

先兆流产Vs酒

孕妇饮酒，会引起胎儿颅面、四肢、心脏受损，宫内胎儿发育迟缓和智力障碍，形成胎儿酒精综合征；酒精中毒，可增加流产发生率和围生期胎婴儿的病死率，故应禁忌。

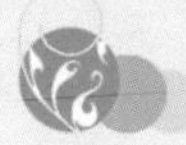

3. 妊娠期

妊娠期亦称怀孕期，即从末次月经的第一天算起，约为 280 天（40 周）。孕期的饮食十分关键，因为这关系到胎儿的正常发育，也关系到出生后婴幼儿的体质和智力。所以，妊娠各时期都应注重科学地调整饮食，并且对于那些影响胎儿生长发育的食物要严格控制或杜绝。

妊娠期Vs滑利食物

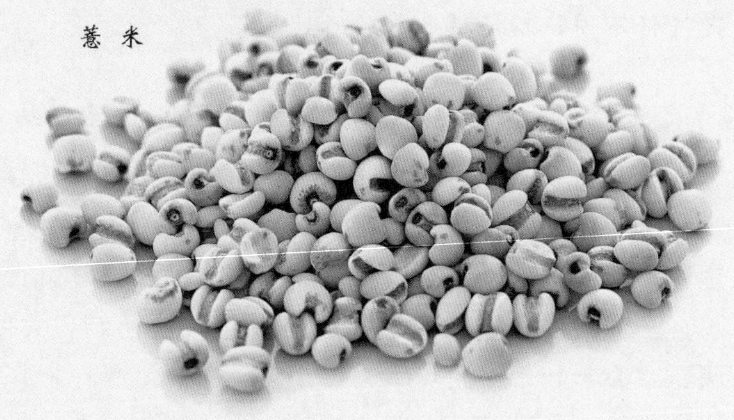
薏米

米仁又称薏苡仁，是一味药食兼用的植物种仁，其性质滑利，药理实验证明米仁对子宫肌有兴奋作用，促使子宫收缩，因而有诱发流产的可能；马齿苋又名瓜仁菜，既是药物又可作菜食用，但其性寒凉而滑利，经实验证明，马齿苋汁亦对子宫有明显的兴奋作用，使子宫收缩增多、强度增大易造成流产；燕麦滑利下趋，有明显的催产作用，妊娠有先兆流产者食用，容易导致流产。

妊娠期Vs咖啡

咖啡对胎儿的正常发育有着较明显的不利影响，孕妇饮用过多，可以导致婴儿肌肉张力降低，肢体活动能力差，或会导致神经系统发育异常，甚至出现弱智、痴呆。故孕妇不宜过量或长期饮用。

妊娠期Vs水产品

许多水产品有活血软坚的作用，食用后对早期妊娠会造成出血、流产之弊。如螃蟹，虽然味道鲜美，但性质寒凉，有活血祛瘀之功，尤其是蟹爪，有明显的堕胎作用；甲鱼，又称鳖，具有滋阴益肝肾之功，所以对一般人来说，它是一道营养丰富、滋阴强身的菜肴，但是甲鱼味咸寒，具有较强的通血络、散瘀块作用，因而有堕胎之弊，鳖甲（即甲鱼壳）的堕胎力比鳖肉更强；海带性味咸寒，功能软坚散结化痰瘀，因而亦有堕胎之功。

妊娠期Vs杏子及杏仁

杏子味酸性大热，且有滑胎作用，由于妊娠期胎气胎热较重，故一般应遵循“产前宜清”的药食原则，而杏子的热性及其滑胎特性，为孕妇之大忌；杏仁中含有剧毒物质氢氰酸，能使组织窒息而死亡，小儿食用7～10个杏仁即能致死，故为了避免其毒性物质透过胎盘屏障影响胎儿，孕妇禁食杏仁。

妊娠期Vs黑木耳

黑木耳学名桑耳，虽然因其有滋养益胃的作用而常受欢迎，但同时又具有活血化瘀之功，不利于胚胎的稳固和生长，故忌食。

妊娠期Vs山楂

山楂有活血化瘀作用，同时又有收缩子宫的功效，应忌食。

妊娠期 Vs 羊奶、肉桂、白鳝

妊娠时体内多热，多食温热性的食物，容易加重胎动不安的病情，重则损伤胎元之气。故妊娠胎动不安者不应多食。

妊娠期 Vs 棉子油、韭菜

这类食品所含的某些成分有兴奋子宫、加强子宫收缩的作用，妊娠妇女食用，容易导致先兆流产，故不宜食用。

妊娠期 Vs 荠菜

实验表明，荠菜的醇提取物有催产素样的子宫收缩作用，煎剂灌胃具有同样的作用，孕妇食用，容易导致妊娠下血或胎动不安，甚至导致流产，故孕妇不宜食用荠菜。

妊娠期 Vs 酒

孕妇饮酒，可使母体里的胎儿受到酒精的直接毒害，即使摄入微量酒精，也能通过胎盘进入胎体，使胎儿细胞分裂受到阻碍而发育不全，影响中枢神经系统的发育形成弱智。酒精也是一种致畸物质，可破坏生长发育中的胎儿细胞，使胎儿发育缓慢，造成某些器官的畸形。

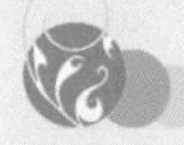

4. 产褥期

生产后，女性身体流失了大量养分，所以在产后的这一段时间内，恰当的饮食可使女性快速补充足够的营养素，补益受损的体质，同时也有助于新生儿的生长发育。此外，女性在产后，由于元气大伤可能引发诸多病症，而合理的饮食也能在一定程度上防治疾病。

产褥期 Vs 大麦及其制品

大麦芽、麦乳精、麦芽糖有回乳作用，故产后哺乳期应忌食。同时大麦芽又是制造啤酒的主要原料，故亦忌饮啤酒。

产褥期Vs油腻食物

由于产后胃肠张力及蠕动均较弱，故过于油腻的食物，如肥肉、板油、油余花生等应尽量少食，以免引起消化不良。

产褥期Vs辛辣燥热食物

产后大量失血、出汗，加之组织间液较多地进入血循环，故机体阴津明显不足，而辛辣燥热食物（如辣椒、胡椒、咖喱、芥末、茴香、花椒、炒瓜子、炒花生、大蒜、韭菜、油条、大饼）及各种经过油中煎炸、火中烤炙、炒干的食物，均会伤津耗液，加重口干、便秘、痔疮等病情。

产褥期Vs生冷食物

产妇的脾胃功能尚未完全恢复，过于寒凉的食物会损伤脾阳，影响消化吸收。中医历来有“产前宜清，产后宜温”“胎前多实，产后多虚”的古训，就是说，妊娠期由于胎气胎热较重，故进食服药均须偏于清凉；而产后身体百节空虚，恶露容易瘀阻不净，故药食均应偏于温润，不可一味寒凉。柿子、梨、西瓜、冬瓜、黄瓜、苦瓜、丝瓜、绿豆、白萝卜、百合、蚌肉、田螺、螃蟹、蛤蜊、鳖等寒性食物均应忌之，同时各种冷饮、冰镇饮料、凉拌生菜（如生拌萝卜、拌海蜇、拌凉粉、小葱拌豆腐）等低温食品亦应忌之。

产褥期Vs坚硬、粗糙及酸性食物

妇女产后身体各器官都比较虚弱，需要有一个恢复过程，在此期间身体极易受到损伤，比如坚硬、粗糙及酸性食物就会损伤牙齿，使产妇日后留下牙齿易于酸痛的遗患。比较坚硬的食物，如坚果类、干炒花生、瓜子、小核桃、香榧子、松子、蚕豆、黄豆、栗子、腰果等；较为粗糙的食物，如芹菜、竹笋、毛笋、冬笋、韭菜；酸性食物，如醋、鲜山楂、柠檬、橘子、橙子、柚、李子、青梅、乌梅、杨梅、青橄榄、葡萄等。此外，具有较强的韧性、难以咀嚼的食物，如牛肉、牛筋、海蜇皮等亦应尽量避免食用。

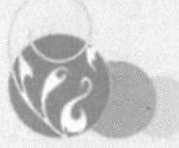

5. 妊娠高血压综合征

妊娠高血压综合征是妊娠期特有的疾病，其严重影响母婴健康，是孕产妇和围生儿发病和死亡的主要原因之一。

妊娠高血压综合征Vs辛辣刺激食物

辛辣刺激性食物，如姜、花椒、辣椒、大蒜等易造成便秘，排便时易引起血压升高，甚至有的患者会因用力排大便，血压急剧升高而发生脑血管意外。

妊娠高血压综合征Vs浓茶

浓茶中所含的茶碱量高，可以引起大脑兴奋、烦躁、失眠、心悸等不适，从而使血压上升。而清淡的绿茶可以饮用，其有利于高血压的治疗。

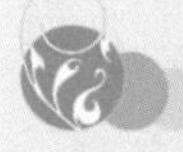

6. 子宫脱垂

子宫从正常位置沿阴道下降，宫颈外口达坐骨棘水平以下，甚至子宫全部脱出于阴道口以外，称为子宫脱垂。

子宫脱垂Vs生冷食物

本病患者多有脾胃素虚、肾阳衰弱，多食生冷食物和各种冷饮、冰镇食物、生梨、西瓜、橙、香蕉、荸荠、柿子等，会进一步损伤脾肾阴气，使脾胃运化无力，加重中气下陷，使子宫下垂难以恢复。

子宫脱垂Vs水产品

蚌肉、田螺、蛏子等水产品性质十分寒凉，食用后会损伤脾气，进一步加重中气下陷，升提无力，使子宫脱垂难以回复。其他如螃蟹、梭子蟹、蛇、甲鱼等亦均有寒性下坠的作用，造成子宫虚冷下垂。

子宫脱垂Vs产气食物

本病患者易反复发作，出现腹胀症状，如果多食大豆、豆制品、炒蚕豆、白薯等胀气食物，则会因肠内气体充盈而导致子宫脱垂的症状加重。

子宫脱垂Vs辛辣刺激食物

辣椒、胡椒、咖喱、芥末、过浓的香料等辛辣刺激物，会加重子宫的炎性改变，故应忌之。

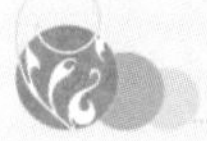

7. 急性乳腺炎

急性乳腺炎是发生于乳房部的一种急性化脓性疾病。多见于哺乳期妇女，好发于产后3～4周，表现为乳房红、肿、热、痛、化脓，伴高热、口渴等症。祖国医学称之为“乳痈”，认为其主要是由于乳汁瘀滞、乳管阻塞、败乳蓄积、化热而成痈肿。

急性乳腺炎Vs海腥河鲜催奶的食物

如墨鱼、鲤鱼、鲫鱼、鳝鱼、海鳗、海虾、带鱼、乌贼鱼等海腥河鲜食物食入后，易生热助火，使炎症不易控制，故应忌食。

急性乳腺炎Vs辛辣刺激食物

急性乳腺炎为热毒蕴结所致，辛辣刺激食物可助热生火，使炎症进一步扩散，故应忌食辣椒、辣酱、辣油、芥末、榨菜、咖喱、大蒜等。

急性乳腺炎Vs温热性食物

如鸡肉、羊肉、狗肉、雀肉、雀蛋、茴香、生姜、酒、香菜、荔枝、龙眼肉等，易生热助火，使病情加重。

急性乳腺炎Vs烧、烤、煎、炸食物

烧、烤、煎、炸食物食入后会使人上火，并妨碍消化，故不宜食之。

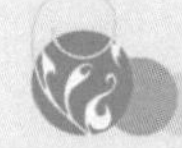

8. 痛经

痛经是指妇女在月经期或月经来潮的前后，出现小腹疼痛、腰痛，甚则剧痛难忍，常伴恶心、面色苍白、手足厥冷的病症。祖国医学认为其主要是由于气滞、寒湿、血热、虚损导致血瘀、经行不畅所致。

痛经Vs酸涩食物

一般酸性食品具有收敛、固涩的特性，食用后易使血管收敛、血液涩滞，不利于经血的畅行和排出，从而造成经血瘀阻，使痛经加剧。酸性食品如米醋及以醋为调料的酸辣菜、泡菜和多种水果，如石榴、青梅、杨梅、杨桃、樱桃、芒果、杏子、李子、柠檬、橘子、橄榄、桑椹等，均应忌食。

痛经Vs寒性水产品、水果、生冷饮料等食品

中医认为“寒主收引”“血得寒则凝”。凡是冷饮、各种冰冻饮料、冰激凌和凉拌菜、螃蟹、田螺、河蚌，以及梨、香蕉、柿子、西瓜、柚等水果，会因其寒凉的特性而使血管收缩，血液滞凝，从而使经血瘀阻、排泄不畅而腹痛加剧，故经期及行经前后均应忌食之。

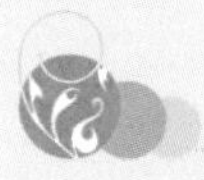

9. 妊娠剧吐

孕妇在妊娠6周左右常有食欲不振、轻度恶心呕吐等症，少数孕妇反应严重，持续恶心、呕吐频繁，不能进食称为妊娠剧吐。祖国医学称之为“恶阻”，主要是妇女妊娠后，阴血聚以养胎，而本身脾胃虚弱、胃失和降、冲脉之气上逆所致。

妊娠剧吐Vs暴饮暴食

由于孕妇长期剧烈呕吐及厌食，使之丧失了进食的信心和勇气，长期饥饿而引起体内一系列代谢变化，使得病情加重。因此解除孕妇思想顾虑，保证充分的休息和睡眠，改善进食质量，是治疗的要点。妊娠剧吐与血中绒毛膜促性腺激素有关，同时胃酸分泌减少、胃排空时间延长是不可忽视的原因。故患者应少食多餐，以减少呕吐的次数，切忌暴饮暴食。同时在食物的量上应满足患者营养及能量的需求。

妊娠剧吐Vs有特殊腥臭味的食物

海虾、虾皮、鳗鱼、甲鱼、海蜇皮、海蜇等海产品，腥味特浓，容易恶心，诱发呕吐；有些土腥味较重的河鱼，如白鱼、鲤鱼等也会诱发呕吐；产生臭味的食物，如臭豆腐乳，都会影响食欲，故忌食之。

妊娠剧吐Vs油腻食物

一方面油腻食物容易助湿生痰，产生恶心欲呕的症状；另一方面本病患者大多数脾胃虚弱，加之呕吐之后胃消化液被吐出，消化能力更弱，油腻食物食入后，更难消化。如肥猪肉、猪油、牛油、奶油蛋糕等均为油腻食物，故不宜食用。

妊娠剧吐Vs坚硬、油炸食物

这些食物难以消化，会加重胃的负担，留滞于胃中，而易于呕吐。

妊娠剧吐 Vs 过甜食物

过甜的食物，易黏滞助湿生痰，导致胎气挟痰湿上逆而引发恶心呕吐。如糖果、蜂蜜、各种蜜饯（如苹果脯、桃脯等）均有助湿之弊，故应尽量避免食用。

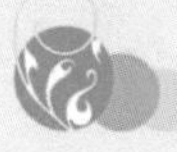

10. 功能性子宫出血

功能性子宫出血是由卵巢内分泌功能失调引起的子宫内膜异常出血。一般都有不规则子宫出血，出血可持续 10～20 天或更长，量时多时少，反复发作。祖国医学称之为“崩漏”，认为其主要是由于血热、脾气虚弱，导致冲任损伤所致。

功能性子宫出血 Vs 辛辣刺激性食物

如辣椒、胡椒、大蒜、葱、生姜、花椒等辛辣刺激食物，能助温通血脉，可使火热内盛、迫血妄行而出血加重，尤其是血热型患者，愈增其血中之热，从而流血会进一步加剧。

功能性子宫出血 Vs 热性食物

除了上述辛辣刺激食物外，牛肉、羊肉、公鸡肉、虾、荔枝、杏子等均属热性食物，食用后会加重血热，出血更多。

功能性子宫出血 Vs 酒

各种酒均有活血作用，饮用后会扩张子宫内膜血管，加快血流，出血量增加。

功能性子宫出血 Vs 桃子

桃子性温，活血消积，多食可以通行经血，加重出血的病情。故功能性子宫出血者不宜多食桃子。

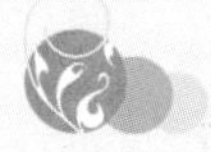

11. 阴道炎

阴道炎主要由细菌、真菌及原虫引起。正常的健康女性，阴道由于解剖组织的特点对病原的侵入有天然的防御功能。而当阴道的自然防御功能受到破坏时，病原易于侵入，才会发生阴道炎症。阴道炎很容易复发，护理的方法也是多种多样，而饮食是不可忽视的重要一环。

阴道炎Vs海鲜发物

腥膻食物，如鳜鱼、黄鱼、带鱼、黑鱼、虾、蟹等水产品可助长湿热，食后能使外阴瘙痒加重，不利于炎症的消退，故应忌食。

阴道炎Vs甜腻厚味食物

过于甜腻的食物，如糖果、奶油、巧克力、奶油蛋糕、糯米糕团、八宝饭、猪油及肥猪肉、羊脂羊膏、鸡蛋黄、鸭蛋黄，以上这些食物有助湿的作用，会增加白带的分泌，降低治疗效果。

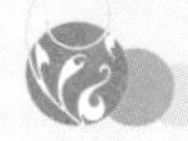

12. 闭经

闭经是妇科疾病常见症状。关于导致闭经的因素有许多种，但大多数年轻女士出现闭经是由于夏季饮食不当。所以，注重饮食是防治闭经的重要手段。

闭经Vs大蒜、茶、萝卜

大蒜（头）、大头菜能化肉消谷；茶叶、白萝卜、萝卜干能消食化解滋补品；冬瓜多食会导致肾虚体弱腰酸，且解滋补品。以上这些食物均会造成经血生成受损，从而使经血乏源，而致经闭。

闭经Vs高糖食品

有些闭经是由于体胖痰湿内阻而引起的，故肥胖患者须忌巧克力、糖果、甜点心等高糖食品，以防加重肥胖，致使本病病情加重。

闭经Vs生冷凝滞之物

各种冷饮、生拌冷菜（如生拌黄瓜、生拌萝卜、拌凉粉、拌海蜇）；寒性水果，如梨、香蕉、柿子、柠檬、西瓜等；寒性水产品，如螃蟹、田螺、河虾、蛏子等；各种酸敛食物，如米醋、石榴、青梅、杨梅、酸枣、李子等。以上各种食物性质或寒冷或酸敛，食用后使血管收缩，加重血液凝滞，使经血闭而不行。

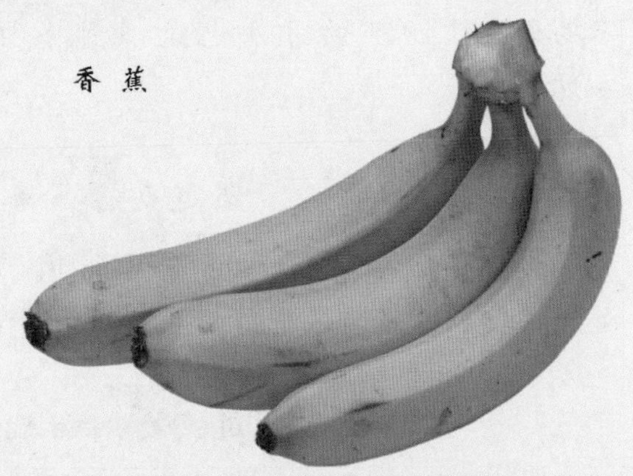
香 蕉

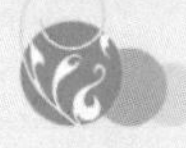

13. 更年期综合征

从中医角度来讲，妇女更年期综合征多由于年老体衰，肾气虚弱或受产育、精神情志等因素的影响，使阴阳失去平衡，引起心、肝、脾、肾等脏腑功能紊乱所致。

更年期综合征Vs提神食物

咖啡、浓茶、巧克力等食品有刺激神经兴奋的提神作用，饮用后会加重失眠，造成晚上睡不着、白天无精打采的恶性循环。

更年期综合征Vs辛辣、鱼腥等发物

妇女到了更年期，人体阴阳失去平衡，食用辛辣食物（如辣椒、

胡椒、大蒜、姜）及发物（如鱼、虾、蟹、公鸡、猪头肉等）会加重阴阳失调而致病，如出现过敏反应，或引起风阳上扰头部，使得头晕目眩、腰膝酸软等症状加重。

更年期综合征Vs热性食物

更年期综合征患者以阴虚内热型居多，患者食用热性食物后使内热加重，有碍本病治疗。这类食物有羊肉、虾、公鸡肉、香菜、荔枝、桂圆、橘子等，应少量食用。

更年期综合征Vs燥热之品

由于更年期综合征以阴虚内热型居多，故在用药及进补时，尽量避免燥热之品，如红参、肉桂、附子、干姜、鹿茸、十全大补丸、双龙补膏等。

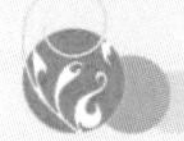

14. 盆腔炎、外阴炎、宫颈炎

女性生殖器炎症是妇女常见病之一，主要有盆腔炎、外阴炎、子宫颈炎等，多由于细菌感染所致。由于感染的部位不同，临床症状有所不同，如外阴皮肤瘙痒、疼痛，白带增多、腰骶部疼痛等。

盆腔炎、外阴炎、宫颈炎Vs辛辣煎炸及温热性食物

辛辣、煎炸食物，如辣椒、茴香、花椒、洋葱、芥末、烤鸡、炸猪排等；温热食物，如牛肉、羊肉等，均可助热上火，加重病情。

盆腔炎、外阴炎、宫颈炎Vs海腥河鲜发物

海鱼、螃蟹、虾、蛤蜊、毛蚶、牡蛎、鲍鱼等水产品均为发物，不利于炎症消退。

盆腔炎、外阴炎、宫颈炎Vs甜腻厚味食物

过于甜腻的食物，如糖果、奶油蛋糕、八宝饭、糯米糕团、猪油及肥猪肉、羊脂、蛋黄，这些食物有助湿的作用，会降低治疗效果，使病情迁延难治。

盆腔炎、外阴炎、宫颈炎Vs酒

酒属温热刺激食物，饮酒后会加重湿热，使病情加重。

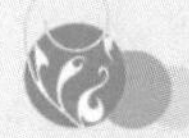

15. 产后缺乳

产后缺乳Vs麦芽糖及麦芽制品

如麦乳精等这些食物有回乳的作用，故产后缺乳的妇女应忌食。

产后缺乳Vs寒凉生冷食物

如冰汽水、冰激凌、生黄瓜等，影响脾胃的消化吸收，使乳汁来源减少。

产后缺乳Vs花椒

花椒有回乳的作用，缺乳的产妇食用可导致乳汁减少或断乳。

三、儿科疾病

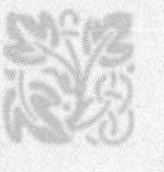

1. 寄生虫病

寄生虫病是小儿时期最常见的多发病，对小儿危害大，重者可导致生长发育障碍。

寄生虫病Vs油腻食物

食入过分油腻之物可阻滞中焦脾胃，使其运化失职，积湿成热，为寄生虫在体内生存创造有利条件，故小儿不易过食油腻之品，如肥肉、蹄髈汤、过油的鸡鸭汤、羊肉等。再则，传统的驱虫药服用时必须忌食油腻食物。

寄生虫病Vs生冷食物

生冷之物最易损伤脾胃，造成运化失职，故小儿不宜过食冷饮，如冰激凌、冰糕、冰冻饮料、棒冰等。在气候转冷之季，对水果需转温而食，特别是北方，冻梨、冻柿子等都应禁食，一般水果要放室温中一段时间后再食用，并忌吃得太多。

寄生虫病Vs油炸、香炒之物

生活中常常看到小儿在吃了油煎、油炸及香炒之物后出现腹痛的现象，这是由于这些食物入胃后，引起寄生虫躁动不安，导致腹痛。故油氽花生、油氽豆板、炸猪排、烤羊肉、炒花生、炒葵花子、小核桃等奇香之物不宜食之。如食后腹痛，可稍食米醋以安虫。

2. 肺炎

小儿肺炎以支气管肺炎最为常见，常表现为发热、咳嗽、咳痰、气促，年龄越小，病情越重。祖国医学将之归属于“肺炎喘嗽”，主要是由于小儿肺脏娇嫩，抵抗力差，感受风邪所致，表现为肺气郁阻，痰热壅肺。

肺炎Vs辛辣食物

辛辣食物刺激性大，而且容易化热伤津，故肺炎患儿在膳食中不宜加入辣油、胡椒及辛辣调味品。

肺炎Vs油腻厚味食物

患儿本身消化功能较弱，若食油腻厚味，则会影响消化吸收功能，营养得不到及时补充，以致抗病力降低。因此，不宜吃肥猪肉、猪排、鸡蛋黄、蟹、凤尾鱼、鲫鱼子以及动物内脏等厚味食品。

肺炎Vs甜食

若小儿肺炎患者多吃糖分后，体内白细胞的杀菌作用会受到抑制，食入越多，抑制就会越明显，疾病迁延愈难，而耽搁病情。

肺炎Vs生冷食物

小儿为稚阴稚阳之体，若过食西瓜、冰激凌、冰冻果汁、冰糕、冰棒、香蕉、生梨等生冷食物，容易损伤体内阳气，而阳气受损则无力抗邪，病情也难痊愈，故应忌食。

肺炎Vs酸性食物

如乌梅、橘子、食醋等，味酸能敛、能涩，有碍汗出解表。

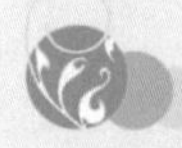

3. 腹泻

婴儿腹泻是由多种原因所致的一种消化道功能紊乱症，尤以2岁以下的婴幼儿多见，多由饮食不当或肠道感染所致，表现为大便次数增多，呈黄绿色，伴肠鸣等症。祖国医学认为本病主要是由于患儿素体脾胃虚弱，消化吸收功能不佳，加之饮食不当，外感湿邪，导致湿阻肠道所致。

腹泻Vs含粗纤维的各种蔬菜和水果

由于粗纤维有促进肠道蠕动的作用，可加重腹泻，故不宜食之。忌食的水果如梨、菠萝、柚子、西瓜、柠檬、橘子等；蔬菜如竹笋、菠菜、洋葱等。

腹泻Vs油脂类肥甘厚味的食物

如肥肉、猪油、牛油、羊油、奶油、动物内脏等，这类食物含有大量的脂肪，可加剧腹泻，导致滑肠久泻。

腹泻Vs刺激性食物

辛辣食物刺激性大，而且容易化热伤津，损伤肠胃，故腹泻患儿在膳食中不宜加入辣油、胡椒及辛辣调味品。

腹泻Vs冷饮、生冷食物

如冰糕、冰激凌、冰汽水等，这些食物会损伤肠胃，加重腹泻。

腹泻Vs导致胀气食物

腹泻时肠蠕动增强，肠内常胀气。食用牛奶后在肠道内会导致胀气，故不宜食；甘薯、豆类物质及豆制品，如黄豆、赤豆、蚕豆、青豆、黑豆等，这类食品因其含有粗糙纤维及丰富的蛋白质，能引起肠道蠕动增强而致胀气，并加剧腹泻。故导致胀气的食物必须禁食。

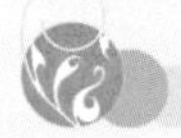

4. 夏季热

夏季热是儿科的常见疾病，其特征是夏季持续发热（体温39～40℃），口渴、尿多、汗少，病程多在1～2个月。祖国医学认为多由于小儿体质娇嫩，脾胃虚弱，气阴不足，在夏季炎热的环境中感受暑湿所致。

夏季热Vs肥甘油腻食物

小儿发热，常伴消化不良，如食入油炸糕、麻球、炸猪排、油煎馒头、奶油蛋糕，肥腻的猪肉、羊肉，带油的鸡汤、鸭汤等油腻的食物会妨碍小儿的消化，常可引起食欲减退等症状，不利于疾病的恢复。

夏季热Vs温热性、助阳食物

本病多为阴虚之体，忌食升阳助火食物，食物宜选择性味甘寒者，忌食猪头肉、公鸡肉、鲤鱼、牛肉、羊肉、龙眼肉、荔枝、栗子、橘子等温热性食物，否则可加重发热。

夏季热Vs过甜食物

过甜食物不仅会引起胃肠湿热而影响食欲，还会引起腹胀而致消化不良，导致疾病不易痊愈，这类食物有各种甜饮料、冰激凌、果汁、水果罐头、蜂蜜、水果糖、巧克力等。另外，在喝牛奶时应尽量少放糖，以免引起腹胀，影响消化。

夏季热Vs冷饮

小儿夏季发热，常口渴喜冷饮，但这些冷饮食后损伤脾胃，反而导致患儿体质更弱，病难速愈。

夏季热Vs辛辣刺激、油炸的食物

如辣椒、胡椒、芥末以及油炸猪排等应忌食，以免助热生火。

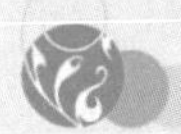

5. 遗尿症

遗尿又称“尿床”，是指3岁以上的小儿睡中小便自遗，醒后方觉的一种疾病。祖国医学认为本病大多是由于小儿肾与膀胱虚冷，肾气不足，不能固摄小便所致。

遗尿Vs饮茶

因茶叶中的咖啡因和茶碱会引起小儿大脑皮质兴奋，使小儿出现兴奋烦躁症状，同时由于小儿肾脏功能不够完善，喝茶要饮大量水，加上茶叶中咖啡因和茶碱具有利尿作用，这样会加重小儿肾脏的负担。

遗尿Vs晚餐后饮水过量

午后4点以后，督促患儿控制饮水量，不用流质饮食，如汤、粥等，晚餐减少盐量，少喝水，以免加重肾脏负担，减少夜间排尿量。

遗尿Vs过咸、过甜的食物

因多食盐和糖则会多饮水，自然小便增多，遗尿难以控制。

遗尿Vs寒凉、生冷的食物

遗尿患儿不宜食用莜麦、玉米、薏苡仁、茭白、赤小豆等食物以及冰镇的冷饮、冷食等，这些食物寒凉渗利下趋，通利小便，遗尿患者食用后，必使病情加重。

遗尿Vs鲤鱼、西瓜、冬瓜

鲤鱼滑利下趋，通利小便；西瓜、冬瓜甘淡利尿，食用后可加重遗尿患者的病情。

遗尿Vs辛辣刺激食物

小儿神经系统发育不成熟，易兴奋，而致大脑皮质的功能失调，则易发生遗尿。因此，不宜食辛辣刺激食物。

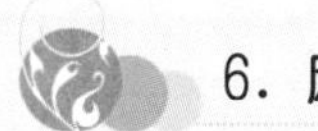

6. 麻疹

麻疹是由外感麻疹病毒引起的一种急性呼吸道传染病，有高度传染性，冬春季节流行，好发于儿童，常表现为发热、咳嗽、鼻塞流涕、泪水汪汪、全身皮肤布满斑丘疹等症状。

麻疹Vs油腻、荤腥的发物

发物中大都是助阳之品，如狗肉、羊肉、麻雀肉、南瓜、公鸡肉、淡菜、鱼、虾等都是易生火生痰食物，服后会使病情加重，食欲减退。滋腻食物还有恋邪的作用，会使邪气在体内滞留，延长病期，故宜忌之。

麻疹Vs生冷瓜果

麻疹期禁食生冷瓜果，因生冷食物会使周身毛细血管收缩，影响麻疹的透发。再则助火伤津。

麻疹Vs辛燥食物

麻疹为温热之病，最忌辛燥伤阴食物，如辣椒、川椒、芥末、咖喱、茴香、桂皮等物都能助火伤津。

麻疹Vs油煎、油炸及不消化食物

麻疹患儿发热时，胃肠功能减弱，忌食油煎、油炸及不易消化食物，如油条、油饼、炸猪排、炸牛排、油酥饼，及海中贝壳类食物，如蛤蜊、蚌肉、蛐子、牡蛎等，这些食物都不易消化，食入后会造成消化不良。

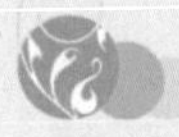

7. 维生素D缺乏症

维生素D缺乏症又称为“佝偻病”，是婴幼儿较常见的营养性缺乏症，是由于维生素D的不足，而使钙磷代谢失常所致的全身营养不良疾病；以骨骼系统生长发育障碍为主要特征，严重者可发生骨骼畸形。

佝偻病Vs甜腻的食物

如奶油、糕点食品，吃糖过多会影响钙质的吸收，造成小儿体内钙的缺乏，加重病情。

佝偻病Vs肥甘油腻食物

油腻食品，如肥肉、羊肉及油炸食物，会影响小儿脾胃的消化吸收功能，致消化不良，影响维生素D和钙、磷等营养物质的吸收和利用而加重病情。

佝偻病Vs辛辣刺激食物

如辣油、胡椒这些辛辣刺激食物，可刺激诱发抽搐。

佝偻病Vs生冷食品

生冷食品，如冷饮、冰激凌、生冷瓜果食品等食后会损伤脾胃，影响消化吸收功能，使缺钙更明显。

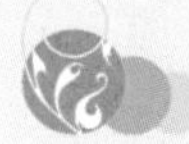

8. 百日咳

百日咳是由百日咳杆菌感染引起的急性呼吸道传染病，主要表现为阵发性痉挛咳嗽，咳毕有鸡鸣样的回音，病情延续有2个月以上。祖国医学称之为“顿咳”，认为本病是由于外感疠气，侵入肺系，夹痰交结于呼吸道，肺失肃降所致。

百日咳Vs海鲜发物

百日咳对海腥、河鲜食物特别敏感，咳嗽期间食入海腥食物会导致咳嗽加剧，这类食物包括海虾、螃蟹、带鱼、橡皮鱼、蚌肉、淡菜、海鳗等。

百日咳Vs辛辣刺激食物

百日咳患儿多呈兴奋状态，食入辛辣刺激之物后，由于这些食物对食道的刺激，会使咳嗽加剧，痰液增多。这类食物有辣椒、川椒、芥末、咖喱、大葱、洋葱、韭菜、酒等。

百日咳Vs油腻食物

油腻食物会引起小儿消化功能失调，脾胃受损，从而导致脾虚生痰，使痰量增加。这类食物有油炸猪排、牛排、油条、油饼、春卷、肥肉、奶酪、奶油蛋糕等。

百日咳Vs过甜食物

痰多往往是由过食甜味食品而引起，糖能助湿生痰，百日咳患儿食甜味后往往加剧咳嗽，所以糖果、甜羹、大枣、巧克力、蜜枣、糖水、水果罐头等必须忌食。

百日咳Vs生冷食物

生冷食物往往损伤脾胃，导致脾胃运化失调而使机体康复功能减弱，并且使痰量增多。百日咳患儿往往在食入生冷食物后咳嗽加剧，特别是冰棒、冰冻汽水、冰激凌，这些食品又冷又甜，吃下去后痉咳加剧是常见的事情。

百日咳Vs酸性食物

中医认为酸味具有收敛的特点，有敛邪作用，故百日咳患儿忌食酸性食物，如醋、糖醋排骨、糖醋鱼类、柠檬、酸菜等。

9. 水痘

水痘是由水痘带状疱疹病毒所致的一种急性呼吸道传染病，有高度的传染性，常在春季流行，2～6岁儿童多见。主要表现为全身皮肤黏膜成批出疹，斑丘疹、丘疹、疱疹和结痂同时存在，常伴发热。祖国医学认为本病是由时行邪毒入侵，邪毒与内湿相搏所致。

水痘Vs发物

水痘与麻疹虽都为发疹性热病，麻疹贵于透解，需用发物，而水痘则宜清热，不可运用发物，如食用发物后则会使水痘增多、增大，从而延长病程。故疾病初期禁食发物，如芫荽（香菜）、酒酿、鲫鱼、生姜、大葱、羊肉、公鸡肉、海虾、海蟹、鳗鱼、南瓜等。

水痘Vs辛辣食物

辛辣食品可助火生痰，使热病更为严重。这类食品有辣椒、辣油、芥末、咖喱、大蒜、韭菜、茴香、桂皮、胡椒等。

水痘Vs油腻荤腥、油炸、油煎食物

水痘患儿常因发热而出现食欲减退、消化功能不良等情况，故忌食油腻食物，如肥猪肉、油炸的麻花、炸猪排、炸牛排、炸鸡等各种油腻碍胃之品。这类食物一方面难以消化，会增加胃肠道的负担，特别是猪油当忌，因不利于水痘的结痂痊愈；另一方面也助湿生热，使病邪难祛。

水痘Vs热性食物

治疗水痘宜以清热解毒为主，故温热性食物不可服用。这类食品有狗肉、羊肉、鸡、雀肉、韭菜、龙眼肉、荔枝、大枣、粟米等。

10. 营养不良

营养不良是一种慢性营养缺乏症，多发生于3岁以下的婴幼儿，表现为逐渐消瘦、皮下脂肪减少、肌肉松弛、面黄发枯、烦躁不宁、咬牙吮指，身高、体重低于正常儿童，多由于喂养不当、小儿偏食、消化不良引起。祖国医学将之归属于“疳证”范畴，认为本病形成的主要原因是脾胃失调。

营养不良Vs冷饮

一般小儿都喜食冷饮，特别是夏天，冰激凌、冰砖、雪糕、冰棒、冰冻汽水及各种冰饮料是营养不良患儿喜食的食物，这类冷饮会造成脾胃损伤，更加重患儿的消化不良之症，故应忌食。

营养不良Vs油炸、油煎食物

油煎、油炸食品，如炸猪排、炸牛排、油炸鸡、油条、馅饼等，这类食物因油腻太甚，在消化过程中食物能长时间停留在胃中，增加胃的负担，加重消化不良，影响营养的吸收。

营养不良Vs粗长纤维的食物

如芹菜、韭菜、蒜苗、菠萝、菠菜等纤维素较粗的食物，这些粗纤维的食物会加重胃肠的负担，影响消化吸收，并加重腹泻，不宜多食。

营养不良Vs过甜的高糖食物

高糖食物，如巧克力、甜饮料、蜂蜜、果酱、水果罐头等是高能量食物，食入过多甜味食品，饭量就会大大减少。再者甜品易助湿生痰，阻碍脾胃，影响消化吸收，造成小儿纳谷不香、饮食无味，更加重营养不良，小儿就会逐渐消瘦。

营养不良Vs高脂肪类食物

在患儿营养不良时即使含中度脂肪的食物也会导致消化不良。因此肥肉、猪肝及动物内脏等都不宜食用。

营养不良Vs不易消化食物

不易消化食物最易伤害脾胃而影响吸收，如蜜饯、葵花子、花生、蚕豆、松子、未煮烂的肉类、油豆腐、毛笋、竹笋等。不易消化的食物在肠内还会引起肠中异常发酵，使患儿腹胀加重。

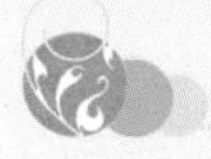

11. 猩红热

猩红热是由乙型溶血性链球菌A族所致的一种急性呼吸道传染病。在冬春季流行，儿童多患此病。常表现为：高热，咽喉肿痛或伴糜烂，全身布有弥漫性、猩红色皮疹。祖国医学称之为“烂喉丹痧”，主要是由于温毒、疠气所致。

猩红热Vs发物

发物是指容易助火生痰食物，食入发物会使体温升高，皮疹加剧，病情加重。这类食物有狗肉、羊肉、雀肉、公鸡肉、墨鱼、海鳗、虾、蟹、香菜、南瓜等。

猩红热Vs辛辣食物

辛辣食物也易助火，并直接刺激咽喉部，常使咽部扁桃体疼痛加剧。这类食物有辣椒、辣酱、辣油、芥末、咖喱、生姜、大葱等。

猩红热Vs过甜、过咸的食物

过甜的食物多食后会助长机体湿热，并导致消化不良，食欲减退，如巧克力、水果糖、奶糖、过甜的糖水、蜂蜜等；过咸的食品如咸鱼、咸蟹、咸菜、腌肉等，这类食品能刺激咽喉，使黏膜分泌物增多，加重病情。

猩红热Vs刺激神经系统的食物

浓茶、咖啡、酒都能刺激神经系统使之兴奋，猩红热患儿由于高热，神经系统必须保持安静，食入上述食品后，会使兴奋性增高，使患儿变得烦躁不安。

猩红热Vs较长纤维的蔬菜和水果

猩红热患儿咽部充血红肿，吞咽不利，又因高热，往往消化不佳，故忌食较长纤维的蔬菜和水果，这类食物包括竹笋、毛笋、韭菜、豆芽、蒜苗、菠萝、洋葱、雪里蕻、红薯等。

猩红热Vs冷饮

患儿高热，应补充水分，但宜饮用温水，忌饮各类冰冻饮料，如冰激凌、冰砖、冰冻橘子水、冰冻雪碧、冰棒、雪糕，食入冷饮后有碍胃之弊，导致食欲减退，消化不良。

猩红热Vs温热性水果

龙眼肉、荔枝、大枣、葡萄干、橘子等性味偏温，食后极易生火，在高热期间应忌食。

猩红热Vs油炸、炙烤食物

经油炸的食物，如炸猪排、炸牛排、烤鸭、烤羊肉、烤鱼片、麻花、油条等都为忌食食物。一为煎炸炙烤食物，外皮坚硬，对咽喉不利；二为煎烤食物易生火，易使发热加重。

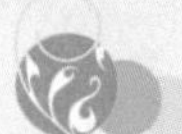

12. 流行性腮腺炎

流行性腮腺炎是由腮腺炎病毒所引起的急性传染病，冬春季易于流行，主要表现为腮腺非化脓性肿大、疼痛、发热，严重者可伴发睾丸炎，多见于儿童。祖国医学认为本病是由风湿病毒入侵，结于腮部引起的，称之为“痄腮”。

流行性腮腺炎Vs发物

如鲫鱼、墨鱼、河鳗、海鳗、黄鱼、带鱼、虾、蟹、羊肉、狗肉、公鸡肉、香菜等都为升发之物，流行性腮腺炎患者食之会使腮部肿胀疼痛加剧，体温升高，并使病程延长。

流行性腮腺炎Vs坚硬食物

坚硬食物必须用力咀嚼，腮腺炎患者由于腮腺部及颌下淋巴结肿大，嚼食即会引起疼痛，不利于腮腺炎症的康复，故坚硬食物不可食用。这类食物有花生米、西瓜子、南瓜子、葵花子、苹果、菠萝、小核桃、蜜枣，东北地区的窝窝头、高粱饼、压缩饼干、玉米饭、高粱米饭，及未经煮烂的各种肉类，油炸、炙烤食品等。

流行性腮腺炎Vs粗长纤维蔬菜

如芹菜、竹笋、毛笋、冬笋、韭菜、蒜苗、豆芽、菠菜、黄瓜等都需用力咀嚼后才能下咽，腮腺炎患儿腮部肿胀时必须忌食，消肿后应煮烂食用。

流行性腮腺炎Vs辛辣厚味食物

咖喱、辣椒、辣酱、辣油、茴香、芥末、五香粉、桂皮、生姜等辛辣厚味食物对口腔刺激甚大，可使腮腺红肿加重，唾液分泌困难而加重病情。再则这类食品辛热助火，可使体温升高，病情加重。

流行性腮腺炎Vs过甜、过咸及酸性食物

本病患儿的饮食必须清淡，过甜、过咸的食物都会刺激腮腺口而引起分泌唾液的障碍，使病情加重。酸性食物（如醋、糖醋炒菜、酸梅汤等）都会使唾液增多而加剧腮腺的负担。

四、外科疾病

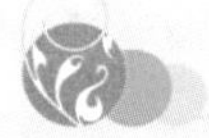

1. 癣病

癣是指发生在表皮、毛发、指（趾）甲浅部的真菌病，是最常见

的皮肤病。常见的癣病有头癣（白癣、黑点癣、脓癣）、手足癣、甲癣、体癣、股癣、花斑癣。中医认为其总的病因病理为风湿热毒之邪郁结于肌肤而成。

癣病 Vs 辛辣刺激物

如辣椒、榨菜、胡椒、咖喱、蒜、洋葱、麻辣火锅及香烟等。因这些刺激之物火热辛辣可助热煽火，加重病情。

癣病 Vs 酒

如各种白酒、葡萄酒、啤酒、药酒和各种含酒精饮料。酒辛热刺激，可使内热更盛，症状加重；同时，酒精可使微细血管扩张，表皮充血，瘙痒加剧。

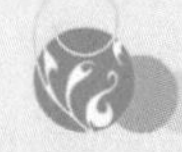

2. 湿疹

湿疹是一种常见的变态反应性炎性皮肤病。本病好发于四肢屈侧，对称分布，或全身泛发。临床特征：皮疹呈多形性损害，对称分布，形态各异，有瘙痒、糜烂、流滋、结痂等症状存在，常反复发作，易演变成慢性病。本病根据病程和皮损特点，可分为急性、亚急性、慢性三种。急性湿疹皮损以红斑、丘疹、水疱、糜烂、渗出为主；亚急性湿疹皮损以丘疹、结痂为主；慢性湿疹皮肤以苔藓样变及皮肤色素沉着为主。本病男女老幼皆可发病，而发病原因较复杂。中医认为本病病因是内有湿邪，蕴阻肌肤而致，而内湿的产生，往往是由于饮食失宜，湿从内生。因而忌口对本病的防治有重要意义。

湿疹 Vs 鱼腥发物

因这些食物往往是高蛋白质食物，如公鸡、鹅、猪头肉、牛羊、虾蟹等，易内生痰湿，湿热内盛而致发病。

湿疹Vs辛辣刺激食物

如辣椒、胡椒、榨菜、咖喱、五香粉、茴香、韭菜、烧猪、烧鸡及各种油炸食品等。因这些食品食后易动风生热，聚湿生痰，而引起过敏或加重病情。

湿疹Vs刺激性食物

如香烟、酒、浓茶、咖啡、可可、巧克力等。因这些食物可刺激大脑皮质，引起高度兴奋，加重病情。

3. 疔疮

疔疮是发病迅速而危险性较大的感染性疾病。起病急骤，变化迅速，此证随处可生，但多发于颜面和手足等处。发于颜面的疔疮，如果处理不当，可因邪毒内侵营血引起走黄，而导致生命危险；发于手足的，则可以损筋伤骨，影响肢体功能。疔疮的范围很广，名称很多，按照发病部位和性质的不同，分为颜面部疔疮、手足部疔疮、红丝疔、烂疔、疫疔等。

疔疮Vs鱼腥发物

如猪头肉、公鸡、虾、蟹、烧猪、烧鸭、烧鸡、牛肉等，因这些食品可生痰生热，使毒热结聚，加重本病。

疔疮Vs酒

如各种白酒、红酒、啤酒、药酒或含酒精饮料。酒为辛热之品，易生火耗血动血。本病初期饮酒，能使大毒凝聚，邪毒扩张。按现代医学来说，酒可加速血液循环，扩张外周血管，使细菌随血流扩散或使炎症加重，继而加重病情。

疔疮Vs辛辣食物

如辣椒、胡椒、韭菜、姜、葱、大蒜、榨菜、茴香和各种香燥调味品。因这些食品产热刺激，易生火耗血，可使热毒更盛，加重病情。

疔疮Vs温热性补品

如人参、鹿茸、阿胶、当归、黄芪等各种补品，因为这些补品是温热的，食后可加重病情。

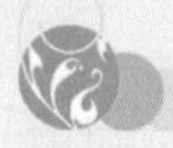

4. 前列腺炎与前列腺增生

前列腺增生又称前列腺肥大，多由慢性前列腺炎久治不愈而产生。主要症状为会阴部胀痛，尿频但排尿不通畅，以夜间为明显，多伴有膀胱刺激症。本病属于中医的“癃闭”范畴，多由受寒、劳累过度、过食辛辣刺激食物等引起，致湿热壅滞或膀胱梗阻，使尿液排泄受阻而引起排尿困难。

前列腺炎与前列腺增生Vs肥腻厚味、鱼腥发物

如肥猪肉、猪头肉、肥牛肉、羊肉、虾、蟹、带鱼、鳗鱼、贝壳类、公鸡、鹅等。因为这些食品易蕴湿生痰，化热生火，刺激前列腺腺体充血水肿，使前列腺进一步肥大，而加重临床症状。

前列腺炎与前列腺增生Vs辛辣刺激食物

如辣椒、芥末、胡椒、大蒜、烤炸食品（烧鸡、烧鹅、烧鸭、烧猪）等。因为辛辣火热食物进入体内，一方面会导致湿热内蕴，郁久化火，煎熬津液，而致膀胱开阖不利、排尿困难；另一方面，湿热内盛，可加重前列腺腺体充血水肿，炎症加重，出现尿频、尿急、尿痛等膀胱刺激证。

前列腺炎与前列腺增生Vs湿热食物

如可可、咖啡、芒果、菠萝等，因这些食品能致湿热内盛，使前列腺腺体增生加重，影响疾病愈合。

前列腺炎与前列腺增生Vs吸烟、饮酒

因酒精有扩张血管作用，可使前列腺充血水肿加重；烟为刺激之品，可加重体内湿热，从而使前列腺增生症状加重。

前列腺炎与前列腺增生Vs各种补阳、补气血食物

如人参、鹿茸、阿胶等。因前列腺增生多为实证、热证，补气壮阳食物温燥性热，可加重前列腺的充血增生，从而使症状加重。

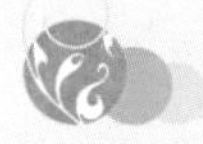

5. 骨折

骨折多见于儿童及老年人，中青年人也时有发生。患者常为一个部位骨折，少数为多发性骨折。典型表现是伤口剧痛，局部肿胀、瘀血，伤后出现运动障碍。骨折愈合一般按初期、中好期、后期三期划分，饮食也要根据病情的发展及时调整，以促进血肿吸收或骨痂生成。

骨折Vs酒

骨折后大量饮白酒以达到活血，以为这样可起到治疗作用，其实这是一种误解。骨折后饮酒过多，会损害骨骼组织的新陈代谢，使其丧失生长发育和修复损伤的能力。同时，酒精还能影响药物对骨骼的修复作用。因此，骨折患者不宜饮酒。

骨折Vs花生

花生中含有一种促凝血因子，从花生仁红衣中提取的“血字1号”是治疗各种凝血功能低下和血小板减少疾病的良药，但对于骨折有血瘀、血肿的患者，却会使瘀血不散，有加重瘀肿的作用。所以，骨折有瘀肿的患者不宜食花生。

骨折Vs醋

醋具有健脾开胃、促进食欲的作用，醋中含有3%～4%的醋酸，

而醋酸则有软化骨骼及脱钙的作用。临床实践证实，不少骨折患者食醋后，第二天伤处即感觉发软，疼痛加剧，甚至更加肿胀。因此，骨折患者在治疗期间最好忌食醋。

骨折Vs肉骨头汤

一般认为骨折后，多吃肉骨头汤，可使骨折早点愈合，其实不然。现代医学证明，骨折患者多食肉骨头汤，不但不能促进骨折早期愈合，反而会使愈合推迟。因为受伤后骨的再生主要依靠骨膜、骨髓的作用，而骨膜、骨髓只有在增加骨胶原的条件下才能更好地发挥作用。而骨头的成分主要是磷和钙，骨折后如果摄入大量的磷和钙，就会使骨质内无机质成分增高，使骨质内有机质与无机质的比例失调，阻碍骨折的早期愈合。

6. 烧伤

皮肤是人体抵御微生物入侵的天然屏障，但烧伤后，皮肤受到破坏，创面极易感染。因此，患者在日常饮食中需引起重视，以免饮食不当造成感染。

烧伤Vs水

烧伤患者当时有口渴现象，说明患者不仅损失了水分，更有盐分的丧失，如果单纯喝白开水，就容易使细胞外液稀释，形成水中毒。因此，烧伤患者只能喝含盐的烧伤饮料，不能喝白开水。

烧伤Vs发物

烧伤患者对发物非常敏感，食入后可使创面不易愈合，并产生水肿。常见的发物有雀蛋、羊肉、猪头肉、老母猪肉、鲫鱼、南瓜、香菜、韭菜、蒜苗等。

烧伤Vs酒、茶

酒能扩张血管，并能促进血液循环，当有感染时，应忌酒，早期蛋白大量渗出更应忌之；饮茶虽能补充液体，但在机体需要营养时，大量饮用茶水，会冲淡胃液，不利于消化，影响机体对蛋白质的吸收。此外，烧伤患者在发热时不宜饮用茶水，因为茶水中的茶碱能升高体温，并能降低解热药的作用。

烧伤Vs辛辣助火之物

烧伤者火毒内盛，最忌食用辣椒、辣油、辣酱、榨菜、芥末、咖喱、桂皮、八角、小茴香等辛辣助火之物，这类食品有温阳助火的功效，患者食之有助火毒攻心之弊。

烧伤Vs温补燥热之品

烧伤患者由于消耗很大，身体虚弱，需要进补，进补应采用健脾平补之法，不宜用温阳助热之品，如附子、肉桂、苁蓉、熟地黄、巴戟天、阿胶、鹿茸、鹿角胶等，因这类药品会使患者火气更大。

7. 急性乳腺炎

产褥期乳腺炎常发生于第一次分娩后，根据病变发展过程分为瘀积性乳腺炎和化脓性乳腺炎两种类型。临床主要表现为乳房的红、肿、热、痛，局部肿块、脓肿形成，体温升高，白细胞计数增高。

急性乳腺炎Vs辛辣燥热的食物

辛辣燥热食物，如韭菜、辣椒、葱、蒜、胡椒、花椒、生姜、芥末、酒等，食后易生热化火，使本病火热毒邪更炽，病势更甚。初期阶段，会使红肿热痛明显加重；中期阶段，会使脓肿增大，脓血黏稠不易排出；恢复期，易致愈合延缓或初愈热毒未尽，病情反复而加重。

急性乳腺炎Vs高脂肪类食物

乳腺炎患者发热、乳房肿胀、胃纳不佳，最宜吃清淡之物，忌食高脂肪食物，如猪油、黄油、奶油、鸡汤、鸭汤等，这些食物会使食欲减退，影响疾病康复。

急性乳腺炎Vs热性食物

急性乳腺炎为热毒之证，本病患者若再食羊肉、狗肉、公鸡肉等热性食物，则会增加内热，加重病情。

急性乳腺炎Vs海腥河鲜食物

海腥河鲜食入之后易生痰助火，使炎症不易控制，应忌食黑鱼、鲤鱼、鲫鱼、鳝鱼、海鳗、海虾、梭子蟹、带鱼、淡菜、乌贼鱼等。

8. 血栓闭塞性脉管炎

本病形成的原因是：小动脉痉挛和血栓形成造成闭塞，致使局部缺血。表现为患肢缺血、疼痛，间歇性跛行、足背动脉搏动减弱，严重者有肢端溃疡和坏死。此病应与闭塞性动脉硬化症相区别。

血栓闭塞性脉管炎Vs烟

本病绝大多数患者有长期大量吸烟嗜好，不吸烟者很少。而且吸烟的患者经戒烟后，临床症状都有所好转，预后很好；如再度吸烟，症状可复发或加重。其主要由于烟草中的烟碱可使动脉血与氧的结合力减弱，血液黏稠度增加，使肢体血流缓慢。此外吸烟可刺激血管收缩中枢和交感神经，并且可促进肾上腺髓质分泌肾上腺素，致使周围血管收缩。如果长期大量吸烟，肢体动脉经常处于持续的痉挛状态，久而久之，血管壁将发生营养障碍，导致血栓形成。总之，吸烟能导致血管收缩是肯定的，所以本病患者戒烟是非常必要的。

血栓闭塞性脉管炎 Vs 滋腻辛燥食物

肥肉、酒、糯米、火腿、咸鱼、腊肉、香肠、胡椒、海椒等滋腻辛辣食物，投之不当，助热生湿，使脾失健运，以致脏腑积热、火毒内生，故当忌之。

血栓闭塞性脉管炎 Vs 饮食不节

暴饮暴食和挑食偏食，这样饥一顿、饱一顿，会使脾胃功能受损，加重营养障碍，对疾病不利。

血栓闭塞性脉管炎 Vs 生冷食物

血栓闭塞性脉管炎患者应忌食菜瓜、绿豆芽、芹菜、荸荠等生冷水果和蔬菜。特别是夏季酷热，恣意饮食清凉饮料，毫无节制，会使肠胃受病，而加重症状。

血栓闭塞性脉管炎 Vs 辛辣刺激性食物

辣椒、生葱、蒜、姜、胡椒、芥末、酒等辛辣刺激性食物可刺激血管，使血管充血和扩张，病灶难以愈合。

9. 不完全性肠梗阻

肠腔内容物不能顺利通过肠道，称为肠梗阻，是外科最常见的急腹症之一，其共同特征是腹痛、呕吐、腹胀，不再排便排气。不完全性肠梗阻患者可根据病情，予以相应的对症治疗。祖国医学认为本病多由气滞、湿热、瘀阻互结于肠道所致。

不完全性肠梗阻 Vs 胀气食物

如牛奶、豆制品、黄豆、蚕豆、甘薯、土豆、豇豆、豌豆等食物产气较多，食入后更加重腹胀疼痛症状。

不完全性肠梗阻Vs辛辣刺激、性温食物

如辣椒、胡椒、羊肉、狗肉、鸡肉、牛肉等辛辣温热食物，可产热耗伤津液，使胃肠燥热内炽，大便更加干结，排便困难。

不完全性肠梗阻Vs肥厚油腻食物

本病患者胃肠不通，大多数脾胃功能不好，如进食肥猪肉、奶油等油腻食物会损伤脾胃，加重病情。

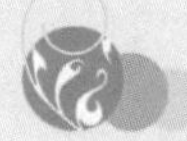

10. 阑尾炎术后

急性阑尾炎是临床常见病。阑尾位于右下腹，阑尾的一端是游离的基底部在回盲部的稍下部，附着于盲肠的后内侧。阑尾是个盲管器官，一旦有异物进入，发生梗阻，很容易引起发炎。阑尾炎发病时多为突发性急腹症，常起于上腹部及脐周，然后慢慢转移至右下腹，为固定的持续性疼痛。体检时右下腹阑尾点有固定压痛、反跳痛及腹肌紧张，血常规检查白细胞增高。阑尾炎发病严重而引起阑尾穿孔合并腹膜炎时、阑尾周围脓肿或长期炎症发作的都可进行手术治疗，它也是腹部手术的一种。由于引起阑尾炎的病因多为饮食失调，注意饮食对本病的防治十分重要。

阑尾炎术后Vs不卫生食品或污染变质食物

如变质的肉类、蔬菜、水果、米面等；不卫生的街边小食；过保质期的饼干、糖果、零食、饮料等。这些食品可引起肠道发炎，从而加重本病病情。

阑尾炎术后Vs暴饮暴食

不节制的暴饮暴食会加重肠道负担，影响其分清泌浊功能，使肠道气滞血瘀，清浊不分，通泄失司，加重病情。

阑尾炎术后Vs生冷食物

如冰冻饮料和水果、冰糕、冰激凌等，因冰冷的食物可加速肠的蠕动，使疼痛加剧，病情加重。

阑尾炎术后Vs辛辣刺激食物

如烟酒、辣椒、胡椒、生姜、大蒜、葱以及各种油煎、烤炸食品。因辛辣刺激食物火燥性热，可加剧阑尾的充血水肿，使症状更加严重。

阑尾炎术后Vs各种补品

如补血、补气、补阳之品大都温燥性热，而阑尾炎多为实证、热证。服用补品，则犯实实之戒，使阑尾的炎症加重，疼痛加剧，从而使病情加重。

阑尾炎术后Vs易产气的食物

如韭菜、豆类、番薯、汽水等。因产气食物在消化过程中产生气体，引起肠胀气，加重肠的负担，从而加重病情。

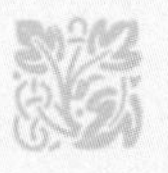

五、五官科疾病

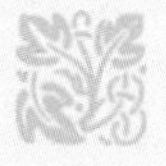

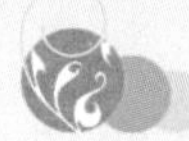

1. 结膜炎

结膜炎是以结膜充血为主症的眼病，临床表现为自觉眼痒，有异物感、灼热感，怕光流泪，脓性分泌物增多。检查见眼睑、眼结膜充血，成点成片。多伴有头痛、眼痛与视物模糊等症状。本症中医认为属“天行赤眼”范围，热是其基本原因。

结膜炎Vs辛辣刺激食物

辣椒及其调味品如胡椒、蒜、葱、姜、五香粉、小茴香等，因这些食物辛热温散，能耗气生火，使内热更重，从而加重病情。

结膜炎Vs鱼腥发物

如狗肉、猪头肉、牛肉、公鸡、虾、蟹、带鱼、鳝鱼等，因这些食物能助热动风，催发本病。

结膜炎Vs烤炸炙烧食物

如油条、油炸花生、煎饼、烤羊肉串、烧猪、烧鹅等，因这些食物能助火，使内热加剧，从而使病情加重。

结膜炎Vs酒

如白酒、红酒、啤酒、各种药酒等。因酒性温燥，易化火伤阴，能使结膜炎症加重，导致病情加重。

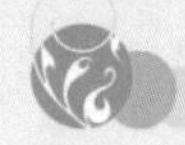

2. 睑腺炎

睑腺炎主要是由感染葡萄球菌引起的，分为内、外麦粒肿两种，表现为眼睑皮肤或结膜红肿痒痛，然后化脓、溃破。祖国医学认为本病乃由风热熏灼所致。

睑腺炎Vs辛辣性温热的食物

辣椒、胡椒、洋葱、羊肉、牛肉、猪头肉、公鸡等，这些食品助火生热，易使炎症扩散。

睑腺炎Vs酒

酒乃性温辛散之物，饮酒可使血热上扰，病情加重。

睑腺炎Vs海腥发物

如鱼、虾、螃蟹等水产品，食后可使睑结膜黏液分泌物增多，炎症加剧。

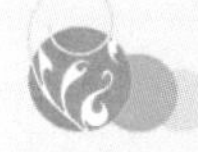

3. 白内障

白内障多见于40岁以上，且随年龄增长而发病率增多。临床主要表现为单或双侧性，两眼发病可有先后，视力进行性减退；由于晶体皮质混浊导致晶状体不同部位屈光力不同，可有眩光感。

白内障Vs辛辣肥腻食品

白内障患者多因肝肾精血亏损，不能涵养双目所致。若大量进食葱、姜、蒜、辣椒等辛辣食品或肥肉及油炸香燥之物，则可损伤脾胃，耗损阴精，使白内障病情加重。

白内障Vs烟酒

烟酒对视力有很大损害，可导致火旺痰凝，加重晶状体混浊和视力模糊，使病情加剧，故白内障患者应严禁烟酒。

白内障Vs高胆固醇饮食

研究表明，高脂血症患者患白内障的发生率显著提高。因为高脂血症患者的血液呈黏滞状态，血液流动较正常人缓慢，易引起营养障碍。因此，白内障患者应忌食动物内脏、蛋黄、蚶肉、螃蟹、松花蛋、鱿鱼、鲫鱼等高胆固醇食品。

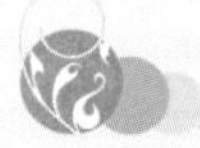

4. 耳鸣

耳鸣是指患者自觉耳内鸣响，有如蝉鸣，有如雷响，而妨碍听觉，甚者是耳聋的前驱症状。

耳鸣Vs腥膻发物

若耳鸣为外感湿热所致，如脓耳等，应当忌食腥膻食物，如带鱼、黄鱼、鳗鱼、黑鱼、鳜鱼、鳝鱼、白蟹、虾等，这类发物可以助长湿热之邪，壅阻清窍，致耳鸣时作。

耳鸣 Vs 辛辣之品

辛辣之品，如京葱、洋葱、芥末、韭菜、蓼蒿、大蒜等，均具耗散作用，久食可伤及肝肾精血；在外感湿热之时，则使热盛而加重病情，使耳鸣加剧。故无论外伤或内伤耳鸣，均应忌食辛辣之品。

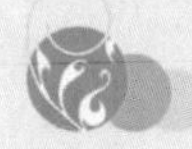

5. 龋齿

龋齿是牙齿硬组织逐渐被破坏的一种疾病。得了龋齿后要及时治疗，否则龋洞会持续发展，直至牙冠被完全破坏而消失。

龋齿 Vs 酸性食品

因酸性食物在口腔乳酸杆菌的作用下能产生更多的乳酸，而乳酸在已受到破坏的牙龋洞里进一步脱钙，使龋齿面积增大，病情进一步加重。所以应少食酸性食物，且食后应刷牙清除齿缝龋洞内的食物残渣。这类食物有石榴、杨梅、酸枣、醋等。

龋齿 Vs 坚硬粗糙食物

坚硬的食物，如炒花生、炒蚕豆、炒黄豆、炒腰果、炒榧子；粗纤维蔬菜，如芹菜、竹笋、毛笋、韭菜、蕹菜、生胡萝卜等，以及经过油炸的食物，如炸猪排、烤羊肉、油炸蚕豆等。这些食物需用力咀嚼，有时还会填嵌龋洞，加深龋洞，故应忌之。

龋齿 Vs 过冷过热食物

龋齿患者的牙齿完整性多受到损坏，病牙较深的龋洞可与牙髓相通，牙髓的神经末梢显露出来，使它对凉热刺激的敏感度明显增加，食用过冷过热的食物时，因刺激暴露的神经末梢，便会产生剧烈的疼痛。

龋齿Vs酒及兴奋饮料

酒含有酒精，能刺激神经系统，尤其是高浓度的烈性酒，对肝、胃肠道等消化系统均有害无益；兴奋性饮料，如咖啡、可可等也有类同作用，而龋齿患者尤其需要安静，故不能食用，发热、头痛患者尤不适宜。

龋齿Vs甜腻之品

尤其是蔗糖，它的致龋作用最显著，使局部的硬组织发生坏死、脱矿，透明度改变，牙釉质变色，局部软化、疏松，形成龋洞，日久牙齿动摇，故忌食。甜腻食物亦有以上类同作用，对龋洞是一个直接刺激，又妨碍胃肠消化吸收，影响龋齿患者健康，故也应忌食。

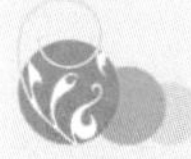

6. 中耳炎

中耳炎是中耳黏膜化脓性炎症，以耳膜穿孔、耳内流脓为主要临床表现，有急性、慢性之分。急性中耳炎多起病较急，耳内疼痛，并见耳鸣、听力障碍、耳内胀闷感、头痛。常于剧痛后，耳膜穿孔，流出脓液，流脓之后，耳痛及其他症状也随之缓减。多伴有发热恶寒、口干咽干、大便秘结等全身症状。慢性化脓性中耳炎多由急性化脓性中耳炎治疗不彻底，迁延日久而成。临床特点是反复耳内流脓伴听力减退，时重时轻，缠绵日久。本病中医认为属“脓耳”范围，病因病理多为风湿热邪所致。

中耳炎Vs辛辣刺激食物

辛辣食品辛散助热，可使内热加重，病情加重。

中耳炎Vs发物

如鱼、虾、蟹、公鸡、牛肉等，因这些食物有一定的致敏因素，可使人体发生变态反应，使中耳炎的炎症加重。

中耳炎Vs肥腻厚味食物

因这些食物易聚湿生痰，助热化火，可使体内湿热内盛，症状加深。

中耳炎Vs生冷食物

如冰冻果品、饮料、冰激凌等。冷冻食品易伤脾胃，使脾胃消化吸收功能受损而降低人体免疫力，加重病情。

7. 玻璃体混浊

玻璃体混浊是眼科常见的一种眼病，多由玻璃体本身的进行性病变以及周围组织炎性渗出所致。

玻璃体混浊Vs酒

酒性热，易助热上火，上行于目，加重眼内炎症，故该病患者不宜饮酒。

玻璃体混浊Vs大蒜等辛辣食物

长期大量服用大蒜，易伤人气血，损肝伤目。因此，本病患者治疗时须禁五辛，即葱、蒜、洋葱、生姜和辣椒等辛辣食品。

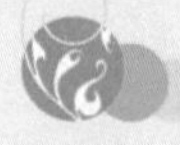

8. 扁桃体炎

扁桃体炎是扁桃体由于细菌感染引起的炎症反应，是临床常见病、多发病。分急性扁桃体炎和慢性扁桃体炎。临床特征：急性扁桃体炎多为实热证，常见扁桃体红肿疼痛，表面或有黄白色的脓性分泌物，咽痛，吞咽时疼痛加剧，并伴有发热、口干舌燥、大便秘结等症状；

慢性扁桃体炎多由急性扁桃体失治而致，常见扁桃体红肿不适、微痛、微痒、口干，扁桃体上或可有黄白色脓点，或扁桃体被挤压时有黄白色脓样物溢出，常反复发作。本病中医认为属“乳蛾”范围，总的病因为肺胃热盛或阴虚火旺。

扁桃体炎Vs辛辣刺激食物

如辣椒、花椒、韭菜、五香粉、麻辣火锅、榨菜等。因辛辣之品多辛热，易化火，能加重胃热，热毒上攻，症状加重。

扁桃体炎Vs炙烤、肥腻食物

如肥肉、肥鸡、羊肉、烧鹅、烤鸭、烧羊肉串、猪排等。因这些食物易生痰化火，痰火搏结，灼伤咽喉，加重病情。

扁桃体炎Vs烟酒

因烟酒辛热温燥，化火伤阴，能使内热加重；同时，酒精也能扩张外周血管，使炎症的水肿、渗出加重，导致本病的反复发作或加重病情。

扁桃体炎Vs生冷冰冻食物

如冰果汁、冰西瓜、冰汽水、冰可乐、冰奶、冰糖水等。因炎症都有红、肿、热、痛，微细血管扩张充血，如食冷冻食品，会使微细血管痉挛收缩，血液循环障碍，加重炎症，病情反复难愈。

扁桃体炎Vs鱼腥发物

如虾、蟹、带鱼、黄鳝、公鸡、狗肉、竹笋等。因这些食物能聚痰生热，催发本病。

扁桃体炎Vs各种温阳补肾之品

如鹿茸、人参、男宝、十全大补酒等。因这些食物都是湿热内阻，可使内热壅盛，加重本病。

9. 口疮

口疮是指口腔肌膜上发生表浅的、如豆样大的小溃疡点，又名口疳。临床表现在唇颊内侧、舌面、上腭等处出现黄豆大小的黄白色溃疡点，圆形或椭圆形，周围黏膜鲜红，疼痛或饮食刺激时痛。临床上可分实证与虚证。实证多为心脾积热而致；虚证多由阴虚火旺而成，常反复发作，故又称复发性口疮。

口疮Vs辛辣刺激食物

如辣椒、胡椒、咖喱、八角、榨菜等，因辛辣食物易助热生火，致心脾积热，热盛化火，上攻口腔而引发或加重本病。

口疮Vs肥腻火热食物

如猪头肉、公鸡、肥肉、油条、狗肉、炸鸡、烧鸭、羊肉串等。因为这些食品易助阳生热，加重病情。

口疮Vs烟酒、浓咖啡等

因这些食物也易致内热，不利于本病的治疗。

口疮Vs生冷冰冻食物

如冰冻水果或冰冻饮料、雪糕、冰糖水等。因过凉食品能耗伤阳气，温化失调，寒湿内困于口腔肌膜，使症状加重。

10. 鼻窦炎

鼻窦炎是指鼻窦由于细菌感染引起的以鼻塞、鼻流浊涕、量多不止为主要特征的鼻病。临床多伴有头痛、嗅觉减退，鼻内黏膜红赤或肿胀，眉间或颧部有压痛等症状及体征。本病有急性与慢性之分，急性鼻窦炎起病急、病程短；慢性鼻窦炎多由急性鼻窦炎治疗不彻底而致，病程较长、缠绵难愈。中医认为本病多由肺热、胆热、脾胃湿热或肺气虚而致。

鼻窦炎 Vs 辛辣刺激食物

如辣椒、胡椒、洋葱、大蒜、咖喱、油条、炸鸡、烤鸭、烧鹅、麻辣火锅等食品，因这些食品易助热化火，使肺胃热盛，加剧本病。

鼻窦炎 Vs 肥腻发物

如虾、蟹、猪头肉、公鸡、竹笋、带鱼等。因这些食物易聚湿生痰，郁困脾胃，致湿热内生，循经上蒸，停聚窦内，使本病病情加重。

鼻窦炎 Vs 刺激性饮料

如烟酒、浓咖啡、可可等。因这些食物可刺激大脑皮质，引起兴奋，增加对症状不适的敏感性；同时这些食物也是湿热之品，能使湿热内生，加重病情。

11. 急、慢性喉炎

急、慢性喉炎常表现为声音不扬甚至嘶哑失音、咽喉部不适，祖国医学称之为“喉痹”。急性喉炎多由风热、风寒之邪侵袭，邪热上蒸结于喉，风寒之邪凝聚于喉部，致声带开合不利所致。慢性喉炎多由于肺肾阴虚火炎，蒸灼于喉所致。

急、慢性喉炎 Vs 辛辣刺激食物

如辣椒、胡椒、花椒、芥末、咖喱、生姜等刺激食物，会导致喉部炎症扩散、充血、水肿，加重病情。

急、慢性喉炎Vs温热性食物

如羊肉、牛肉、狗肉等性温之物，可助火生热，灼伤津液而成痰，痰热结于喉部，失音更重。

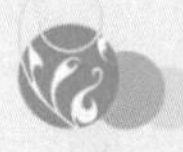

12. 青光眼

一般来说，青光眼是不能预防的，但早期发现、合理治疗，大多数患者可以终生保持有用的视功能。

青光眼Vs烟、酒

大量饮酒，能使血压及眼压升高，从而导致本病患者头痛、恶心、呕吐等症状加重。长期吸烟，会造成视神经病变。

青光眼Vs五辛之品

大蒜、小蒜、洋葱、韭菜、生姜、胡椒、辣椒、芥末等刺激性食物，伤肝损眼，影响疗效，特别在夏秋进食，对疾病痊愈影响更大，在治疗过程中应忌食。

青光眼Vs甜腻食物

油腻食物，如猪油、肥猪肉、奶油、牛油、羊油等；高糖食物，如巧克力、糖果、甜点心、奶油蛋糕等。这些食物有助湿增热的作用，可使湿热蕴于脾胃，熏蒸肝胆，痰火上扰清窍而加重本病。

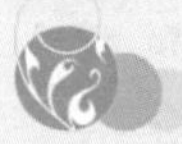

13. 梅尼埃综合征

梅尼埃综合征又称“内耳眩晕症”，它是自主神经系统紊乱所致的内耳的内淋巴积水，常表现为突然发作的头晕目眩，耳鸣伴恶心、呕吐痰涎及胃内容物，卧床休息后可缓解。中医认为主要是由于痰浊内阻、上扰清窍所致。

梅尼埃综合征Vs肥甘油腻食物

如猪肉、羊肉、鹅肉等，可影响脾胃的消化吸收功能，内生痰浊，使病情加重。

梅尼埃综合征Vs辛辣刺激食物

如辣椒、胡椒、洋葱等，可刺激胃黏膜，导致胃黏膜充血、水肿，使呕吐加剧。

梅尼埃综合征Vs饮酒

酒可使血液循环加快，血管扩张，在淋巴回流障碍的情况下，血流加快可使迷路水肿加剧，病情加重。

梅尼埃综合征Vs腌制食品

腌制食品盐分较多，使淋巴液中钠离子含量增加，加重迷路水肿，故应忌食。

14. 牙周病

牙周病是牙齿支持组织包括牙龈、牙周膜、牙槽骨与牙骨质发生原发性损害的慢性疾病。它包括牙龈炎、牙周膜炎、根尖周围炎、牙槽脓肿等疾病。临床主要表现为牙痛、牙龈红肿或溃而流脓、牙周萎缩、牙齿松动。牙周病会对机体造成很大损害，可引起消化不良、胃溃疡、口臭，甚至产生心肌炎、肾炎等。中医认为本病多由于过食辛辣助阳食物致胃火炽盛扰动牙龈，或肾虚火旺上炎而造成。

牙周病Vs辛辣刺激助热食物

如辣椒及以辣椒为原料的各种调味品，胡椒、五花粉、大蒜、洋

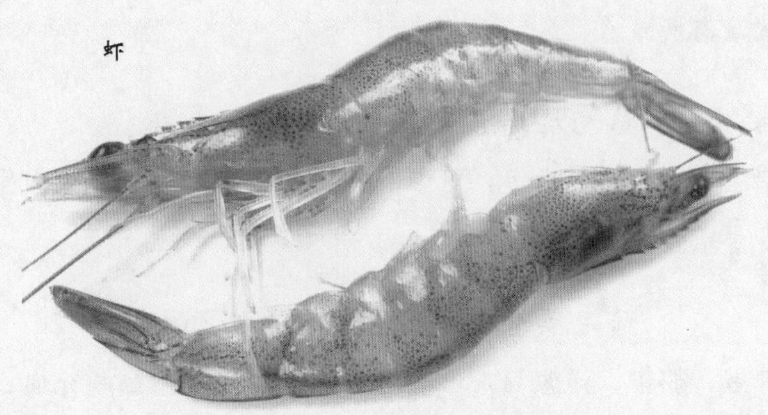
虾

葱、炸鸡、烧鸭、烧鹅、炸猪排、油条、油炸花生、油炸薯条等。因这些食物多能生热化火，使胃火积盛，加重病情。

牙周病Vs各种鱼腥发物

如猪头肉、公鸡、狗肉、虾、蟹、带鱼、黄鳝、竹笋等。因这些食品能生痰发热，催发本病。

牙周病Vs酒、咖啡、可可等

因这些食物也可助热生痰，使痰热内蕴、胃火积盛而加重本病。

牙周病Vs冷冻食物

如冰冻水果、冰冻饮料、冰棍、冰糕等。因冰冻食物会刺激牙周黏膜，引起疼痛加剧。

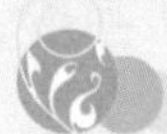

15. 变态反应性鼻炎

变态反应性鼻炎是指以突然和反复发作的鼻痒、打喷嚏、流清涕、鼻塞为特征的鼻病。中医认为本病属“鼻鼽”的范围。本病的发病与变态反应体质、内分泌失调等有关。

变态反应性鼻炎 Vs 饮酒

因酒辛热动风，可扩张外周血管，使鼻黏膜充血，水肿症状加重。同时酒精也可作为变态反应源，引发本病。

变态反应性鼻炎 Vs 辛辣刺激食物

如辣椒、胡椒、榨菜、油炸食品、烧烤食品等。因这些食物易生热动风，使鼻黏膜充血水肿、渗出症状加重，从而加重病情。

变态反应性鼻炎 Vs 鱼腥发物

如猪头肉、狗肉、公鸡、虾蟹、鳝鱼等。因这些食物生痰助湿，使湿热内蕴加重病情；同时这些食物也能作为过敏源，诱发本病发生。

变态反应性鼻炎 Vs 生冷食品

如冰饮料、冰西瓜、雪糕等。因冰冻食物能耗伤阳气，阻滞津液，使鼻窍壅塞，鼻塞流清涕症状加剧。

六、传染性疾病

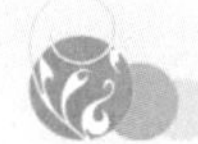

1. 麻疹

麻疹传染性很强，可通过呼吸道分泌物、飞沫进行传播。患病时，常并发呼吸道疾病如中耳炎、喉-气管炎、肺炎等。目前尚无特效药物治疗。

麻疹 Vs 辛燥之品

麻疹为温热之病，最忌辛燥伤阴之物，如辣椒、川椒、芥末、咖喱、茴香、桂皮等物都能助火伤津。

麻疹Vs温热油腻和海腥食品

狗肉、羊肉、牛肉、鱼、虾、鸡以及油炸食品等温热油腻和海腥发物，最易生温化热，使气血阻滞，损伤胃肠，热毒内陷，使发热、呕吐、腹泻加重，重者引起高热昏迷、抽搐，影响疾病痊愈。麻疹患儿增进营养是抵抗疾病的物质条件，给予适宜的饮食十分重要。患儿在高热时可能什么也不想吃，这时应该给予充足水分，如白开水、淡茶水、糖水，或切碎的水果和糖煮的水，如果患儿胃口好，可给牛奶、豆浆、蛋花汤、米粥、面清汤等。

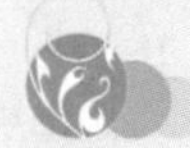

2. 百日咳

百日咳是小儿常见的一种呼吸道传染病。患病时只要不发生并发症，一般都能自行痊愈，而且有较持久的免疫力。

百日咳Vs辛辣油腻食物

姜、蒜、辣椒、胡椒等辛辣食物对气管黏膜有刺激作用，可加重炎性改变；肥肉、油炸食品等油腻食物易损伤脾胃，使其受纳运化功能失常，可使病情加重。故本病患儿应食清淡、营养丰富的食物。

百日咳Vs海鲜发物

百日咳对海腥、河鲜之类食物特别敏感，咳嗽期间食入海腥之物，会导致咳嗽加剧。这类食物包括海虾、梭子蟹、带鱼、蚌肉、淡菜、河海鳗、螃蟹等。

百日咳Vs生冷食物

生冷食物往往损伤脾胃，导致脾胃运化失调而使机体康复功能减弱，并且使痰量增多。百日咳患儿往往在食入生冷食物后咳嗽加剧，特别是冰棒、冰冻汽水、冰激凌，这些食品又冷又甜，吃下去后痉咳加剧是常见的事情。再则食物必须煮熟煮烂，使之易于消化，百日咳患儿病程较长，食物宜以熟、烂、易于消化为主。在冬季发病时，应忌吃火锅。

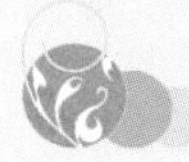

3. 流行性腮腺炎

腮腺炎病毒属副黏液病毒科，以直接接触，飞沫、唾液的吸入为主要传播途径。接触患者后2～3周发病，病程10～14天。此病在四季皆可发生，尤以冬、春季常见，是儿童和青少年期常见的呼吸道传染病。

流行性腮腺炎Vs辛辣厚味之物

咖喱、辣椒、辣酱、辣油、茴香、芥末、五香粉、桂皮、生姜、浓汤等辛辣厚味之物对口腔刺激甚大，可使腮腺口红肿加重，唾液分泌困难，继而加重病情。再则，这类食品辛热助火，可使体温升高。

流行性腮腺炎Vs酸性食物

腮腺发生炎症时，腮腺管肿胀、管腔阻塞，使唾液排泄不畅，而酸性食物，如醋、酸菜、杨梅等刺激唾液分泌，由于排泄受阻，会使患儿疼痛加剧。

流行性腮腺炎Vs发物

本病对发物非常敏感，食入发物后，可使已经肿大的腮腺充血、水肿，加重发热、腮腺疼痛等症状。常见的发物有雀蛋、羊肉、鲫鱼、香菜、韭菜、蒜苗等。

流行性腮腺炎Vs兴奋之物

酒、咖啡、浓茶皆为兴奋之物，体温升高者不可服用，否则会引起躁动不安，使患者难以入睡，引起病情波动。茶叶中含有的茶碱还能升高体温，并会降低解热药的药理作用。

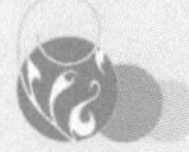

4. 水痘

水痘是一种由水痘-带状疱疹病毒引起的急性传染病，传染率很高，主要发生在婴幼儿，起病较急，可有发热、头痛、全身倦怠等前驱症状。

水痘Vs辛辣油腻食物

辛辣食物，如辣椒、姜、葱、蒜等；油腻食物，如肥肉、油炸食品等。这些食物易损伤脾胃，使机体受纳、运化功能失常而使本病病情加重，故当禁用。应给予清淡、易消化、富营养的食物，如以胡萝卜、荸荠煮水饮用。

水痘Vs热性食物

水痘治疗宜以清热解毒为主，故食物中属热性的不可食用，这类食品有狗肉、羊肉、雀肉、蚕豆、蒜苗、韭菜、龙眼肉、荔枝、大枣、粟米等。

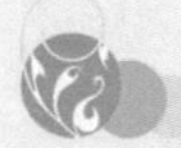

5. 结核病

结核病俗称“肺痨”，肺结核患者（主要是空洞型肺结核）通过咳嗽、打喷嚏从呼吸道排出大量带菌微滴，健康的人吸入这些带菌微滴即可造成感染。这是一种顽固的慢性疾病，一旦感染发病，若不及时、规范治疗，就会造成严重后果。

结核病Vs烟

烟辛热有大毒，平素常见吸烟者多有咳嗽、咳痰等症状，说明烟被吸入首先影响肺脏。而对肺阴虚为基本病理的肺结核患者，吸烟等于火上加油，危害更大。吸烟可刺激咽喉、气管，诱发咳嗽，震动肺叶，降低人体抵抗力，有可能使结核病灶扩散，加重其咯血、潮热、咽干、盗汗等症状。因此，对肺结核患者来说，应终生绝对戒烟。

结核病Vs辛辣食物

中医认为，本病是由于患者抵抗力低，感染瘵虫，致人体阴虚火旺而发生。辛辣食物，如辣椒、姜、葱等食之易助火伤阴，加重病情。而水果蔬菜，如梨、藕等，则具有滋阴生津、清热润燥的作用，可以多食。

结核病Vs甜味食物

肺结核患者吃糖后，体内白细胞的杀菌作用会受到抑制，吃糖越多，抑制就越明显，会加重病情。因此，不宜过食糖分多的食物。

结核病Vs肥腻油炸热性食物

肺结核患者消化功能低下，食欲也较差，若过多食用动物油、羊肉、狗肉、猫肉、肉桂、火烤食物及油炸食品，更会影响消化功能，使必需的营养得不到补充，以致抗病能力低下。

结核病Vs滋补食物

胡桃肉、羊肉、狗肉、麻雀肉、虾、枣等补阳类食物，肺结核患者忌食用，以免加重阴虚症状，而对疾病不利。对于其他补阴、补气、补血的食物，可作为肺结核患者的基本滋养品而交替使用，但忌过多的滋补食物，以免引起胃肠道不适。若过分强调高营养食品，患者往往难以耐受。

结核病Vs腥发食物

对于肺结核伴咯血者，黄鱼、带鱼、鹅肉、公鸡、鸭、菠菜、毛笋等发物少吃或不吃，以免加重咯血症状。

结核病Vs名贵滋补品

中医认为肺结核病以阴虚为本，因此在选用补药时，要避免辛燥的药物，如鹿茸精、人参精等，而选用既能养阴润肺，又能清虚火的补品，以加速病愈。

结核病Vs温热辛燥伤阴动血之品

肺结核以阴虚为本，并多有咯血，因此在选用补药时，要避免辛燥伤阴动血的药物，如鹿茸、人参、苍术、肉桂、附子等，应选用既能养阴，又能清虚热的药物。

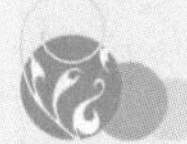

6. 传染性肝炎

人们通常所说的传染性肝炎指的是病毒性肝炎，病毒性肝炎只是众多肝炎中的一种。传染性肝炎主要是病从口入，因为肝炎病毒由患者的大小便排出，通过手、水、苍蝇污染后的食品传染给他人。因此，必须注意食品卫生。此外，肝炎患者的饮食调理非常重要，必须遵循科学的饮食原则。

传染性肝炎Vs脂肪及胆固醇高的食物

因肝功能不佳时，胆汁分泌减少，影响脂肪消化，以致在肝内沉积，容易形成脂肪肝。故肝炎患者忌食肥肉、重油（动物脂肪）、蛋黄、脑、动物内脏等。

传染性肝炎Vs高嘌呤及含氮浸出物

高嘌呤食物，如猪肝、肾、菠菜、黄豆、豌豆等，因嘌呤代谢在肝内氧化生成尿酸，需要肾排出；含氮浸出物，如肉汤、鱼汤、鸡汤等，食后也要在肝脏进行代谢，排出废物。故肝炎患者皆应忌食，否则会增加肝脏负担，而致肝功能严重损伤，使患者难以康复。

传染性肝炎Vs辛热刺激之物

辛辣之物，如辣椒、辣酱、洋葱、胡椒粉、咖喱粉能助火，破坏肝细胞，加重炎症。酒及刺激性饮料，如咖啡、可可、浓茶等有兴奋作用，而肝炎患者肝功能低下，解毒作用减弱，同时需要修复破坏的细胞，这些食物食后无益。

传染性肝炎Vs油煎、炒、炸食物

由于脂肪燃烧产生丙烯醛，此为一种具有刺鼻臭味的气体，它能经血循环至肝脏，刺激肝实质细胞，反射性引起胆道痉挛，并刺激胆道，减少胆汁分泌，故不利于肝脏代谢活动进行而忌用。

传染性肝炎Vs高蛋白质食物

急性肝炎患者，为了促进肝细胞的修复，应食用高蛋白食物，但在肝功能极度低下时进食高蛋白饮食，有发生肝昏迷的可能，应减少蛋白质的摄入。因为大多数肝昏迷是由氨中毒所引起，体内过多的氨不能在肝脏内转变成尿素，致使血中的氨循环入脑导致中毒。蛋白分解会产生氨，使体内氨含量更高，病情加重，故不应食用蛋白质含量高的带鱼、牛肉、鸡肉、羊肝、鹌鹑、对虾等。

传染性肝炎Vs南瓜子

食用南瓜子后对肝、肺、肾等脏器都有一定的病理损害，对肝脏的损害最为明显，可使肝内的糖原减少，脂肪增加。南瓜子中所含的南瓜子氨酸有使肝细胞轻度萎缩的作用，肝炎患者食用则更会加重肝脏的损害。

传染性肝炎Vs糖

肝炎患者不宜多食。肝炎病毒既损害肝脏，也损害胰腺内的胰岛，吃糖过多，受损害的胰岛负担过重，则易诱发糖尿病。食用过多的糖还会在肝内合成中性脂肪，导致脂肪肝，加重肝脏负担。

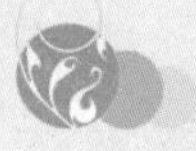

7. 细菌性痢疾

细菌性痢疾是由志贺菌属感染引起的一种常见肠道传染病。疾病在各年龄均可发生，婴儿发病率低，1 岁以后突然升高，1～5 岁形成发病高峰。患者分为急性患者和慢性患者。

细菌性痢疾Vs肉类浓汁及动物内脏

因其含有大量的含氮浸出物，如嘌呤碱和氨基酸等。含氮浸出物具有刺激胃液分泌作用，汁越浓作用越强，加重了消化道负担。肉类脂肪的熔点和体温相近，故消化率较低，何况细菌性痢疾患者肠道有病变，有恶心呕吐等症，消化吸收更差。因此患者忌食。

细菌性痢疾Vs粗纤维、胀气食物

如芥菜、芹菜、韭菜等纤维粗而多的食物，不易消化，导致局部充血、水肿，炎症不易愈合，甚至出血。而牛奶和糖、豆制品也易引起肠道蠕动增加，导致胀气，故也忌用。

细菌性痢疾Vs辛热刺激食物

姜、葱、辣椒及胡椒粉，浓茶、酒和各种咖啡饮料，都是强烈的刺激品，能助火邪，起兴奋作用，致血管痉挛收缩，使黏膜充血、水肿、破损，甚而下痢脓血，故忌用。

细菌性痢疾Vs性寒滑肠食物

如荸荠、甲鱼、生梨等物，性寒伤脾胃，碍运化，易滑肠致泄泻，故忌用。花生含油脂，有缓泻作用，也列忌食之内。

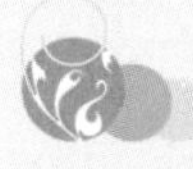

8. 疟疾

疟疾是疟原虫经蚊叮咬传播的寄生原虫病。疟原虫经血流侵入肝细胞内寄生、繁殖，成熟后又侵入红细胞内繁殖，使红细胞成批破裂而发病。其临床特点为间歇性发作的寒战、高热，继以大汗而缓解。间日疟和卵形疟常有复发。恶性疟的发热不规则，可引起脑型疟。

疟疾Vs水

疟疾发作时，高热口渴，这时不能大量喝开水，更不能大量喝冷开水，应该少量多次，缓缓地喝，每次不要超过300毫升。水的温度要适宜，不要过冷过热。如大量开水一下子进入人体，会引起腹胀不适，或浸脾作泻，或大量出汗，使患者发作过后虚弱无力，消化系统功能减退。

疟疾Vs生冷、油腻食物

疟疾初起，特别应忌食生冷瓜果、荤腥油腻食物，如柿子、柠檬、石榴、香蕉、李子、雪梨、甘蔗、酸梅汤、糯米、竹笋，以及虾、蟹、海鱼、水牛肉、兔肉、鸭肉、鹅肉等；又忌饱食，否则使湿热蕴结，致疟疾缠绵难愈，且容易引起消化不良、肝脾肿大等证候。

疟疾Vs不消化食物

疟疾患者，特别是新病初愈，忌吃硬、煎、炒、油炸食物和油腻寒性不消化食物，如糯米、田螺、柿子、香蕉、大鱼、大肉等。否则除了容易引起消化不良外，还会导致病情反复，促使疟疾复发。

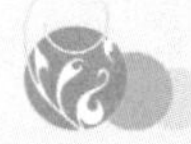

9. 流行性感冒

流感病毒一般通过空气中的飞沫、人与人之间的接触或与被污染物品接触而传播，是一种传染性强、传播速度快的疾病。流感病程呈自限性，一般无并发症的患者5～10天可自愈。

流行性感冒Vs辛热肥腻食物

流感患者宜食清淡易消化食物，如米粥、菜汤、豆浆、鲜果汁等。高热期部分患者可出现食欲不振、恶心、呕吐、便秘或腹泻等胃肠道症状。辛辣（辣椒、姜、葱、蒜等）、肥腻（肥肉、猪肠、火腿、羊肉、鸭肉、油炸食品）食物不易消化，而且还能助湿生热，加重胃肠道症状。因此，流感患者应以流质饮食为主。

流行性感冒Vs烟

香烟中含有尼古丁，对黏膜有刺激作用，当黏膜受到烟的刺激后分泌会增加，所以有人在吸烟后会出现黏液和痰液大量增加，痰液变浓。患病期大量吸烟会使病情加重，日久可引起支气管炎。

流行性感冒Vs强烈的调味品

咖喱粉、胡椒粉、鲜辣粉、芥末等调味品，具有强烈的刺激性，对呼吸道黏膜不利，刺激黏膜使之干燥、痉挛，引起鼻塞、呛咳等，加重患者的症状。故本病患者不宜食用。

10. 猩红热

猩红热是小儿常见的一种传染病，以2～10岁小儿最为多见，但其实每个人都有被感染的可能。感染疾病后，一方面要积极治疗，另一方面要加强运动，并且应注重合理饮食，以使身体早日康复。

猩红热Vs辛辣之物

辛辣之物也易助火，并直接刺激咽喉部，使咽部扁桃体疼痛加剧。这类食物有辣椒、辣酱、辣油、芥末、榨菜、咖喱、生姜、大葱、五香粉等。

饮食禁忌

一、烹煮食物的禁忌

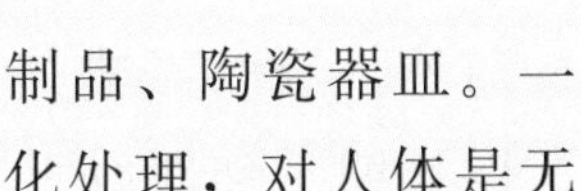

烹调食物免不了要接触各种金属炊具、塑料制品、陶瓷器皿。一般情况下，一些金属炊具或容器本身都经过无害化处理，对人体是无害的，在常温或中性环境中，也是比较稳定的。但在加热烹煮或在各种复杂环境中，这些金属材料或陶瓷、搪瓷作为炊具或容器，易受到氧化或腐蚀，其中某些成分也可能混入或溶解到食物中，造成化学污染，对人体具有一定的毒性作用。食物与炊具、容器所产生的毒性，也是食物相克的现象之一——食物腐蚀炊具、容器，反过来炊具、容器污染食物。

1. 不锈钢器具

目前不锈钢炊具主要有两种，一种是铬不锈钢，一种是铬镍不锈钢。在高温干热条件下外膜多价铬、镍会使器皿表面呈现黑褐色，使食物变性，并损失营养价值。铬在人体内的总含量约 6 毫克，儿童时期高于成人，随年龄增长其体内含铬量逐渐减少，因此老年人有缺铬现象。镍在人体内的总含量随各国环境污染程度的不同有所差别，成人一般为 6～10 毫克。铬与镍超过人体正常生理需要时都会引起中毒。大量铬盐进入血液能夺取血中的氧气，使血红蛋白变为高铁血红蛋白，失去载氧能力，导致组织缺氧，造成血管、神经系统一系列损害。过量的镍有致癌作用，它能使 DNA 或 RNA 复制失真，引起细胞突变；镍化物能抑制苯并芘羟化酶的活性，使这些由空气中吸入的苯并芘不被羟化，积累起来容易导致肺癌。

不锈钢器具Vs酒类

用不锈钢炊具进行高热烹炒时，使用酒料，酒中的乙醇可将铬、镍游离溶解。铬进入人体后形成的GTF具有生物活性，在胰岛素存在时，可刺激人体内的脂肪垫大量吸收葡萄糖，使二氧化碳产量增高，造成机体代谢紊乱。大量铬盐也会对肝肾功能造成损害。

镍离子能抑制或激活一系列的酶，如精氨酸酶、羧化酶、酸性磷酸酶等，从而影响体内代谢。镍盐对神经系统先兴奋后抑制和麻痹。所以长期不合理地使用不锈钢炊具，会使人体产生慢性中毒。

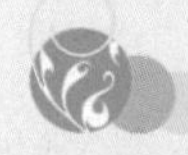

2. 铜质器具

铜参与造血过程，主要是影响铁的吸收、运转和利用。它可以促使三价铁变为二价铁，便于吸收并加速血红蛋白及血卟啉的合成，促进幼红细胞的成熟和释放。铜还是体内很多金属酶的组成部分，如亚铁氧化酶、细胞色素氧化酶、过氧化物歧化酶等。所以铜是人体必需的微量元素之一。缺铜可引起贫血、发育停滞、心脑血管多种疾病（正常人的铜含量为101微克/升）。铜在干燥的空气中很稳定，在潮湿的空气中则会慢慢生成一层铜锈（碱式碳酸铜），在高温中铜能跟氧、硫、卤素等直接化合。铜在空气中加热至300℃时，变成黑色氧化铜，它能与各种酸起作用，生成各种二价铜盐。由于所有铜盐都有毒性，所以在使用铜质炊具器皿时，应避免与酸碱物质长期浸泡。在加热烹煮时更要特别注意防止有毒物质产生，以免中毒。

大量的铜进入人体，特别是水源污染，铜盐及其化合物被误服误用，也会引起急慢性中毒，重者可出现黄疸、心律失常、肾功能衰竭、休克或中枢神经抑制等症。豆状核变性病是一种慢性内源性铜中毒，这是由于患者体内缺乏α球蛋白，以致血清结合铜的能力低下，不能与铜形成血浆铜蓝蛋白，难以控制铜的吸收，血浆内的游离铜进入组织并沉积，引起肝、脑及全身病变。这是一种遗传性疾病，对铜的毒性格外敏感。

铜质器具Vs羊肉

铜遇酸碱高热，皆可起化学变化而生成铜盐，羊肉为高蛋白食物，其生化成分极为复杂，在与铜共煮时，可能产生某种有毒物质，有害人体健康。

铜质器具Vs牛奶

因为铜在潮湿的空气里很容易氧化，与二氧化碳互相作用，生成极毒的“铜绿”。另外，铜还能破坏牛奶里的维生素C，大大降低食品的营养价值。

铜质器具Vs酸性饮料

铜与酸性饮料中的二氧化碳作用产生碱式碳酸铜，与柠檬酸作用产生柠檬酸铜，这都是有毒物质，污染饮料后，味觉苦涩。人中毒后出现舌苔变黑、恶心、呕吐等消化道症状。

铜质器具Vs醋

醋与铜器不宜长久接触，否则产生铜绿（碱式醋酸铜），用有铜绿的铜器盛放食品，或烹炒菜肴则易中毒。因铜绿是一种有毒的铜盐，人体吸收后毒性表现为抑制酶活性需要的巯基，抑制红细胞葡萄糖6-磷酸脱氢酶的活性，降低谷胱甘肽还原酶的活性；损伤细胞膜，使细胞质及细胞器受损。表现为溶血、少尿、休克、中枢神经抑制，重者死亡。

铜质器具Vs含维生素C的蔬菜

铜锅在加热的过程中会产生氧，而维生素C对氧又特别敏感。因此，在烹调富含维生素C的蔬菜时，应尽量避免使用铜锅。

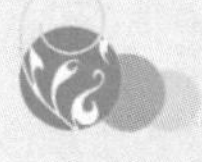

3. 铁质器具

铁是人体必需的微量元素之一，它参与血红蛋白、肌红蛋白、细胞色素、细胞色素氧化酶、过氧化物酶及触酶合成。在三羧循环中有1/2以上的酶含铁或只有铁存在时才能发挥生化作用和生理功能。

人体中的铁主要来自食物，但影响铁吸收的因素很多，且相当复杂。一般人群中缺铁的发生率很高。特别在经济落后、食品不足的地区，缺铁及缺铁性贫血者更多。儿童、青年妇女及妊娠妇女尤为严重。补救措施除补充铁剂、调节饮食外，使用铁质炊具也是营养学家提倡的方法之一。

铁质炊具在我国已有数千年历史，一般是安全的。但在某些情况下，也必须合理使用，才能更有益于健康。

常温下，铁在干燥空气中很稳定，几乎不与氧、硫、氯等非金属起作用，但在加热情况下极易与这些非金属发生反应，生成相应化合物，如硫化铁、氯化铁等；铁在潮湿空气中易生锈，在高温下与水蒸气作用，则生成四氧化三铁，铁与酸类作用生成二价亚铁盐，并放出氢气。

这些物质对人体有害，长期摄入会引起一系列疾病，所以我们在日常生活中要多加注意。

铁质器具Vs富含鞣质的食物及饮料

富含鞣质的食物及饮料，不可用铁锅烹煮，如水果汁、红糖制品、茶、咖啡、可可等。因这些食物中的鞣质能与铁元素化合为不溶解物质，不仅难以消化且对人体有害。

铁质器具Vs酸性食物及饮料

酸性食物及饮料、醋类等，也不适宜在铁锅中加热烹煮，因为铁在酸性环境中加热，易生成亚铁盐类。有的亚铁盐具有一定毒性，有的则使蛋白质迅速凝固而影响食物的吸收，降低食物的营养价值。

铁质器具Vs藕

铁锅煮藕会起化学反应，使藕变黑，人吃了起不到清热止血的作用，反而会引起胃部不适。因此，煮藕宜用铝锅或砂锅。

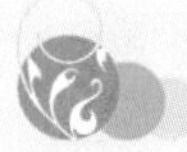

4. 铝质器具

铝是人体中所需微量元素之一，在人体内各元素的平衡及互相作用中占有一定地位。在常温下它能与氯溴直接化合，生成相应的化合物；在加热情况下，可与硫化合生成硫化物。铝又为两性元素，与酸碱溶液皆起反应，生成相应的盐，放出氢。铝在体内可拮抗铅的毒害作用，服用氢氧化铝后，可阻碍肠道内磷的吸收，阻止甲状旁腺功能亢进引起的血磷增高、软组织钙化以及肾结石形成。但铝吸收过多，也会对机体产生毒害。如干扰磷的代谢，阻止磷的吸收，产生种种骨骼病变——脱钙、骨软化、骨萎缩，并使磷脂及核酸中的含磷量减少，血清 ATP 减少以致影响细胞及组织磷酸化过程。另外，对中枢神经系统亦有毒害，可引起记忆力减退、神经紊乱、老年性痴呆等疾病。

铝质器具Vs醋、酸性食物或饮料

铝是典型的两性元素，遇酸遇碱都起反应，生成相应的铝盐或铝酸盐。可溶性铝化物（如醋酸铝、氯化铝等）有毒。另外，如将酸性饮料在铝器内加热或储存、用铝锅炒菜时加醋都能释放出更多的铝离子，污染食品，长期食用有害健康。

铝质器具Vs碱

铝可与碱性溶液起反应，生成铝酸盐。铝酸盐溶解后，释放出的铝离子可随食物进入人体，但数量不大，对正常人一般不引起中毒。但若肾功能衰竭，或肠壁功能异常、通透性增加时，则铝的吸收量可能增多，久而久之就会造成危害。人们用豆类煮粥使用铝锅时，最好不用或少用碱。

铝质器具Vs啤酒

啤酒是人们解渴纳凉、开胃健脾、增进食欲的时尚饮料，生啤酒新鲜、便宜，备受人们欢迎。但是用保温瓶或是经常用烧水的铝壶盛生啤酒，这种做法是不科学的，而且对身体有害。用壶盛啤酒，由于密封不严，酒中的气体溢出，不仅失去了啤酒鲜美的味道，还会变质。

另外，烧水的铝壶或是保温瓶内壁常挂有许多水垢。水垢中含有镁、钙以及对身体有害的含硫物质等，而啤酒呈弱碱性，水垢中有害物质与啤酒反应或溶于啤酒中而对人体有害。尤其是铝壶，除含有水垢外，其内壁还有一层氧化薄膜，系两性氧化物，能慢慢溶解于啤酒中，不仅使铝壶受到腐蚀，而且长期饮用这种啤酒还会引起慢性中毒。所以，不要用铝壶盛装啤酒，特别是孕妇更不能饮用。

铝质器具Vs盐

盐能破坏铝的氧化膜。加盐烧煮的菜及汤类食物，长时间盛放在铝锅内不仅会毁坏铝锅，而且一旦氧化膜遭到破坏后，就会有较多的铝溶解在菜和汤里，并和食物发生化学变化，生成铝的化合物。

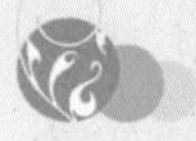

5. 含锌器具

锌为重要的人体必需微量元素之一，参与200多种酶的合成，对人的生长发育、免疫系统功能、组织再生能力，均有极为重要的作用(正常人锌含量为110.10微克/升)。在潮湿空气中，其表面与水蒸气和二氧化碳生成碱式碳酸锌薄膜，使锌在空气中很稳定。工业上利用锌的这一性能，将它镀于铁或钢的表面，以抗腐蚀，常见的白铁皮就是镀锌而成的。但当进入人体过多时，可引起急慢性中毒。人如一次摄入 80～100 毫克锌盐，即会引起急性中毒。急性锌中毒多因水源、空气污染，或误服锌化物所致；慢性中毒则由于长期大量服用锌剂治病或常用锌容器盛放食物、饮料引起，儿童玩耍口含含锌的金属玩具，长久也会形成慢性中毒。

含锌器具Vs酸性饮料

锌不溶于水，但易溶于酸性溶液中，即使在弱酸性溶液中亦易溶解，一般如柠檬汁、酸梅汤、醋酸对锌的溶解度相当大。锌被溶解后以有机酸盐的形式进入食品，人食用后，就会中毒。

含锌器具Vs海棠果、苹果、山里红

海棠果、苹果、山里红这些水果，皆含有大量有机酸，如放在含锌器具里加热炖煮，使锌大量析出而混入食物，故易引起中毒。

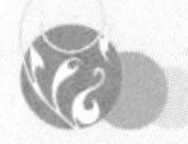

6. 化工器具

塑料在不同温度下，有可塑性变化，可以吹塑或挤压成型，制成食具、容器或包装材料。我国目前在食品工业、家用食具和食品包装中常用的塑料有聚乙烯、聚丙烯、聚苯乙烯、聚氯乙烯、脲醛、三聚氰钾醛塑料和酚醛塑料等。其中，前三种塑料，有的毒性较低，有的本身无毒，后四种在盛放食品时须加注意。

聚氯乙烯制品Vs酒

聚氯乙烯中的氯乙烯单体能够溶入食品，若以聚氯乙烯容器装酒，酒中的氯乙烯单体可达每千克 10～20 毫克。这种物质有致癌作用，能引起肝血管肉瘤：氯乙烯在肝的中间代谢产物——氧化氯乙烯有强烈的烷化作用，可与 DNA 结合，引起细胞突变，导致癌肿形成。

酚醛塑料Vs醋、酸性溶液

酚醛塑料是由酚和甲醛聚合而成，如制造过程中反应不完全，即会有大量游离甲醛存在。且此种塑料遇酸性溶液，可能分解，将甲醛和酚游离出来。甲醛是一种细胞原浆毒，可使肝脏出现灶性肝细胞坏死和淋巴细胞浸润。

聚乙烯塑料Vs油脂

聚乙烯塑料树脂本身毒性很低，因为它化学稳定性较高，而生物活性很低，在食品卫生学上属于最安全的塑料。但聚乙烯塑料中也有一些低分子量聚乙烯易溶于油脂，用低密度聚乙烯制成的容器盛放食油，则会有一些分子移溶到油脂中去，使油脂具有蜡味。

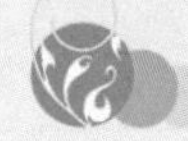

7. 搪瓷器具

搪瓷、白釉器具制作原料主要为二氧化锡，它是一种不溶于水的白色粉末，是两性氧化物，其耐酸性强，在一般酸中不溶解，但易溶于碱生成锡酸盐。锡酸盐水解则易析出锡离子，易被吸收。

搪瓷器具Vs酸性食物

搪瓷器具由于外表镀釉而显得十分精美，家庭中常用它来盛放食品，有时还用它来煮食物，其实这对健康是不利的。

因为搪瓷制品是在金属制品表面镀上一层珐琅而制成的，珐琅里面含有一种有害物质，它的成分是铅的化合物。大家知道，铅是五种有毒重金属之一，人体摄入过多，会出现呕吐、腹泻等症状，而且还可在人体中蓄积，对机体造成长期伤害。搪瓷制品的外表越是漂亮，说明其中所含铅化合物越多，比如黄色和大红色釉彩是铅和镉的化合物，对人的骨骼和肾脏起破坏作用。

因此，我们不可用搪瓷制品长期储放食物，尤其不能储放酸性食物，更不能用它来煮食物，以防不测。

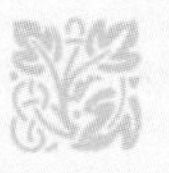

二、发物辨别与禁忌

发物是指食后引起旧病复发，新病加重的食物。在祖国医学中，也认为“发物”是能引起人体阴阳平衡失调，诱发和加重某些疾病之物。凡食性与病性相同者，皆为发物，就是说寒性食物诱发和加重寒证，热性食物能诱发和加重热证，所以皆可认为是发物。发物主要分为以下几类：

(1) **动气之物**：如比目鱼、春芥等多食动气，凡气滞诸证忌之。

(2) **动血之物**：如慈姑、胡椒等多食动血，凡失血诸病忌之。

(3) **积寒之物**：如蚌、螺、西瓜、鲜柿等，多食寒中，凡脾胃虚寒者当忌之。

(4) **发风之物**：如春芥、虾、蟹、鹅等，多食发风疾，凡外感未清、疮疡痧痘、咽疼目赤者忌之。

(5) **发热之物**：如姜、薤、韭、羊肉、香菇、川椒、胡椒、辣椒等，多食发热，凡阴虚内热、痰火内盛、津液耗伤者忌之。

(6) **助湿之物**：如海鲜、羊脂等，多食助湿生痰，凡脾虚泄泻者忌之。

发物的种类多，范围广，但从发病机制来看，可分为以下几种致病危害。

(1) **激素诱发**：如猪头肉、公鸡、羊肉、老鹅等中含有大量动物激素，即便煮熟之后，其合成激素的基本物质仍然存在，进食之后，对人体的内分泌，或血管、神经系统有激发或兴奋作用。一些与上述系统有关的疾病则容易被诱发。

(2) **致敏引发**：许多蛋白质食物，如畜禽、鱼类、海鲜、蛋、奶和某些蔬菜、水果均含有较多的生物活性物质，进入人体，往往作为过敏源，而引发变态反应性疾病，这些食物实际上也是发物。

(3) **刺激促发：**一些辛辣食物，如辣椒、葱、姜、韭、蒜、胡椒等，性味辛辣，对肠胃和机体有刺激性，对热性病、出血性疾病、各种炎症（如疮、疖、痈、肿）有加重病势、促发炎症的作用。一些饮料，如浓茶、咖啡、酒类，能兴奋神经，对神经系统疾病往往有诱发作用。

现将常见的发病食物再按五谷、肉类、蔬菜、水果四类，分列于下。

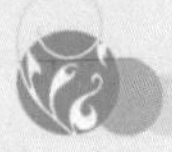

1. 蔬菜类发物

辣椒Vs胃热、痔疮、肛裂

性味辛温，胃热、痔疮和肛裂患者忌食。

生姜Vs热病、疮痈

性味辛温，热病和疮痈患者忌食。

韭菜Vs阴虚

性味辛温，行气活血，助肾阳，阴虚阳亢者及孕妇少食。

大蒜Vs红眼病、阴虚火旺

性味辛温，多食上火，损目伤肝，红眼病和阴虚火旺者忌食。

萝卜Vs脾胃虚寒

性味甘寒，下气，脾胃虚寒及服用参茸者忌食。

黄瓜Vs脾胃虚寒

性味甘凉，脾胃虚寒者忌食。

苋菜Vs脾虚便溏

性味寒滑，脾虚便溏者忌食。

芋艿Vs胃脘痛、大便溏

性味甘温，胃脘痛、大便溏者忌食。

竹笋Vs毒疮、痈肿

性味甘寒涩，患毒疮痈肿者忌食。

芹菜Vs血虚

性味辛香，血虚患者忌食。

香菜Vs阴虚、皮肤病

性味辛温香，阴虚及皮肤瘙痒者忌食。

四季豆Vs胃寒

性寒有小毒，胃寒者忌食。

冬瓜Vs阳虚

性味甘寒，阳虚患者忌食。

紫菜Vs脾胃虚寒、便溏

性味甘寒滑，脾胃虚寒、便溏者忌食。

白菜Vs肺寒咳嗽

性味甘寒，肺寒咳嗽者忌食。

红薯Vs胃虚、便溏

性味甘平，胃虚吐酸及大便溏泻者忌食。

2. 肉类发物

羊肉Vs阴虚

味甘性热助火，热盛阴虚者忌食。

牛肉Vs热病

味甘性温，热病及痈疽患者忌食。

狗肉Vs阴虚

味酸、咸，性温，阴虚火盛者忌食。

猪肉Vs外感风寒

味咸性寒，生痰助湿，外感风寒者忌食。

兔肉Vs脾胃虚寒

味甘性凉，脾胃虚寒者忌食。

猪头肉Vs大病

味酸、咸，性寒，发百病，一切大病后忌食。

鸡肉Vs小儿惊风

味甘、性温燥、动风，热证和小儿惊风者忌食。

鸭肉Vs疮疖

味甘性寒，疮疖化脓者忌食。

鹅肉Vs疮痈、热病

味甘温性燥火，疮痈热病者忌食。

麻雀Vs阴虚

味甘性温热，阴虚火旺者忌食。

海虾Vs疮痈、热病

味甘性温热，患疮痈、热病者忌食。

蟹Vs虚寒、滑泻

味咸性寒，体质虚寒、大便滑泻者忌食。

田螺Vs胃寒

味甘、咸，性寒，胃寒者忌食。

鲤鱼Vs疮痈

味甘性平、温，疮痈热病者忌食。

甲鱼Vs便溏

味咸性平，孕妇及产后便溏者忌食。

鳝鱼Vs疟、痢、胀满

味甘性温，火热阳盛者少食，疟、痢、胀满、虚热者忌食。

海参Vs脾弱、脱肛久痢

味甘、咸，性寒，脾弱不运、脱肛久痢、外邪未尽者皆忌食。

3. 五谷类发物

面粉Vs气滞、口渴

味甘性温，气滞、口渴者少食。

绿豆Vs虚寒

味甘性寒，体质虚寒者忌食。

黄豆Vs腹胀、消化不良

味甘性寒，胃寒腹胀、消化不良者忌食。

糯米Vs湿热、热性病、胃热

味甘性温、黏滞，有湿热痰火、热性病及胃热消化不良者忌食。

薏苡仁Vs孕妇

味甘、淡，性寒，孕妇忌食。

蚕豆Vs过敏史

味甘性平，有蚕豆过敏史者忌食。

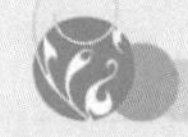

4. 水果类发物

西瓜Vs脾胃虚寒、糖尿病

味甘性寒，脾胃虚寒、肠胃功能不佳者及糖尿病患者忌食。

柿子Vs血虚、外感风寒

味甘性寒，多食生痰败胃，产后血虚、外感风寒及酒后皆忌食之。

荔枝Vs阴虚火旺、糖尿病

味甘、酸，性温，阴虚火旺者、糖尿病患者忌食。

广柑Vs肺寒、滑泻

味甘、酸，性凉润，肺寒、大肠滑泻者忌食。

橘子Vs阴虚

味甘、酸，性温，阴虚阳亢者忌食。

雪梨Vs肺寒

味甘性凉，肺寒者忌食。

红枣Vs胃痛、腹胀、消化不良

味甘性温，胃痛腹胀、消化不良者忌食。

香蕉Vs腹泻、便溏

味甘性寒滑，腹泻、便溏者忌食。

橄榄Vs胃痛

味甘、酸，性凉，胃痛泛酸者忌食。

荸荠Vs便溏

味甘性凉，脾胃阳虚、便溏者忌食。

龙眼Vs实热、阳盛

味甘性温，实热、阳盛者忌食。

桃子Vs胃火、血热

味甘、酸，性微温，胃火、血热者忌食。

菠萝Vs胃酸多、热病

味甘、酸，性微温，胃酸过多及热病患者忌食。

杏子Vs疖肿、龋齿、腹泻

味甘、酸，性温，疖肿、龋齿、腹泻者忌食。

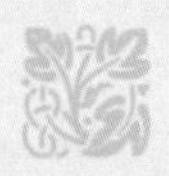

三、常见饮食禁忌

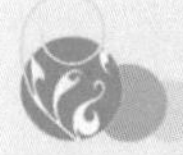

1. 松花蛋忌多吃

松花蛋清香适口，老少皆宜，但食用过多，对人们尤其是对青少年危害较大。因为松花蛋是用纯碱、石灰、盐和金生粉（即氧化铅）等，按一定比例混合后包裹在鸭蛋（或鸡蛋）外腌制而成的，其中含有一定量的铅，所以经常食用会引起慢性铅中毒。中毒后表现为失眠、关节酸痛、贫血、注意力不集中、好动、思维缓慢、智力减退和脑功能障碍等。而且铅在人体内还能取代钙质，可以引起缺钙。因此，松花蛋不宜多吃。

2. 忌过量吃荔枝

过量食荔枝，会患荔枝病。原因是荔枝中所含的单糖绝大部分是果糖，果糖比葡萄糖难消化吸收，加上它所含的大量水分可以稀释胃中消化液，吃得过多，会使正常饮食量大为减少，甚至有完全不进食者。于是，血糖比正常大大降低。果糖被机体吸收后，还不能直接被组织细胞氧化利用，而要经一系列酶的催化，才能变为葡萄糖供能或转变为糖原贮存。因此，荔枝病是一种低血糖引起的急性疾病。多清晨发病，常以出汗、肢冷、乏力、腹痛、轻泻等为前期症状，其后突然抽搐、昏迷。若不及时救治，可于数小时内死亡。所以，吃荔枝也不宜过量。

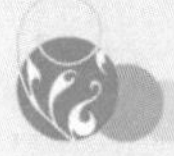

3. 猪身上有三样东西忌吃

杀猪要摘除猪的肾上腺、甲状腺和淋巴结，因为这三样东西人吃后会产生一系列中毒症状，严重者可危及生命。

(1) **肾上腺**：肾上腺位于猪的肾脏前上方，即人们常说的“小腰子”。人们误食肾上腺数分钟后，便可出现血压急剧升高、恶心欲吐、头晕头痛、心悸乏力、四肢及口舌发麻、肌肉震颤，甚至可见面色苍白、瞳孔扩大。高血压、冠心病患者因此可诱发中风、心绞痛、心肌梗死等。

(2) **甲状腺**：甲状腺位于猪气管喉头的前下部，俗称“栗子肉”。人吃了含有甲状腺的肉后，可出现心悸气短、心律失常、头痛耳鸣、烦躁不安、多汗、厌食、恶心、呕吐、腹痛、腹泻等症状。

(3) **淋巴结**：猪的淋巴结，为灰白色或淡黄色如豆子至枣大小的“疙瘩”，分布于猪的全身，俗称“花子肉”。当猪发生疾病时，淋巴结常常是病变转移最明显的地方。吃猪肉如不摘除淋巴结，会食入大量病菌及其产生的毒素而使人发生中毒或患传染病。因此，在宰猪的时候，猪身上的这三样东西必须去掉，以保证猪肉的食用安全。

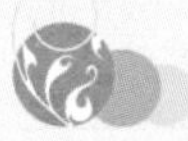

4. 烤羊肉串忌多吃

羊肉串是一种鲜而不腻、嫩中带香、风味独特的肉食品。现已证明：食品在烟熏、烧烤的过程中，会产生一种叫苯丙芘的化学物质，能导致胃癌。喜欢吃烟熏羊肉的冰岛居民，和喜欢吃烟熏鱼的苏联沿海居民，消化道癌的发病率比其他国家和地区高出许多倍。

有资料证明，家庭自制的熏肉中，苯丙芘的含量，每千克为 23 微克。将肉挂在炉旁用明火熏制，则每千克可高达 107 微克。在熏烤肉类的过程中，滴于火上的油脂燃烧后，也能产生苯丙芘而附着于烤肉的表面。烟熏的肉存放几周后，苯丙芘可以从表面渗透到深部。由此可见，这种危害健康的苯丙芘主要来自烟熏火烤的肉类食品。因此，爱吃烤羊肉串的人，应适当控制食量，不宜多吃。

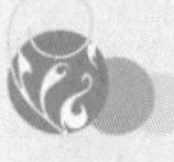

5. 忌用豆浆冲鸡蛋

有人喜欢用豆浆冲鸡蛋，认为这样可以补上加补。其实不然。豆浆中含有胰蛋白酶的抑制物质，它可以抑制人体胰蛋白的活性，影响蛋白质的吸收。在生鸡蛋的蛋白中，含有黏液性蛋白，可以和胰蛋白酶结合，阻碍蛋白质的分解。用豆浆冲生鸡蛋，会影响两者蛋白质的吸收和利用。因此，忌用豆浆冲鸡蛋。

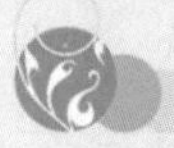

6. 忌吃发红的咸鱼

咸鱼贮藏不当便会发红，这是一种变质现象，是由一种红色的嗜盐细菌引起的。若是刚刚发红，立即翻晒，减少鱼体内水分，可制止变质的发展。要是红得比较严重，就需要用清洁的盐水刷洗，除去黏液和氨臭味后晾干，还可少量食用。但如果咸鱼从里到外全部呈暗红色，并有哈喇味，这种咸鱼就不能食用了。为防止咸鱼发红变质，应将其存放在温度较低和比较干燥的地方。

7. 忌食火锅汤

火锅配料多是肉类、海鲜和青菜等，在这些材料混合在一起煮后所形成的浓汤汁中，含有一种浓度极高的叫“卟啉”的物质，卟啉经过消化分解后，经肝脏代谢生成尿酸，可使肾功能减退，排泄受阻，如果过多的尿酸沉积在血液和组织中，会引发痛风病。所以，吃火锅时应少喝火锅汤，吃后尽量喝水，以利尿酸的排泄。

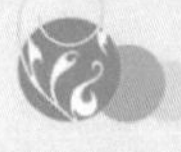

8. 涮羊肉忌太嫩

在寒冷季节，家人团聚或宾朋相会，吃一餐美味的涮羊肉火锅，既惬意又很有气氛。吃火锅讲究口味，不外乎底料选配可口，佐料调制有味，肉片要求精细、薄而匀。但也有人主张吃“嫩”，认为七八分熟的羊肉片吃起来才有味。这种主张不能苟同。因为这样做容易感染旋毛虫病。

旋毛虫病是由旋毛虫所引起的。旋毛虫遍布世界各地，常在猪、羊、狗中流行，成虫寄生在病畜小肠内，幼虫寄生在膈肌、舌肌、心肌和肌肉中。人吃了含有活幼虫的病畜肉，幼虫在人的肠道内约经1周即可发育为成虫，成虫互相交配后，经4～6天就可产生大量幼虫，它们穿肠入血，周游患者全身，最后定居于肌肉，引起一系列症状，如恶心、呕吐、腹泻、高热、头痛、肌肉疼痛，尤其是腿肚子剧痛，运动受限。幼虫若进入脑和脊髓，还能引起脑膜炎症状。由此可见，涮羊肉如太嫩将自食苦果。享受美食时应勿忘防病。在涮肉时，一次下肉不要太多，待肉变色，血色褪尽后再食用。只要能做到不吃未熟的肉片，就可以预防旋毛虫病的发生。

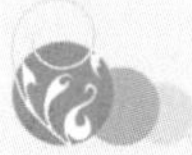

9. 忌喝启盖隔夜的碳酸饮料

打开盖子久放的碳酸饮料，实际上已经变成了凉糖水，失去了汽水的风味。更重要的是打开盖子的汽水，常易被细菌污染。而且夏季气温高，糖水又是细菌良好的培养基，因而细菌会大量繁殖。以大肠埃希菌为例，这种细菌在条件适宜时，每20分钟就可繁殖一代。经过一夜之后，汽水中细菌的数量已大大增加。这样的汽水，喝后不但无防暑降温作用，还会引起疾病，损害健康。因此，汽水打开盖子之后，应尽快喝完，不宜久放。

10. 忌吃破壳的鸡蛋

鸡蛋的蛋壳，最容易受到大肠埃希菌的污染，一旦破壳，蛋壳表面的病菌就会侵入鸡蛋内并迅速繁殖，吃了这种鸡蛋就容易生病。蛋壳完好的鸡蛋，无论生、熟，都不要在室温条件下长期保存，应把鸡蛋放入冰箱低温保存，以减少大肠埃希菌的繁殖。

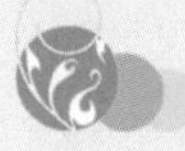

11. 忌经常食用砂锅菜

普通砂锅是以黏土为主，加入长石、石英，经过高温烧制而成的，用其烹制食物具有独特的风味。但是，使用砂锅炖制菜肴，由于加热时间过长，动物性食物原料中的蛋白质降解，水的化解能力减弱，凝胶液体大量析出，使其韧性增加，食用时口感差，不利于人体的消化吸收。而且，用砂锅炖制的菜肴，原料中营养素的平均损失率较高，尤其是动、植物性原料中的矿物质钙、磷、铁、锌、碘等损失率较高，维生素 B_1、维生素 B_2 平均损失率高达89%左右，维生素C损失率达100%。另外，使用砂锅炖制菜肴，由于密封较严，原料中异味物质也很难逸出，部分戊酸、戊醛及低脂肪酸还留存于原料及汤汁中，在热反应中，生成对人体有害的物质。

此外，砂锅、陶制品大都经涂釉料烧结，其中铅、砷等有害物质会因反复加热解析，长石、石英等无机物也会脱溢，如长期少量食用，也会在体内引起慢性中毒，故砂锅菜不宜常食。

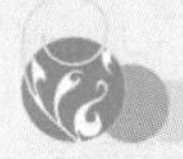

12. 酸性饮料忌多饮

酸味饮料尽管有多种配方，但多以柠檬为主要原料，再加入食糖、糖精及食用色素配制而成。这种饮料如饮用过多，大量的有机酸骤然进入人体，会产生酸血症。特别是大量或多次饮入，会使体液的pH值下降。而肌肉等组织在酸性环境下，活动能力下降，疲劳不易恢复，进而产生疲乏无力感。尤其在盛夏，外界气温较高，人在大量出汗的同时，也损失了许多钾、钠、氯等电解质，而高气温又降低了人的食欲，使上述电解质摄入也减少，致使机体中的电解质处于较低水平。这些物质缺乏，可使人感觉疲劳无力、肌肉酸痛。此时，如果又饮入过多的酸性饮料，则会加重上述症状。所以，盛夏既不能只饮淡水，又不宜过多摄入酸味饮料，如柠檬汁、酸梅汤、杨梅露等，可以适当饮些含盐饮料和汽水。

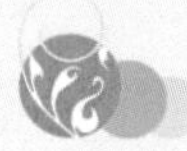

13. 忌喝反复烧煮的开水

有人认为，反复烧开的水中细菌都被杀得干干净净了，为什么还不能喝呢？这是因为在开水中，含有一定量的亚硝酸盐，如反复烧煮，水中的亚硝酸盐就会增高。亚硝酸盐是一种强烈的血液毒，它大量地进入人体后，能将血红蛋白中的二价铁氧化成三价铁，使血液失去携氧功能，导致人体缺氧窒息。而且亚硝酸盐还有另一层潜在毒性：它在胃内可与胺类物质化合成亚硝胺，亚硝胺是一种强致癌物质。所以，反复烧煮的水不宜喝。

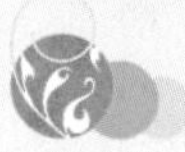

14. 忌吃菠菜过多

菠菜吃得过多，会引起其他营养物质吸收障碍。这是因为菠菜中含有草酸，食物中的锌、钙非常容易与草酸结合而被排出体外，从而引起体内缺锌或缺钙。人体缺锌会出现食欲不振、味觉下降，儿童会发育不良。人体缺钙会出现骨骼与牙齿发育不良，甚至出现手足抽搐和软骨症。因此，菠菜忌食用过多。如果在烹饪前，用热水浸泡，可以减少菠菜中草酸的含量。

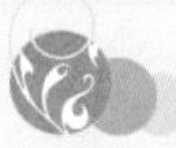

15. 忌直接饮用自来水

我国常用的自来水消毒剂有漂白粉、漂白粉精和液态氯。但是，有许多原因会影响漂白粉的消毒效果。一是有些漂白粉放置时间过长或密封不好，有效氯含量得不到保证。二是漂白粉用量不足和作用时间不够。三是水的温度低时，影响消毒效果。一般来说，水温高则杀菌效果好，在0℃～5℃时杀灭一定数量的大肠埃希菌，所需要的时间较在20℃～25℃时多3倍。四是水的混浊度影响杀菌效果。当水质混浊时，水中含有较多的有机物和无机物，它们要消耗大量的氯，而且悬浮物内部包藏的细菌也不易被杀死。所以，经消毒后的自来水中，仍残留一定量的细菌，所以不要直接饮用。

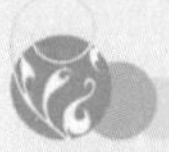

16. 忌吃孵鸡蛋

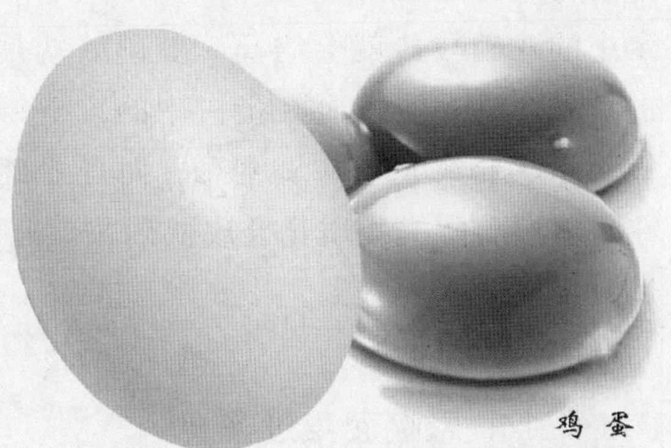
鸡蛋

孵鸡蛋是指经过孵化而没有变成小鸡的鸡蛋。这种蛋在孵化过程中，由于气温、湿度不良，或受细菌感染、寄生虫污染等，致使鸡胚发育停止，不能孵出小鸡，常称这种蛋为死胎蛋。此种蛋里的蛋白质、脂肪、糖类、无机盐及维生素等营养成分，都已发生变化，绝大部分营养已被胚胎利用而消耗掉了，即使还留有一点营养成分，也是不能与鲜蛋相比的。

因为孵过的鸡蛋是死胎蛋，故很容易产生病菌。曾经有人进行检测，在这种死胎蛋里，几乎百分之百能检出大肠埃希菌，有的还会检出葡萄球菌、伤寒杆菌、变形杆菌等。如果人们吃了这种腐败带菌而又加热不透的孵鸡蛋，就容易发生食物中毒等疾病。所以，孵过的鸡蛋不宜吃。

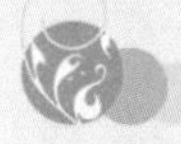

17. 忌吃烧焦的鱼肉

肉类、鱼类含有大量的蛋白质和脂肪，如果不小心将肉或鱼烧焦，肉中的高分子蛋白质就会裂解成为低分子的氨基酸。这些氨基酸再经组合，会形成对人体有害的化学物质。另外，脂肪的不完全燃烧，也会产生大量的苯并芘毒素，这种物质可以致癌。因此，烧焦了的肉或鱼不要可惜，一定要扔掉，决不可食用。

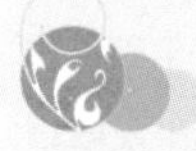

18. 忌吃有苦味的柑橘

柑橘果实中含有各种糖苷，其中柚皮苷和新橙皮苷是柑橘果实中主要的苦味物质。这两种糖苷，在未成熟的柑橘中含量较高，大量食用这种未成熟柑橘，对身体会产生一定的不良影响。而成熟后的柑橘，由于各种酶的作用，上述两种糖苷逐渐转化，水果的苦涩味也就逐渐消失。但柑橘在0℃左右的低温下贮藏时，柑橘内的酶活力受到影响，各种糖苷的水解反应也受到影响，苦味便不会减弱。与此同时，受冻结冰的柑橘的原生质脱水，蛋白质及胶体产生不可逆的凝固作用，失去抗菌能力，这时细菌特别是霉菌等腐败菌，极易侵入果体繁殖，使柑橘的苦味加重。这种因受冻而发苦的柑橘，营养价值大大降低，又不卫生。因此，这类发苦的柑橘最好弃之不吃。

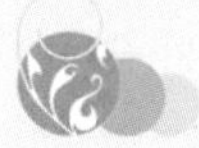

19. 忌生吃胡萝卜

胡萝卜的营养价值颇大，其中胡萝卜素的含量在蔬菜中名列前茅。胡萝卜素在小肠内受酶的作用，可转变为维生素A。维生素A有维护上皮细胞正常功能、防治呼吸道感染、促进人体生长发育、参与视紫红质的形成等重要生理作用。

但胡萝卜素属于脂溶性物质，只有溶解在油脂中时，才能在人体肝脏、肠壁中胡萝卜素酶的作用下，转变成维生素A，为人体所吸收。如生食胡萝卜，就会有90%的胡萝卜素成为人体的“过客”而被排泄掉，起不到营养作用。所以胡萝卜不宜生吃。

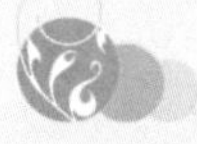

20. 贝类食品忌生食

生长在浅滩上的牡蛎、蛏子、蛤蜊及泥螺等水产品不能生食。因为这些贝类同毛蚶均属双壳纲，都不同程度地染有病菌。

牡蛎、蛤子、小螃蟹、蛏子均含有多种病菌，尤其是标志粪尿污染的大肠埃希菌和副溶血弧菌。其中又以夏季病原菌的检出率最高。近年来，此类胃肠炎的暴发不断。这种病暴发次数之多、持续时间之长和波及范围之广，使人们注意到，生食贝壳动物有发生胃肠道疾患的危险，尤其是诺瓦克病毒肠炎。

江浙沿海群众常把海螺、蟛蜞等用少量食盐盐渍后生食，殊不知低浓度食盐并不能杀死贝蛤类及螃蟹体内的病原菌。

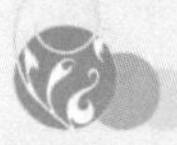

21. 忌吃未成熟的水果

成熟的水果色、香、味均佳，但市场上出售的许多水果往往未成熟，有人喜吃酸味就专门买这些水果吃。殊不知，吃这种未成熟的水果，对身体是不利的。未成熟的梅子、李子、杏子等水果中，含有草酸、安息香酸等成分，在人体中很难被氧化，结果经代谢作用后形成的产物仍然是酸性的，这对人体是有影响的。有些水果未成熟时含有毒素，人吃了会有危险。但那些成熟水果虽然也有少许酸味，但吃后无妨。

22. 忌生吃花生

花生含有丰富的植物油、蛋白质和维生素，是人人喜爱的食品。但生吃花生有损健康。

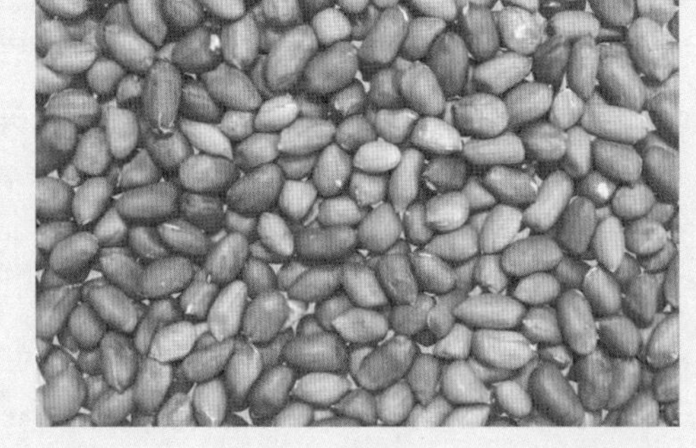

因为花生含脂肪较多，消化吸收缓慢，大量生吃可引起消化不良。另外，花生在泥土里生长，常被寄生虫卵污染，生吃容易引起寄生虫病。同时，花生常被鼠类污染，易传播自然疫源性疾病，特别是流行性出血热。因此，花生不宜生吃，最好是煮熟后食用。

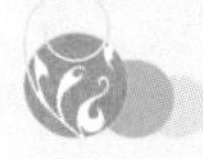

23. 橘子忌多食

橘子营养丰富，是人们喜爱的水果。但由于每500克橘子可产生852.7千焦（204千卡）热量，所以不论大人、小孩，若一次食用过多，都会产生不良后果。

食用过多所产生的热量，不能全部转化为脂肪贮存，如不能被及时消耗掉，就容易“上火”，出现口干舌燥、咽喉肿痛、大便干结等症状。因此，橘子不宜一次食用过多。若已“上火”，可用海带50克洗净后切碎，煎水代茶饮，可“去火”。

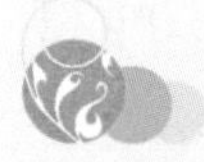

24. 猪肝忌多食

猪肝营养丰富，是虚弱和贫血患者的良好补品。适量食用，有益无害，但若食用过多，是非常有害的。因为一个人每天从食物中摄取的胆固醇，按规定不应超过300毫克，而每200克新鲜猪肝中所含的胆固醇竟高达400毫克以上。如果超过正常食用胆固醇的量，则有可能导致动脉硬化和加重心血管疾病。

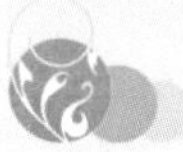

25. 香肠忌多食

香肠是由新鲜猪肉做成的，为了保持鲜度和使其存放的时间久一些，加工部门在制作过程中要加入一定比例的防腐剂——亚硝酸钠，而亚硝酸钠在人体中能与肉类蛋白中的胺结合，形成一种叫做二甲基亚硝基的物质，这是一种强致癌物。不过，如能在吃香肠的同时，适当多吃一些豆芽、青椒、菠菜、黄瓜等新鲜蔬菜，或在吃香肠后吃点橘子、鲜枣和番茄等新鲜水果，就能消除致癌物对人体的危害。这是因为在蔬菜和水果中，维生素C的含量较为丰富，而维生素C能阻断亚硝酸钠与胺的结合，从而可避免强致癌物在消化道内形成。

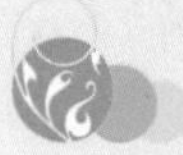

26. 五香瓜子忌多吃

多味瓜子在加工制作时，加有香料、食盐、香精、糖精等调味品，若食用过多，对人体健康是有害的。

因为天然香料，如花椒、桂皮、八角等，都含有黄樟素。黄樟素已被证实是具有致癌作用的有毒物质。若摄入过多，首先会引起肝脏病变。有的瓜子在加工中，常使用人工合成香料，而人工合成香料是从石油或煤焦油中提炼出来的，具有一定的毒性。糖精是毫无营养价值的调味品，人体摄入过多，可以诱发膀胱癌。因此，多味瓜子不宜多吃，也不宜经常食用。

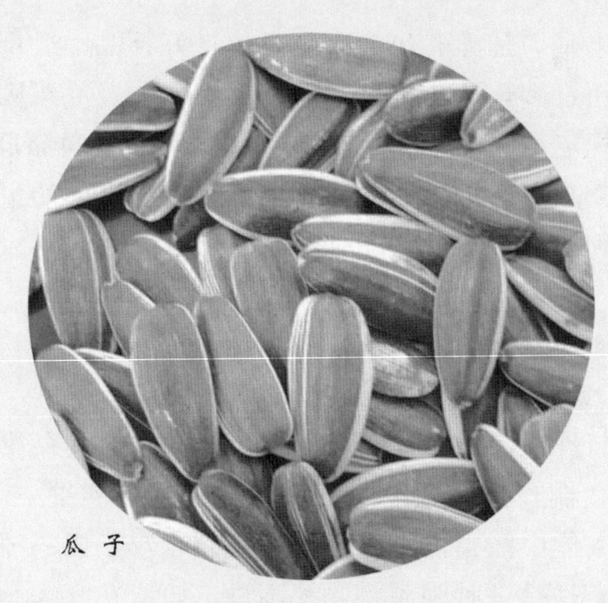

瓜子

图书在版编目（CIP）数据

食物药物服用宜忌全书 / 柳书琴主编. —上海：上海科学技术文献出版社，2016
（中华传统医学养生丛书）
ISBN 978-7-5439-7094-6

Ⅰ.①食… Ⅱ.①柳… Ⅲ.①饮食—禁忌—基本知识 ②药物相互作用—基本知识 Ⅳ.①R155②R969. 2

中国版本图书馆 CIP 数据核字（2016）第 150740 号

责任编辑：张 树 王倍倍

食物药物服用宜忌全书
SHIWU YAOWU FUYONG YIJIQUANSHU

柳书琴 主编

*

上海科学技术文献出版社出版发行
（上海市长乐路 746 号 邮政编码 200040）
全 国 新 华 书 店 经 销
四川省南方印务有限公司印刷

*

开本 700×1000 1/16 印张 20 字数 390 000
2016 年 9 月第 1 版 2016 年 9 月第 1 次印刷
ISBN 978-7-5439-7094-6
定价：78.00 元
http://www.sstlp.com